T0133318

**Kohlhammer**

Tobias Warnecke, Rainer Dziewas

# Neurogene Dysphagien

## Diagnostik und Therapie

Unter Mitarbeit von
Boris Buerke, Christina Hamacher, Stephan Oelenberg,
Christine Smoliner, Sönke Stanschus, Sonja Suntrup,
Inga Teismann, Johannes Wessling, Rainer Wirth

Verlag W. Kohlhammer

1. Auflage 2013

Alle Rechte vorbehalten
© 2013 W. Kohlhammer GmbH Stuttgart
Umschlag: Gestaltungskonzept Peter Horlacher
Umschlagabbildung: © PD Dr. T. Warnecke und Prof. Dr. R. Dziewas, Klinik für Neurologie, Universitätsklinikum Münster
Zeichnungen: © PD Dr. T. Warnecke und Prof. Dr. R. Dziewas, Klinik für Neurologie, Universitätsklinikum Münster
Gesamtherstellung:
W. Kohlhammer Druckerei GmbH + Co. KG, Stuttgart
Printed in Germany

ISBN 978-3-17-021882-6

*»Over the next 20 years,*
*the face of dysphagia evaluation and treatment*
*may change drastically. [...]*
*It is an exciting and stimulating area*
*in which to practice.*
*Our patients benefit from our efforts,*
*and we derive pleasure from witnessing their progress.*
*The rewards are great; after all, to many people,*
*fewer pleasures are more satisfying*
*than a glass of wine and a good meal.«*

(Langmore 2001, S. 249)

# Geleitwort I

Over the years, the use of flexible endoscopy to evaluate oropharyngeal dysphagia (FEES) has grown incrementally. When I first published on this procedure in 1988, there were only a handful of clinicians using this tool to assess swallowing. Today, FEES is a well-established procedure done throughout the world. It has been embraced by clinical specialists who evaluate this disorder, including speech pathologists, otolaryngologists, phoniatrists, physiatrists, and neurologists.

There have been very few textbooks written about this procedure (Langmore 2001, Aviv and Murray 2005). Therefore, this book by Tobias Warnecke and Rainer Dziewas is a welcome addition. The content of the book is focused on neurologic disorders but will be relevant to practitioners who see other patients as well. In the past 10 years, the authors have published extensively in using FEES with patients after stroke, Parkinsonian disorders, motor neuron diseases or myasthenia gravis. Their approach is to customize the exam in order to uncover the nature of the disorder and to address the specific purpose of the exam. They do not adhere to the »one size fits all« principle at all and I find this a refreshing change from some overly rigid protocols in use. Their studies are also backed up with strong outcome measures, supporting the efficacy of their work.

I have had the pleasure of visiting both authors in Münster and have seen first-hand these clinicians working side by side with speech language pathologists to screen every acute stroke patient with their portable FEES system. The authors are hands-on clinicians, rigorous researchers, and entertaining lecturers. This latest contribution will be a pleasure to read and should prove an invaluable guide to all specialists in dysphagia.

Susan E Langmore PhD, CCC-SLP, BRS-S

Professor, Otolaryngology,
Boston University School of Medicine,
Clinical Professor, Speech Language
Hearing Sciences, Boston University

# Geleitwort II

Durch die zunehmend intensivere Behandlung der Schlaganfallpatienten auf den zertifizierten Stroke Units wurde immer offensichtlicher, dass Schluckstörungen (Dysphagien) in dieser Klientel sehr häufig vorkommen und eine große prognostische Bedeutung besitzen. Dysphagie ist z. B. ein schwerwiegender Risikofaktor für Pneumonien, die ihrerseits die häufigste Todesursache akuter Schlaganfallpatienten darstellen.

Mit der Alterung der Bevölkerung und dem stärkeren Hervortreten neurodegenerativer Erkrankungen, aber auch mit dem technologischen und klinischen Fortschritt der besseren und sichereren Erkennung von Dysphagien, ihrer Quantifizierung und verlässlicheren Differenzierung zeigte sich, dass Schluckstörungen ein sehr weit verbreitetes und zunehmend gravierendes klinisches Problem darstellen.

Legt man den heutigen Wissensstand zugrunde, so verfügen wir als Neurologen bereits über ein erhebliches klinisches und technisches differenzialdiagnostisches Knowhow, vor allem seit der Einführung der fiberendoskopischen Evaluation des Schluckaktes (FEES). Auch steht bereits ein gutes Arsenal an therapeutischen und differenzialtherapeutischen Maßnahmen zur Verfügung, etwa verschiedene logopädische Techniken, Schlucktraining, operative Eingriffe zur Beseitigung symptomatischer Dysphagien, endoskopische Verfahren, Botulinumtoxin-Behandlung und sensorische elektrische Reizung der Schluckmuskulatur sowie alle Therapien, die auch gegen Myopathien, Myositis und myasthene Syndrome angewandt werden.

Meine langjährigen Mitarbeiter, Herr Prof. Dr. Rainer Dziewas und Herr Privatdozent Dr. Tobias Warnecke, haben sich seit Jahren dem Thema der Dysphagien, ihrer verlässlichen Erkennung, Klassifikation und Evaluation gewidmet und einen großen Erfahrungsschatz sammeln können. Dieses Wissen ist in dem vorliegenden Buch erstmals in toto systematisch dargestellt worden.

Im deutschen Sprachraum ist dieses Buch das erste umfassende Werk zu dieser Thematik mit neurologischer Schwerpunktsetzung. Ich wünsche dem Buch von Warnecke und Dziewas weite Verbreitung und große Akzeptanz und hoffe, dass möglichst viele Neurologen und intensivmedizinisch tätige Ärzte, aber auch Geriater, Logopäden, Sprachtherapeuten und andere Fachdisziplinen von diesem sehr gut gelungenen, umfassenden und dennoch kompakten Buch profitieren mögen.

Münster, im Dezember 2012

Univ.-Prof. Dr. med. Dr. h. c. E. B. Ringelstein

Direktor
Klinik für Neurologie
Universitätsklinikum Münster
Albert-Schweitzer-Campus 1, Gebäude A1
48149 Münster

# Vorwort

Neurologische Erkrankungen, wie Schlaganfall, Demenz oder Parkinson, sind die häufigsten Ursachen von Schluckstörungen. Neurogene Dysphagien haben für die Betroffenen erhebliche Folgen, da sie zu einer massiven Beeinträchtigung der Lebensqualität, Mangelernährung, Aspirationspneumonien und sogar zum Tod führen können. Es wird geschätzt, dass derzeit etwa 5 Millionen Menschen in Deutschland an einer Dysphagie leiden und bis zu 50 % aller neurologischen Patienten eine Schluckstörung aufweisen. Bereits heute spielen die neurogenen Dysphagien in Akutkrankenhäusern, Rehabilitationskliniken, Pflegeeinrichtungen und der ambulanten Patientenversorgung eine große Rolle. Aufgrund der demografischen Entwicklung unserer Gesellschaft wird den neurogenen Dysphagien aber zukünftig eine noch größere Bedeutung zukommen. So führt die zunehmende Bevölkerungsalterung in den nächsten Jahren nicht nur zu einer stetigen Zunahme neurologischer Erkrankungen, sondern damit einhergehend auch zu einem relevanten Häufigkeitsanstieg neurogener Dysphagien.

Vor diesem Hintergrund hat in den vergangenen zehn Jahren eine rasante Weiterentwicklung von neurologischer Dysphagiediagnostik und -therapie stattgefunden. Die Zahl der jährlich neuerscheinenden wissenschaftlichen Publikationen zum Thema »Neurogene Dysphagie« in der medizinischen Datenbank PubMed hat sich zwischen 1990 und 2010 mehr als verdreifacht. In der klinischen Praxis hat sich die endoskopische Evaluation neurogener Dysphagien als apparative Untersuchungsmethode fest etabliert und durch die direkte Visualisierung des Schluckaktes das klinische Verständnis der komplexen Störungsmuster neurogener Dysphagien erheblich vertieft. Bereits heute erlauben spezifische endoskopische Untersuchungsprotokolle standardisierte Untersuchungen spezieller Formen neurogener Dysphagien. Zukünftig werden Schluckendoskopien wahrscheinlich ebenso selbstverständlich zu den von Neurologen eingesetzten instrumentellen Untersuchungsverfahren zählen wie EEG, EMG oder Ultraschall. Aber auch weitere Fachdisziplin, wie Hals-Nasen-Ohren-Heilkunde, Phoniatrie, Geriatrie, Gastroenterologie, Pulmonologie, Rehabilitationsmedizin, Logopädie und Zahnmedizin, setzen heute die endoskopische Dysphagieevaluation zur Untersuchung ihrer Patienten ein. Die Entwicklung zahlreicher innovativer Therapieverfahren, wie z. B. die neuromodulatorischen Stimulationsverfahren, wurde so weit vorangetrieben, dass ihr klinischer Einsatz unmittelbar bevorsteht.

Weil Evidenzbasiertheit auch in der Dysphagiologie zum zentralen Qualitätsmerkmal geworden ist, werden große multizentrische Studien in den kommenden Jahren zeigen müssen, wie effektiv diese Interventionsmethoden bei Patienten mit neurogenen Dysphagien im klinischen Alltag tatsächlich sind. Die Grundlagenforschung hat darüber hinaus das neurophysiologische Wissen um die zentralnervöse Steuerung des Schluckaktes erheblich erweitert. Zahlreiche Studien konnten mithilfe von bildgebenden Verfahren neben der schon länger bekannten Rolle des Hirnstamms auch die große Bedeutung des Großhirns für die koordinative Steuerung des Schluckvorgangs belegen und haben therapeutisch potenziell nutzbare Reorganisationsmechanismen aufgedeckt.

Die moderne Diagnostik und Therapie neurogener Dysphagien ist somit ein hochdifferenziertes, expansives und äußerst spannendes Arbeitsgebiet, in dem die verschiedensten Fachgruppen interdisziplinär zusammenarbeiten. Das vorliegende Buch will hierfür praxisbezogenes Wissen auf dem aktuellen Stand der klinischen Forschung vermitteln. Wo immer möglich, werden praktische Hinweise für die Diagnostik und Therapie in der täglichen Betreuung von Patienten mit neurogenen Dysphagien gegeben. Darüber hinaus werden im elektronischen Zusatzmaterial anhand von Videobeispielen verschiedene Störungsmuster neurogener Dysphagien in direktem Praxisbezug demonstriert. Das Buch soll auch Kollegen, die auf diesem Gebiet noch keine speziellen Kenntnisse besitzen, zum leichten Einstieg und zur schnellen Wissensvermehrung dienen. Wir würden uns außerdem sehr freuen, wenn das Buch als Referenzquelle genutzt und von den Lesern hierbei als hilfreich empfunden würde.

Aus der Fülle der herangezogenen Publikationen haben wir für das Literaturverzeichnis am Ende dieses Buchs die aus unserer Sicht besonders relevanten und lesenswerten Bücher, Übersichtsartikel und Originalarbeiten ausgewählt, um den an weiterführender Literatur interessierten Lesern den schnellen Einstieg zu erleichtern. Das vollständige Literaturverzeichnis findet sich im elektronischen Zusatzmaterial.

Nur noch sehr selten werden in medizinischen Fachbüchern Zeichnungen von Grafikern mit spezieller medizinischer Expertise angefertigt. Wir freuen uns deshalb besonders, dass Frau Blum für dieses Buch zahlreiche aussagekräftige Abbildungen erstellt hat, die das Verständnis des hochkomplexen Ablaufs des Schluckaktes erheblich vertiefen. Frau Kühnle Zerpa und Herrn Dr. Poensgen vom Kohlhammer Verlag danken wir für die hervorragende Zusammenarbeit und die geduldige Unterstützung bei der Fertigstellung dieses Buchs.

Selbstverständlich wird dieses Buch trotz aller Sorgfalt auch Verbesserungswürdiges enthalten. Es ist deshalb unser großer Wunsch, dass uns die Leser etwaige Fehler mitteilen, Anregungen und Kommentare zukommen lassen sowie mit konstruktiver Kritik dazu beitragen, eine spätere Auflage weiter zu optimieren.


Tobias Warnecke und Rainer Dziewas

Münster, Dezember 2012

# Inhalt

# 1 Neuroanatomische und -physiologische Grundlagen des normalen und gestörten Schluckaktes

## 1.1 Der normale Schluckakt

Schlucken ist eine lebenswichtige motorische Aktivität des Menschen. Der Schluckakt dient dem Transport von Speichel und Nahrung von der Mundhöhle in den Magen unter gleichzeitigem Schutz der Atemwege. Obwohl der Schluckakt willentlich eingeleitet werden kann, läuft er meist unbewusst ab. Im Wachzustand schluckt der gesunde Mensch außerhalb der Mahlzeiten in Abhängigkeit von der Speichelproduktion etwa einmal pro Minute, im Tiefschlaf sistieren Speichelfluss und Schlucken nahezu vollständig. Die Schluckfrequenz steigt auf drei pro Minute, wenn ein Bonbon gelutscht wird und für eine kleine Mahlzeit werden etwa 30 Schlucke benötigt (Martin et al. 1994). Binnen eines Tages schluckt ein gesunder Erwachsener etwa 1000-mal (Dodds 1989).

Der Schluckakt lässt sich in die orale Vorbereitungsphase, die orale, pharyngeale und ösophageale Phase einteilen. Die einzelnen Phasen sind nicht strikt voneinander getrennt, sondern zeigen in ihren dynamischen Abläufen fließende Übergänge.

(1) In der *oralen Vorbereitungsphase* wird die Nahrung zerkaut und mit Speichel gemischt. Das Gaumensegel (Velum palatinum) ist gesenkt und schließt gemeinsam mit der Zunge die Mundhöhle ab (velolingualer Abschluss), um zu verhindern, dass Speisematerial vorzeitig in den mittleren Rachenabschnitt (= Oropharynx) gelangt. Der Luftweg ist offen, Rachen (Pharynx) und Kehlkopf (Larynx) befinden sich in Ruhestellung. Gegen Ende dieser Phase formt die Zunge einen Speisebolus und hält ihn im vorderen bis mittleren Gaumenbereich rundherum umschlossen. Dazu legt sich die Zunge hinter den oberen Schneidezähnen an den harten Gaumen an (▶ **Abb. 1.1**). Neben diesem »Schneidezahntyp« gibt es als Variante den sogenannten »Schöpflöffeltyp« (Dodds 1989), der den Bolus im vorderen Mundbodenbereich unter der Zunge positioniert und ihn zu Beginn der oralen Phase mit einer schaufelnden Bewegung auf den Zungenrücken hebt. Die Dauer der oralen Vorbereitungsphase hängt von Bolusgröße und -konsistenz ab und ist interindividuell variabel.

(2) Die Zunge befördert den Bolus in der anschließenden *oralen Phase* durch sequenzielle Wellenbewegungen am harten Gaumen entlang in den Oropharynx. Die Lippen sind dabei geschlossen, die Wangen tonisiert, sodass ein leichter Unterdruck in der Mundhöhle den Transport erleichtert. Das Ende dieser ebenfalls willkürlich ablaufenden Phase markiert die Triggerung des Schluckreflexes (▶ **Abb. 1.1**). Die orale Phase dauert weniger als eine Sekunde.

(3) Die *pharyngeale Phase* ist nicht mehr willentlich steuerbar und beginnt mit Auslösung des Schluckreflexes. Während bei jungen Menschen der Schluckreflex durch Kontakt des Bolus mit den vorderen Gaumenbögen ausgelöst wird, verlagern sich die Hauptauslösezonen bei älteren Menschen nach dorso-kaudal in Richtung Zungenba-

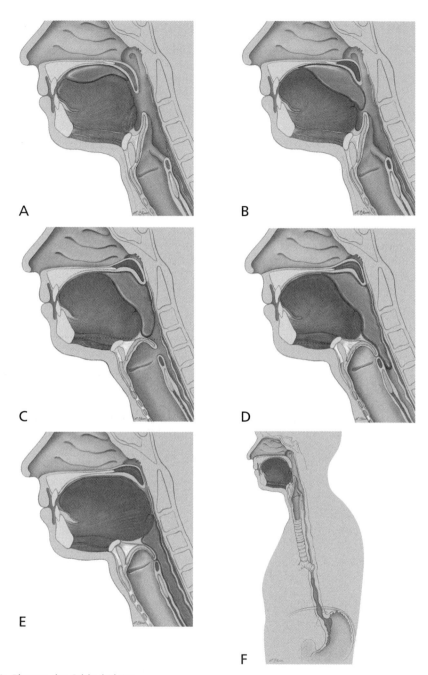

**Abb. 1.1:** Phasen des Schluckaktes.
A: Orale Vorbereitungsphase; B: orale Phase; C: Auslösung des Schluckreflexes am Beginn der pharyngealen Phase; D: pharyngeale Phase, E: Ende der pharyngealen Phase kurz vor Verschluss des oberen Ösophagussphinkters; F: ösophageale Phase.
Copyright © 2012 PD Dr. T. Warnecke und Prof. Dr. R. Dziewas, Klinik für Neurologie, Universitätsklinikum Münster.

sis. Zu Beginn der reflektorischen Bewegungskette hebt sich das Velum, um den oberen Rachenabschnitt (= Nasopharynx) abzuschließen (velopharyngealer Verschluss) und eine nasale Regurgitation des Speisebreis zu verhindern. Die Atmung sistiert kurzzeitig, meist in der Exspirationsphase. Eine schnelle, kolbenartige Rückwärtsbewegung der Zungenbasis drückt den Bolus in den unteren Rachenabschnitt (= Hypopharynx). Zeitgleich heben sich Zungenbein (Hyoid) und Larynx nach superior-anterior, was zu einer Erweiterung des Hypopharynx führt und die durch Relaxation eingeleitete Öffnung des oberen Ösophagussphinkters unterstützt. Aus der Hebung des Kehlkopfs und der Erweiterung des geöffneten Speiseröhreneingangs resultiert ein Unterdruck, der den Bolus nach unten zieht (hypopharyngealer Saugpumpenstoß). Zum Schutz der Atemwege vor Aspiration schließt sich die Stimmritze (Glottis). Der Kehldeckel (Epiglottis) legt sich, dem Druck des Zungengrundes bei der Aufwärtsbewegung nachgebend, über den Larynxeingang. Der Bolus gleitet über die Epiglottis und die Sinus piriformes, wobei er durch sequenzielle Kontraktionen der Pharynxmuskulatur schlundabwärts transportiert wird (▶ **Abb. 1.1**). Die pharyngeale Phase dauert ca. 0,7 s.

(4) Wenn die Kontraktionswelle den oberen Ösophagussphinkter erreicht, erlangt dieser seinen Dauertonus zurück und die *ösophageale Phase* beginnt. Hyoid und Larynx sind in ihre Ruheposition zurückgekehrt. Der nasopharyngeale Verschluss ist wieder geöffnet, sodass die Atmung fortgesetzt werden kann. Durch eine primäre peristaltische Welle wird der Speisebrei in den Magen befördert, was je nach Nahrungskonsistenz bis zu zehn Sekunden dauern kann (▶ **Abb. 1.1**). Lokale Dehnungsreize in der Speiseröhre lösen im Anschluss eine sekundäre peristaltische Reinigungswelle aus (Dodds et al. 1990, Bartolome et al. 2010).

Insgesamt erfordert der stereotyp erscheinende, aber hoch komplexe Schluckakt die bilaterale, koordinierte Aktivierung und Inhibition von mehr als 25 Muskelpaaren in Mundhöhle, Rachen, Kehlkopf und Speiseröhre. Hieran sind fünf Hirnnerven ebenso wie die Ansa cervicalis (C1–C3) beteiligt: Die Koordination der Kaumuskulatur wird durch den 3. Ast ($V_3$) aus dem N. trigeminus (V) vermittelt. Die orofaziale Muskulatur, die für den Mundschluss wichtig ist, wird durch den N. facialis (VII) innerviert. Der N. hypoglossus (XII) versorgt die intrinsische Zungenmuskulatur, wohingegen die ihn begleitenden Spinalnerven C1 bis C3 die extrinsischen Muskeln der Zunge innervieren. Die Muskulatur des weichen Gaumens, des pharyngealen Isthmus wie auch die Konstriktor- und Levatormuskeln des Pharynx werden von N. vagus (X) und N. glossopharyngeus (IX) aktiviert. Die Innervation der intrinsischen Kehlkopfmuskeln und der Speiseröhre erfolgt über den N. vagus (X). N. trigeminus ($V_3$), N. facialis (VII) sowie die Ansa cervicalis versorgen gemeinsam die supra- und infrahyoidale Muskulatur, welche die Bewegungen von Zungenbein und Kehlkopf koordinieren (Donner 1985, Dodds et al. 1990).

---

Der Schluckakt wird in die orale Vorbereitungsphase, die orale, die pharyngeale und die ösophageale Phase unterteilt. An Steuerung und Ausführung des Schluckaktes sind die Hirnnerven V, VII, IX, X und XII sowie mehr als 25 Muskelpaare beteiligt.

---

## 1.2 Der gestörte Schluckakt

Der gestörte Schluckakt wird medizinisch als Dysphagie bezeichnet. Der Begriff Dysphagie leitet sich von der altgriechischen Vorsilbe dys = »gestört« sowie dem Verb phagein = »essen« ab, bedeutet wörtlich also »Störung des Essens«. Es wird angenommen, dass derzeit in Deutschland etwa fünf Millionen Menschen an einer Dysphagie leiden. Neurologische Erkrankungen stellen die häufigste Ursache von Dysphagien dar. Schluckstörungen, die durch neurologische Erkrankungen bedingt sind, werden als neurogene Dysphagien bezeichnet. Von diesen neurogenen Dysphagien müssen insbesondere Dysphagien infolge von Erkrankungen aus dem Bereich der Hals-Nasen-Ohren-Heilkunde, wie z.B. Tumoren oder Entzündungen des Schlucktraktes, aus dem Bereich der Gastroenterologie, wie z.B. das Zenker-Divertikel oder die Refluxkrankheit, sowie aus dem Bereich der Psychiatrie, z.B. der Globus pharyngis, abgegrenzt werden.

Nach Schätzungen weisen etwa 50 % aller neurologischen Patienten eine neurogene Dysphagie auf. Bereits im Jahr 2001 wurde von Doggett und Mitarbeitern (2001) berechnet, dass in den USA pro Jahr etwa 300 000–600 000 Menschen an einer neurogenen Dysphagie erkranken. Die häufigste Form neurogener Dysphagien ist die schlaganfallbedingte Dysphagie (Prosiegel 2008). Neurogene Dysphagien können zu Störungen in einer, mehrerer oder aller der in ▶ Kapitel 1.1 beschriebenen Phasen des Schluckaktes führen. Daraus können vielfältige Symptome resultieren, die wichtigsten werden im Folgenden kurz beschrieben:

- Leaking: Der Bolus gleitet unkontrolliert nach vorne aus dem Mund heraus (= anteriores Leaking) oder nach hinten in den Rachen hinein (= posteriores Leaking).

- verzögerte Schluckreflextriggerung: Der Schluckreflex wird zu spät ausgelöst.
- Penetration: Der Bolus gelangt in den Kehlkopfeingang, bleibt aber oberhalb der Stimmlippen liegen.
- Aspiration: Der Bolus dringt unter das Niveau der Stimmlippen in die obere Luftröhre ein.
- stille Penetration/Aspiration: Bolusmaterial gelangt ohne Auslösung eines Husten- oder Schluckreflex in den Kehlkopfeingang bzw. die Luftröhre. Stille Penetrationen/Aspirationen sind deshalb besonders gefährlich, weil sie weder vom Patienten wahrgenommen noch mithilfe der klinischen Untersuchung entdeckt werden.
- Residuen oder Retentionen: Bolusmaterial verbleibt nach dem Schluckvorgang im Schlucktrakt und wird nicht weitertransportiert (in der Mundhöhle = orale Residuen, im Rachen = pharyngeale Residuen, in der Speiseröhre = ösophageale Residuen).
- Reflux: Material aus tiefer gelegenen Abschnitten des Schlucktraktes fließt zurück in höher gelegene Abschnitte.
- Odynophagie: Das Schlucken ist schmerzhaft. Ein schmerzhaftes Schlucken kommt als isoliertes Symptom neurogener Dysphagien nur selten vor.
- Hypersalivation = vermehrter Speichelfluss, der bei neurogenen Dysphagien zumeist durch die verminderte Fähigkeit zum Abschlucken von Speichel und nicht durch eine vermehrte Speichelproduktion bedingt ist. Es wird dann auch von Pseudohypersalivation oder Sialorrhoe gesprochen.

▶ Abbildung 1.2 veranschaulicht wesentliche Symptome neurogener Dysphagien. Eine detaillierte Beschreibung findet sich in ▶ Kapitel 3.1.

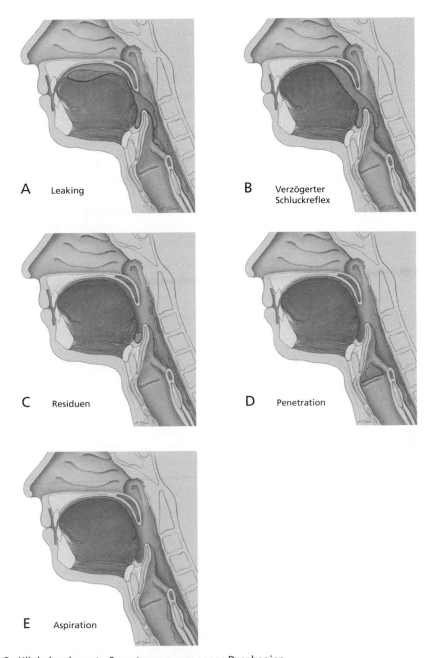

**Abb. 1.2:** Klinisch relevante Symptome neurogener Dysphagien.
A: Leaking (= Störung der oralen Vorbereitungsphase und/oder der oralen Phase); B: verzögerter Schluckreflex (= Störung der pharyngealen Phase); C: Residuen; D: Penetration; E: Aspiration.
Copyright © 2012 PD Dr. T. Warnecke und Prof. Dr. R. Dziewas, Klinik für Neurologie, Universitätsklinikum Münster.

Wesentliche klinische Folgen neurogener Dysphagien für die Betroffenen sind eine erhebliche Beeinträchtigung der Lebensqualität, Mangelernährung (= Malnutrition), Flüssigkeitsmangel (Dehydratation), Lungenentzündung (= Aspirationspneumonie) und Abhängigkeit von Sondenernährung. Bei sehr schweren Dysphagien kann zum Schutz vor Aspirationen ein Luftröhrenschnitt (= Tracheotomie) mit Einsatz einer Trachealkanüle erforderlich werden. Darüber hinaus stellen aus Dysphagien resultierende Aspirationspneumonien bei vielen neurologischen Erkrankungen die häufigste oder eine der häufigsten Todesursachen dar.

> Durch neurologische Erkrankungen hervorgerufene Schluckstörungen werden als neurogene Dysphagien bezeichnet. Neurogene Dysphagien können potenziell alle vier Phasen des Schluckaktes beeinträchtigen.

Für ein adäquates Verständnis der komplexen Störungsmuster neurogener Dysphagien sowie der verfügbaren Therapieoption ist die Kenntnis der zentralnervösen Steuerung des Schluckens unabdingbar, die im folgenden Abschnitt dargestellt wird.

# 1.3 Zentralnervöse Steuerung des Schluckaktes

## 1.3.1 Schluckzentren des Hirnstamms

Das präzise Muster sequenzieller Stimulation und Inhibierung der verschiedenen am Schluckakt beteiligten Muskeln wird durch ein im Hirnstamm lokalisiertes Schluckzentrum gesteuert. Es lässt sich in drei funktionelle Ebenen gliedern (Broussard et al. 2000). Periphere Afferenzen und absteigende kortikale Signale bilden die Eingangsebene des Schluckzentrums. Mit den motorischen Hirnnervenkernen sind die Neuronen der Ausgangsebene verbunden. Als Organisationsebene ist eine Gruppe von Interneuronen zwischengeschaltet, die den eigentlichen Central Pattern Generator (CPG) des Schluckaktes bildet. Er gliedert sich in eine Dorsal Swallowing Group (DSG), gelegen im Nucleus tractus solitarius (NTS) respektive der angrenzenden Formatio reticularis, und in eine Ventral Swallowing Group (VSG) oberhalb des Nucleus ambiguus in der ventrolateralen Medulla oblongata. In jeder Hälfte des Hirnstamms liegt jeweils ein

CPG, beide arbeiten jedoch streng synchron. Nach einseitiger sensibler Reizung wird der Schluckakt zunächst im ipsilateralen Zentrum programmiert und anschließend an den kontralateralen CPG übermittelt.

Afferente sensible Informationen aus Mundhöhle und Pharynx erreichen das Schluckzentrum über die Hirnnerven V, IX und X. Sie konvergieren im NTS. Der sensible Input spielt eine wichtige Rolle für die Initiierung des Schluckreflexes. Zudem wirkt das kontinuierliche sensorische Feedback modulierend auf das Netzwerk ein, um das Bewegungsprogramm an die periphere Situation anzupassen. Die Generatorneurone der DSG triggern und formen die Schlucksequenz in ihrem zeitlichen Ablauf. Sie aktivieren die Verteilerneurone der VSG, welche die Informationen an die motorischen Hirnnervenkerne V, VII und XII sowie den Nucleus ambiguus (IX, X) und den dorsalen Vaguskern weiterleiten (► **Abb. 1.3**).

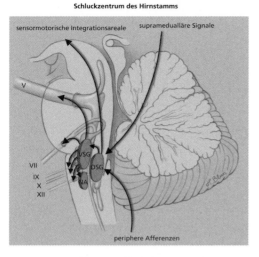

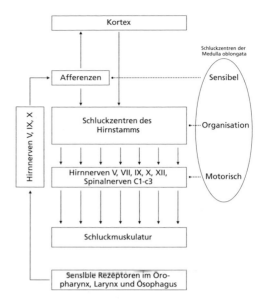

VSG - Ventral Swallowing Group
DSG - Dorsal Swallowing Group
NA - Nucleus Ambiguus

**Abb. 1.3:** Schematische Organisation des medullären Schluckzentrums.
Periphere und zentrale Informationen erreichen das Zentrum über den Nucleus tractus solitarius (NTS) der Dorsal Swallowing Group (DSG). Diese aktiviert die Ventral Swallowing Group (VSG) der ventrolateralen Medulla oblongata (VLM) nahe dem Nucleus ambiguus (nA). Die VSG verteilt das Bewegungsprogramm auf die motorischen Hirnnervenkerne und die Spinalnerven C1–C3 (modifiziert nach Jean 2001).

> Auf der Ebene des Hirnstamms wird der Schluckakt durch den Central Pattern Generator gesteuert, der aus einer dorsalen und einer ventralen Schluckgruppe in der Medulla oblongata besteht.

## 1.3.2 Supramedulläre Steuerung des Schluckaktes

Das grundlegende Reflexmuster des Schluckens kann zwar ohne den Einfluss supramedullärer Strukturen erzeugt werden. Unter physiologischen Bedingungen erhält das Netzwerk jedoch vielfältige Signale von höheren Zentren, die neben den sensiblen Informationen in der DSG verarbeitet werden (Jean 2001). Schon vor Beginn des eigentlichen Schluckaktes werden im Großhirn interne und externe antizipatorische Stimuli,

wie z. B. gustatorische und visuelle Eigenschaften der Nahrung, prozessiert und beeinflussen im Sinne einer Feedforward-Steuerung die sich anschließenden Schluckphasen (Leopold et al. 2010). So wurde in einer verhaltensorientierten Studie gezeigt, dass sich die Schlucklatenz nach Präsentation von zum Trinken animierender Bilder verkürzte, während sie nach Präsentation neutralen Bildmaterials unverändert blieb (Maeda et al. 2004). Eine Bildgebungsstudie mit funktioneller Magnetresonanztomografie (fMRT) wies darüber hinaus nach, dass Abbildungen von Nahrungsmitteln im Unterschied zu neutralen Abbildungen eine Aktivierung der Insel sowie der Gyri temporalis superior, parahippocampalis und hippocampalis bewirkten (St-Onge et al. 2005). In der oralen Vorbereitungsphase führen die verschiedenen Boluscharakteristika Temperatur, Geschmack, Viskosität und Textur zur Aktivierung eines ausgedehnten

21

sensorischen Netzwerks, das neben der Insel, der Amygdala und dem orbitofrontalen Kortex auch primäre und sekundäre sensible Areale (S1, S2) sowie den parietalen Assoziationskortex umfasst (Kadohisa et al. 2004, Rolls 2007). Während des Kauvorgangs werden neben den genannten sensorischen Arealen auch der primäre motorische Kortex, der prämotorische Kortex und die supplementär-motorischen Areale aktiviert (Takada et al. 2004).

Die größte wissenschaftliche Aufmerksamkeit hat bisher die supramedulläre Koordination der oralen Phase des Schluckaktes erfahren. Methodisch kamen hier neben der funktionellen Magnetresonanztomografie (Mosier et al. 1999, Martin et al. 2001) auch die Positronenemissionstomografie (PET; Hamdy et al. 1999), die Elektroenzephalografie (EEG; Satow et al. 2004), die Magnetenzephalografie (MEG) (Dziewas et al. 2003, Furlong et al. 2004) und die transkranielle Magnetstimulation (TMS; Hamdy et al. 1996) zum Einsatz. Die in diesen Studien beschriebenen kortikalen und subkortikalen Aktivierungen waren vom jeweils konkreten Schluckparadigma, etwa unbewusstes versus willkürliches Schlucken, Speichel- versus Wasserschlucken, den Boluseigenschaften und der versuchsbedingt erforderlichen Aufmerksamkeit der Probanden abhängig. Unabhängig von gewähltem Schluckparadigma und technischem Ansatz wurden in nahezu allen Studien Aktivierungen des primären sensomotorischen Kortex, der supplementär-motorischen Areale, des Gyrus cinguli, des frontalen Operkulums, der Insel, sekundärer sensibler Areale und des parietalen Assoziationskortex beschrieben. Darüber hinaus zeigten einzelne Studien zusätzlich eine Aktivierung des Gyrus hyppocampalis, des Cuneus und Praecuneus, der Stammganglien sowie des Kleinhirns. Die Aktivität des supramedullären Schlucknetzwerks scheint zudem direkt vom Ausmaß der oropharyngealen Stimulation abzuhängen. So war in einer fMRT-Studie das aktivierte kortikale Volumen bei Gabe von Wasser um den Faktor 4 größer als beim Schlucken von Speichel (Martin et al. 2007). Schließlich wurde methodenunabhängig in mehreren Studien eine medial gelegene Repräsentation der Pharynxmuskulatur und der schluckaktbezogenen kortikalen Aktivierung beschrieben (Hamdy et al. 1996, Furlong et al. 2004, Teismann et al. 2007), die nicht der – nach Penfields ursprünglicher Darstellung des Homunkulus – eigentlich zu erwartenden Lokalisation im lateralen Gyrus prä- und postzentralis entspricht. Diese Diskrepanz wird durch zusätzliche afferente und efferente Projektionen des Schluckaktes erklärt, die nicht ausschließlich in den primären motorischen Arealen lokalisiert sind (Hamdy et al. 1998).

Die unwillkürlich ablaufende pharyngeale und ösophageale Phase des Schluckaktes werden wie oben beschrieben auf Ebene des Hirnstamms koordiniert und exekutiert. Dennoch gelang es in mehreren Studien auch für den Schluckreflex eine begleitende kortikale Aktivierung nachzuweisen, die neben dem primären sensomotorischen Kortex auch frontale Hirnregionen umfasst und als Hinweis für eine kortikale Modulation auch der pharyngealen Phase zu interpretieren ist (Hamdy et al. 1999, Mosier et al. 1999, Zald et al. 1999, Dziewas et al. 2003).

Diese auf zahlreichen Einzelbeobachtungen basierenden Erkenntnisse lassen sich in einem Konzept eines supramedullären Schlucknetzwerks zusammenfassen (Leopold et al. 2010). Wie in ▶ **Abbildung 1.4** dargestellt, wird die Achse der motorischen Exekution, die sich von den prämotorischen Arealen über den primären motorischen Kortex zu den Schluckzentren des Hirnstamms erstreckt, durch auf verschiedenen Ebenen zugeschaltete sensorische, kognitive und emotionale Bahnen moduliert. In zukünftigen Untersuchungen ist, insbesondere unter Einbeziehung der zeitlichen Dimension, zu überprüfen, ob sich für diese Hypothesen Belege ermitteln lassen.

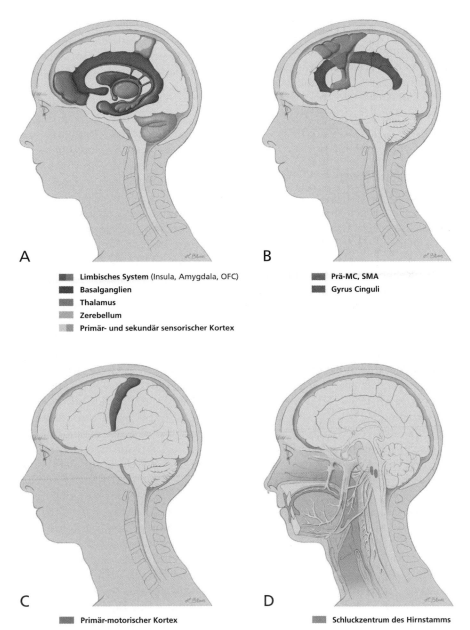

**Abb. 1.4:** Supramedulläres Schlucknetzwerk.
OFC = orbitofrontaler Kortex, Prä-MC = prämotorischer Kortex, SMA = supplementär-motorisches Areal. Die vier Bilder zeigen die während der Initiierung und der Exekution des Schluckaktes aktivierten Hirnareale. A: Orale Vorbereitungsphase; B: Übergang von oraler Vorbereitungsphase zu oraler Phase; C: orale Phase; D: pharyngeale Phase.
Copyright © 2012 PD Dr. T. Warnecke und Prof. Dr. R. Dziewas, Klinik für Neurologie, Universitätsklinikum Münster.

23

> Der Schluckakt wird durch eine differenziertes und komplexes supramedulläres Netzwerk gesteuert, das u. a. die Insel, die Stammganglien, den Gyrus cinguli sowie prämotorische Areale und den primären sensomotorischen Kortex umfasst.

### 1.3.3 Hemisphärenspezialisierung

In ihrer einfachsten Form zielt die Frage nach der Hemisphärenspezialisierung auf das Vorhandensein einer generell schluckdominanten Hemisphäre ab, vergleichbar der linkshemisphärischen Dominanz für Sprache. Die Untersuchung motorischer Bahnen, die zur submentalen und Pharynxmuskulatur verlaufen, mithilfe der TMS legte in diesem Zusammenhang eine erhebliche interindividuelle Variabilität mit teilweise ausgeprägter intraindividueller Lateralisation nahe (Hamdy et al. 1996). So wiesen vier der 20 Normalprobanden in der ersten einschlägigen Arbeit von Hamdy und Mitarbeitern eine überwiegend rechtshemisphärische, sieben eine überwiegend linkshemisphärische und neun eine bilaterale Repräsentation der submentalen Muskulatur auf. Demgegenüber fanden sich bei zehn der 20 Normalprobanden eine überwiegend rechtshemisphärische, bei drei eine überwiegend linkshemisphärische und bei sieben eine bilaterale Repräsentation der Pharynxmuskulatur, wobei intraindividuell die Lateralisation von Mundboden und Pharynxmuskulatur nur bei der Hälfte der Probanden übereinstimmte. In Folgestudien, die überwiegend auf fMRT und MEG basierende Gruppenanalysen präsentierten, zeigten sich in verschiedenen Hirnregionen unterschiedlich ausgeprägte Lateralisierungen. Am häufigsten wurde eine linksdominante Aktivierung des primären sensomotorischen Kortex beschrieben (Dziewas et al. 2003,

Martin et al. 2004, Martin et al. 2007), die allerdings von anderen Autoren, die überwiegend eine bilaterale oder rechtsdominante Aktivierung fanden, nicht nachvollzogen werden konnte (Mosier et al. 1999, Kern et al. 2001, Malandraki et al. 2009, Humbert et al 2009, Malandraki et al. 2010). Vergleichbar heterogene Resultate zeigte die Betrachtung der schluckaktassoziierten Aktivierung der Insel und des frontalen Operculums. Während sich in einer Studie eine linksdominante Aktivierung dieser anatomischen Region fand (Dziewas et al. 2003), was auch mit der gleichartig lokalisierten Geschmacksverarbeitung übereinstimmte (Cerf-Ducastel et al. 2001), zeigten andere Studien eine bilaterale oder rechtslateralisierte Aktivität (Hamdy et al. 1999, Mosier et al. 1999, Suzuki et al. 2003).

Einer der wesentlichen Gründe für diese uneinheitlichen Ergebnisse dürfte in der Vernachlässigung der zeitlichen Dimension bei der räumlichen Analyse der schluckaktbezogenen Hirnaktivierung liegen. So wies eine MEG-Studie, die die kortikale Aktivierung in einem Ein-Sekunden-Intervall unmittelbar vor und während der maximalen muskulären Schluckaktivität untersuchte, eine zeitabhängige Verschiebung der Aktivierung von der linken in die rechte Hirnhälfte nach. In den ersten 600 ms des Analyseintervalls war eine ausschließliche Beteiligung des linken primären sensomotorischen Kortex zu beobachten, zwischen 600 und 800 ms fand sich eine bilaterale Aktivierung, bevor sich zum Ende des Schluckaktes eine Rechtslateralisation einstellte (▶ **Abb. 1.5**; Teismann et al. 2009 a). Diese Ergebnisse legen eine Spezialisierung der linken Hemisphäre für die früheren Anteile des Schluckvorgangs, also insbesondere die orale Vorbereitungsphase und die orale Phase nahe, während die rechte Hemisphäre für die sich anschließende pharyngeale Phase verantwortlich scheint. In Übereinstimmung mit dieser Hypothese wiesen Malandraki und Mitarbeiter (2010) in einer fMRT-Studie eine linkslateralisierte

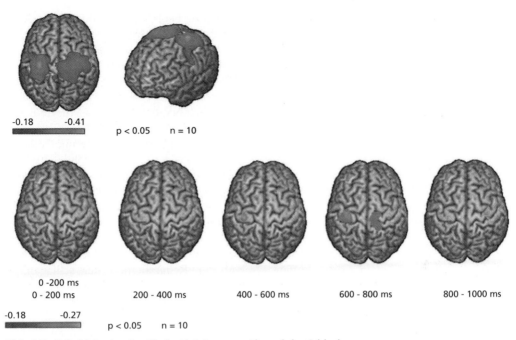

-0.18      -0.41      p < 0.05      n = 10

0 -200 ms
0 - 200 ms          200 - 400 ms          400 - 600 ms          600 - 800 ms          800 - 1000 ms

-0.18      -0.27      p < 0.05      n = 10

**Abb. 1.5:** Zeitabhängige kortikale Aktivierung während des Schluckens.
Darstellung der zeitabhängigen Verschiebung der Hirnaktivierung von der linken in die rechte Hemisphäre. Im Bild oben ist die schluckaktbezogene Hirnaktivierung des primären senso-motorischen Kortex über eine Messzeit von einer Sekunde dargestellt, im Bild unten sind die zugehörigen fünf 200-ms-Epochen wiedergegeben (Teismann et al. 2009 a).

kortikale Aktivierung während der Vorbereitung auf den Schluckakt nach. Darüber hinaus zeigte die Untersuchung der Dysphagiemuster von Schlaganfallpatienten, dass linkshemisphärische Hirninfarkte mit einem verlängerten oralen Bolustransfer assoziiert waren (Robbins et al. 1993), was ebenfalls dafür spricht, dass die Koordination von Lippen, Zunge und Unterkiefermuskulatur während der oralen Phase linkshemisphärisch prozessiert wird. Im Unterschied hierzu wiesen Patienten mit einem rechtshemisphärischen, kortikalen Infarkt eine verlängerte und gestörte pharyngeale Phase mit einer höheren Inzidenz von Penetration und Aspiration auf (Robbins et al. 1993, Daniels et al. 1996).

Die einzelnen Schluckphasen sind unterschiedlich lateralisierten, kortikalen Repräsentationen zuzuordnen. Die frühen Schluckphasen (orale Vorbereitungsphase, orale Phase) werden linksdominant gesteuert, bei der pharyngealen Phase überwiegt der rechtshemisphärische Einfluss.

### 1.3.4 Kortikale Plastizität – Kompensation krankheitsbedingter Defizite

Kortikale Plastizität bezeichnet die Fähigkeit des Gehirns, als Reaktion auf morphologische Veränderungen oder auch veränderte

25

Umgebungsbedingungen modifizierte Organisationsstrukturen zu entwickeln. Inzwischen konnte in einer Vielzahl unterschiedlicher Studien belegt werden, dass das Großhirn infolge peripherer und zentraler Läsionen Reorganisationsphänomene zeigt. So ergaben beispielsweise mehrere Untersuchungen an Schlaganfallpatienten mit Funktionserholung nach Stammganglieninfarkt, dass es bei Bewegungen der betroffenen Extremität zu einer ausgeprägten bilateralen Aktivierung des motorischen Systems, einer Aktivierung von bei Gesunden nicht involvierten sensiblen und sekundärmotorischen Arealen und einer ausgedehnten Aktivierung des zum Schlaganfall ipsilateralen sensomotorischen Kortex kommt (Weiller et al. 1992, Weiller et al. 1993). Im Verlauf der Funktionserholung war mehrfach ein Rückgang der kontraläsionalen Aktivierung des primären sensomotorischen

**Krankenheitsbedingte Reorganisation**

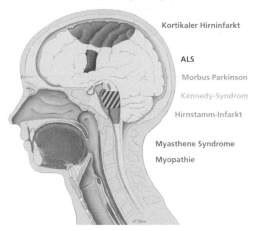

Kortikaler Hirninfarkt

ALS

Morbus Parkinson

Kennedy-Syndrom

Hirnstamm-Infarkt

Myasthene Syndrome

Myopathie

**Abb. 1.6:** Krankheitsbedingte kortikale Reorganisation.
Mit neurogenen Dysphagien unterschiedlicher Ätiologie assoziierte Läsionsorte in ZNS, PNS und Muskel-Band-Apparat, die krankheitsbedingte Reorganisationsphänomene im Schluckkortex hervorrufen können. Copyright © 2012 PD Dr. T. Warnecke und Prof. Dr. R. Dziewas, Klinik für Neurologie, Universitätsklinikum Münster.

Kortex zu beobachten, während die Aktivierung des kontraläsionalen prämotorischen Kortex erhalten blieb (Calautti et al. 2001, Feydy et al. 2002).

Inzwischen konnte kortikale Plastizität als physiologische Antwort auf eine Schädigung des ZNS, PNS oder des Muskel-Band-Apparates nicht nur für die Funktionssysteme Sprache, Hören und Extremitätenmotorik nachgewiesen werden, sondern wurde auch intensiv bei Patienten mit neurogenen Dysphagien unterschiedlichster Ätiologie und anatomischer Läsionslokalisation untersucht (▶ **Abb. 1.6**).

Die größte Aufmerksamkeit erfuhren hierbei Reorganisationsphänomene im Verlauf der Rehabilitation der schlaganfallbedingten Dysphagie. In den ersten beiden Wochen nach supratentoriellem Schlaganfall war sowohl bei Patienten mit linkshirnigem als auch bei Patienten mit rechtshirnigem Infarkt eine massive Reduktion der schluckaktbezogenen ipsiläsionalen Hirnaktivität und ein Ausfall der kontraläsionalen Hirnaktivität zu sehen (▶ **Abb. 1.7**). Demgegenüber zeigten Patienten mit nichtdysphagischem Schlaganfall eine den gesunden Probanden vergleichbare Aktivierung des sensomotorischen Kortex (Teismann et al. 2011 a).

Dieses Phänomen des kontraläsionalen Aktivitätsverlustes, das in ähnlicher Form z. B. auch bei aphasischen Schlaganfallpatienten beobachtet wurde (Saur et al. 2006), ist wahrscheinlich auf eine schlaganfallbedingte, schwerwiegende Störung des kortikalen und subkortikalen Schlucknetzwerks zurückzuführen. In der Neurophysiologie wurde hierfür der Begriff der Diaschisis geprägt (griech. dia = durch, skizo = schneiden). Diesem Konzept zufolge ist die Inaktivierung der strukturell intakten, läsionsfernen Hirnregion nur passager. Sobald die Fernwirkung der Hirnläsion abklingt, kommt es zu einer Funktionserholung der primär nicht geschädigten Netzwerkareale (Nelles 2004). Bemerkenswerterweise konn-

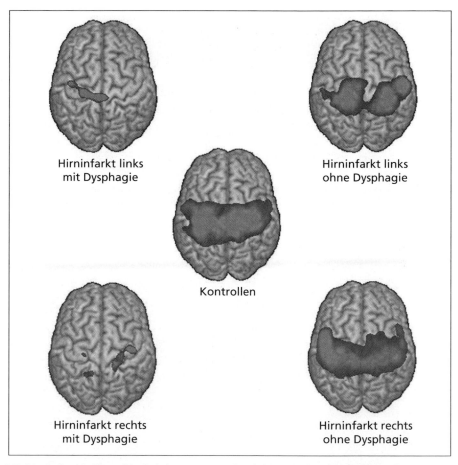

**Abb. 1.7:** Veränderung der schluckaktbezogenen Hirnaktivität in der akuten Phase des Schlaganfalls (Teismann et al. 2011 a).

te auch dieser zweite Schritt der Funktionserholung inzwischen in bildgebenden Studien an Schlaganfallpatienten nachvollzogen werden. So wiesen mittels TMS untersuchte dysphagische Schlaganfallpatienten passend zu den Ergebnissen der oben zitierten MEG-Studie in der Akutphase der Erkrankung eine signifikant kleinere motorische Repräsentation der Pharynxmuskulatur in der gesunden Hemisphäre auf als die nichtdysphagische Vergleichsgruppe (Hamdy et al. 1997). Im mehrmonatigen Verlauf zeigte dann die Patientengruppe, bei der sich die Dysphagie zurückgebildet hatte, eine signifikante Vergrößerung der kontralateralen mo-

torischen Pharynxrepräsentation, während diese bei Patienten mit persistenter Dysphagie unverändert blieb (▶ **Abb. 1.8**; Hamdy et al. 1998).

Aus diesen Daten folgt, dass nach einem Schlaganfall die der Rehabilitation der Dysphagie zugrunde liegende, kortikale Reorganisation vor allem in der gesunden Hemisphäre stattfindet. Im Gegensatz dazu findet sich, wie oben dargestellt, als Ausdruck der kortikalen Kompensation einer schlaganfallbedingten Extremitätenparese eine Zunahme der motorischen Repräsentation in der geschädigten Hemisphäre (Foltys et al. 2003). Die neurophysiologischen Mechanis-

27

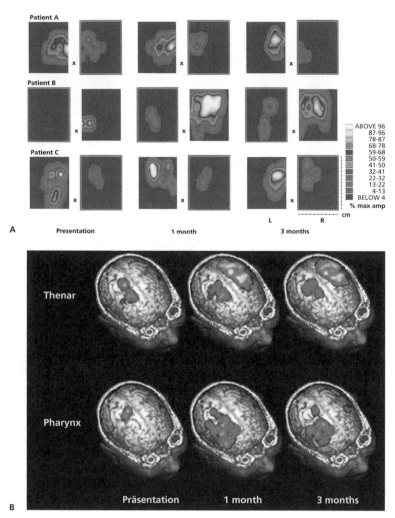

**Abb. 1.8:** Veränderung der kortikalen Repräsentation des Schluckaktes in der chronischen Phase des Schlaganfalls.

**A:** Kartierungen der motorisch evozierten Potenziale zu der Pharynxmuskulatur von drei Schlaganfallpatienten zum Aufnahmezeitpunkt, nach einem Monat und nach drei Monaten (Hamdy et al. 1998). Patient A hatte keine Dysphagie, Patient B war initial dysphagisch, nach einem Monat hatte sich die Dysphagie zurückgebildet, Patient C hatte eine über die drei Monate der Studie persistierende Dysphagie. X bezeichnet den Vertex, die vom Schlaganfall betroffene Hemisphäre ist grau umrandet. Während sich bei Patient A und Patient C über die Zeit keine relevante Änderung der Kartierung der pharyngealen evozierten Potenziale findet, zeigt Patient B eine ausgeprägte Reorganisation der pharyngealen Repräsentation in der vom Schlaganfall nicht betroffenen Hemisphäre.

**B:** Kartierungen der Thenar- und Pharynxmuskulatur eines Schlaganfallpatienten im Zeitverlauf (Hamdy et al. 1998). Der Patient mit einem linkshemisphärischen, kortikalen Schlaganfall litt initial unter einer Dysphagie, die sich nach einem Monat gebessert hatte. Parallel zu dieser Besserung war eine Vergrößerung der motorischen Repräsentation in der kontralateralen, vom Schlaganfall nicht betroffenen Hemisphäre zu sehen. Im Unterschied dazu dehnte sich die Repräsentation der Thenarmuskulatur im Zeitverlauf in der ipsiläsionalen Hemisphäre aus.

men, die eine Funktionserholung des Schluckens ermöglichen, unterscheiden sich damit möglicherweise grundsätzlich von den Reorganisationsphänomenen, die die Rehabilitation von Gliedmaßenlähmungen unterstützen.

Die zentrale Reorganisation als Antwort auf eine isolierte Schädigung des motorischen Nervensystems wurde bei Patienten mit Motoneuronerkrankungen untersucht. Zu dieser Krankheitsgruppe gehören die amyotrophe Lateralsklerose (ALS) und die spinobulbäre Muskelatrophie (Kennedy-Syndrom; KS), die sich zwar hinsichtlich des klinischen Verlaufs und der Prognose unterscheiden, jedoch beide bei fast allen Patienten im Krankheitsverlauf zu einer neurogenen Dysphagie führen. Pathophysiologisch liegt der ALS eine Degeneration des ersten und zweiten Motoneurons zugrunde. Die Dysphagie ist hier eine der schwerwiegendsten klinischen Komplikationen und tritt typischerweise mehrere Monate nach Beginn der Erkrankung auf. Etwa ein Viertel der Patienten zeigt bereits zu Krankheitsbeginn bulbäre Symptome, die durch eine frühe Degeneration der kortikobulbären Fasern des neunten bis zwölften Hirnnerven verursacht werden. Die Dysphagie ist vor allem durch eine Störung der pharyngealen Schluckphase (Ertekin et al. 2000, Leder et al. 2004) mit verlängerter Muskelaktivität der Larynxelevatoren und einer verzögerten Öffnung des oberen Ösophagussphinkters charakterisiert, während die orale Phase erst später im Krankheitsverlauf involviert ist (Higo et al. 2004). Das KS ist eine seltene Erkrankung, die durch eine Mutation des Androgenrezeptors verursacht wird und zu einer selektiven Degeneration der spinalen und der bulbären Motoneurone (= zweites Motoneuron) führt. Die betroffenen Patienten entwickeln im mittleren Lebensalter neben einer charakteristischen Gynäkomastie eine langsam progrediente Dysphagie sowie proximal betonte Extremitätenparesen mit Muskelatrophie und Faszikulationen. Ana-

log zu den bei ALS-Patienten beobachteten Störungen dominiert auch bei den KS-Patienten eine Dysfunktion der pharyngealen Phase des Schluckaktes (Warnecke et al. 2009 a).

In zwei unabhängigen Studien, die jeweils ein willkürliches Schluckparadigma verwandten, konnte bei ALS-Patienten keine der bei Schlaganfallpatienten beobachteten Plastizität vergleichbare kortikale Reorganisation festgestellt werden (Li et al. 2009, Teismann et al. 2011 b). Vielmehr fand sich in der ALS-Gruppe eine signifikante und mit der Schwere der Dysphagie korrelierende Abnahme der sensomotorischen, kortikalen Aktivierung (▶ Abb. 1.9).

Dieser Befund unterscheidet sich von Studien an ALS-Patienten, die einfache motorische Fertigkeiten wie Fingertapping verwandten. Dort wurde im Vergleich zu gesunden Kontrollprobanden in der Regel eine Zunahme und Ausdehnung der kortikalen Repräsentation in vielfältige motorische und nichtmotorische Regionen beobachtet (Kew et al. 1994, Konrad et al. 2002). Der wesentliche Grund für die fehlende kortikale Kompensation der Dysphagie bei ALS-Patienten dürfte in einer krankheitsbedingten Schädigung beider kortikaler Schluckzentren zu sehen sein, die eine Rekrutierung homologer Strukturen wie der supplementär-motorischen Areale und des prämotorischen Kortex verhindert. Die Hypothese, dass die Intaktheit wenigstens eines kortikalen Schluckzentrums Voraussetzung für kortikale Adaptationsprozesse ist, wird durch die Untersuchung von Patienten mit Kennedy-Syndrom unterstützt. Im Unterschied zu den ALS-Patienten zeigten diese im Vergleich zu gesunden Kontrollprobanden eine ausgedehntere schluckaktassoziierte Aktivierung im primären sensomotorischen Kortex mit zusätzlicher Aktivierung des prämotorischen und somatosensorischen Integrationskortex (▶ Abb. 1.10; Dziewas et al. 2009).

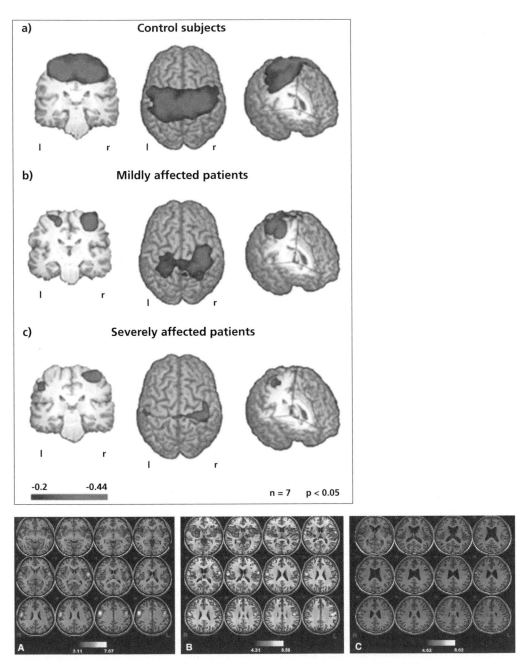

**Abb. 1.9:** Veränderung der kortikalen Aktivierung bei dysphagischen ALS-Patienten.
Oben: Kortikale Aktivierung des sensomotorischen Kortex in der MEG während des Schluckaktes bei gesunden Kontrollprobanden (a), ALS-Patienten mit mittelschwerer Dysphagie (b) und ALS-Patienten mit schwerer Dysphagie (c) (Teismann et al. 2011b).
Unten: Mittels fMRT registrierte Hirnaktierung während des Schluckaktes bei gesunden Kontrollprobanden (A), ALS-Patienten ohne Dysphagie (B) und ALS-Patienten mit Dysphagie

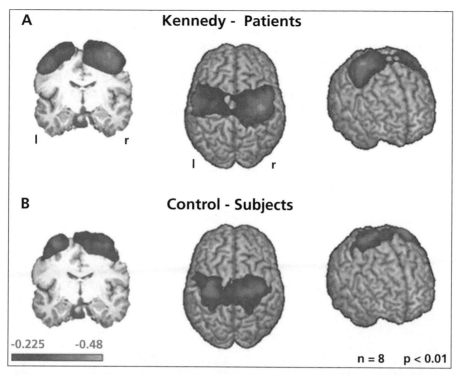

**Abb. 1.10:** Veränderung der kortikalen Aktivierung bei dysphagischen Patienten mit Kennedy-Syndrom. **A:** Kortikale Aktivierung des sensomotorischen Kortex in der MEG während des Schluckaktes bei Patienten mit Kennedy-Syndrom, **B:** kortikale Aktivierung bei gesunden Kontrollprobanden (Dziewas et al. 2009).

Unabhängig von der kortikalen Aktivitätszunahme bei KS-Patienten und der Aktivitätsabnahme bei ALS-Patienten zeigte sich bei beiden Erkrankungen eine Verlagerung der Hemisphärenlateralisation im Vergleich zu einem gesunden Kontrollkollektiv (Dziewas et al. 2009, Teismann et al. 2011b; ▶ Abb. 1.9 und 1.10). Während gesunde Probanden in beiden Studien eine leichtgradige linkslateralisierte Aktivierung aufwiesen, war in beiden Patientengruppen überwiegend der rechte sensomotorische Kortex involviert. In der Gruppe der ALS-Patienten fand sich zudem eine Zunahme dieser Verlagerung im Krankheitsverlauf. Diese Ergebnisse unterstützen die oben beschriebene Hypothese einer Hemisphärenspezialisierung des Schluckaktes und unterstreichen

insbesondere die vermutete rechtshemisphärische Kontrolle der pharyngealen Phase.

Neben Störungen des ZNS und des peripheren Nervensystems führen auch Erkrankungen der motorischen Endplatte (z. B. Myasthenia gravis) und der Muskeln selbst (z. B. Myositiden) zu teilweise schwerwiegenden Schluckstörungen. Trotz dieser Vielzahl unterschiedlicher Krankheitsbilder ist die Datenlage zu kortikalen Anpassungsmechanismen bisher dünn. Grundsätzlich ist bei diesen rein peripher verursachten Dysphagien aufgrund der Intaktheit der kortikalen Schluckzentren mit zerebralen Kompensationsmechanismen zu rechnen, wie sie auch beim KS gefunden wurden. Belegt wurde diese Vermutung allerdings erst bei Patienten mit HNO-Tumorerkrankungen,

31

bei denen eine partielle Glossektomie durchgeführt worden war. So konnte in zwei fMRT-Studien gezeigt werden, dass die Patientengruppe nach der Rehabilitationsphase im Vergleich zu gesunden Kontrollprobanden (Mosier et al. 2005) bzw. im Vergleich zum Zustand vor dem chirurgischen Eingriff (Haupage et al. 2010) als Ausdruck einer kortikalen Reorganisation eine signifikant stärkere zerebrale Aktivierung zeigte, die vorwiegend den primären sensomotorischen Kortex, die supplementär-motorischen Areale, den parietalen Kortex und den Gyrus cinguli betraf.

Neben krankheitsbedingter Reorganisation scheint auch die altersbedingte Veränderung des Schluckaktes, die sogenannte Presbyphagie, mit zentralen Anpassungsmechanismen assoziiert zu sein. Mit dem Alterungsprozess gehen Veränderungen sämtlicher Phasen des Schluckaktes einher. So fanden sich bei älteren Probanden eine verlängerte orale Phase (Kim et al. 2005), eine verminderte Pharynxsensibilität (Aviv 1997), kleinere Schluckvolumina, ein vorzeitiges Übertreten von Flüssigkeit in den Rachenraum, Akkumulation von Residuen und eine höhere Rate laryngealer Penetration (Yoshikawa et al. 2005). In einer fMRT- und einer MEG-Stu-

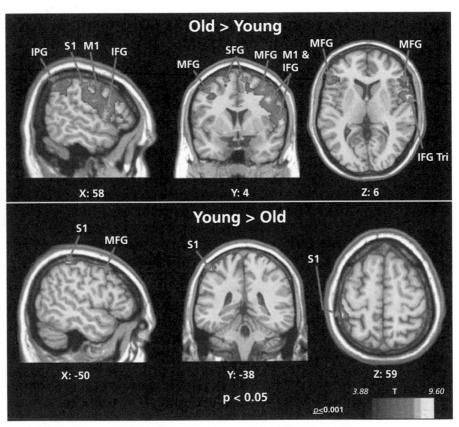

**Abb. 1.11:** Altersbedingte Veränderungen der zentralen Regulation des Schluckaktes. In der oberen Reihe sind die Hirnregionen dargestellt, die bei älteren im Vergleich zu jüngeren Probanden während des Schluckaktes signifikant aktiver sind, in der unteren Reihe finden sich die Hirnregionen, die bei jüngeren Probanden eine stärkere Aktivität zeigen (Humbert et al. 2009).

die konnte in der Gruppe der älteren Probanden eine schluckaktbezogene Zunahme der sensomotorischen kortikalen Aktivierung im Vergleich zu jungen Erwachsenen nachgewiesen werden (Humbert et al. 2009, Teismann et al. 2010), die sich neben dem primären sensomotorischen Kortex auch auf den prämotorischen Kortex, die supplementär-motorischen Areale und das Operkulum erstreckte (▶ Abb. 1.11).

Eine altersabhängige Zunahme der kortikalen Aktivierung ist allerdings nicht spezifisch für den Schluckakt, sondern wurde auch bei anderen motorischen Fertigkeiten nachgewiesen, z. B. Handbewegungen (Hutchinson et al. 2002) oder Kauen (Onozuka et al. 2003), und stellt damit offenbar ein generelles Phänomen des alternden Gehirns dar. Neben der angesprochenen funktionellen Bedeutung, die altersbedingte Einschränkungen der Bewegungen kompensieren helfen soll, kommen auch eine generell altersabhängige Zunahme der kortikalen Erregbarkeit (Huttunen et al. 1999) oder eine reduzierte Fähigkeit, sensible Informationen zu inhibieren (Valeriani et al. 2003), als Erklärungen für dieses Phänomen in Betracht.

> Die langfristige kortikale Reorganisation erfordert die Intaktheit wenigstens eines kortikalen Schluckzentrums. Die einseitige Schädigung eines kortikalen Schluckzentrums führt zu einer kompensatorischen Vergrößerung der Gegenseite.

## 1.3.5 Kortikale Plastizität – Sensible Stimulation als Motor der Reorganisation

Die Steuerung des Schluckaktes bezieht als wesentliches Element sensible Afferenzen mit ein, die Informationen über den Speichel sowie Nahrungskonsistenz und -menge lie-

fern (Jean et al. 1975). So wurde mithilfe videofluoroskopischer Studien festgestellt, dass der Zeitpunkt der Hebung von Kehlkopf und Zungenbein sowie der Öffnungszeitpunkt des oberen Ösophagussphinkters von der Größe des Schluckbolus abhängen (Cook et al. 1989). Die Bedeutung der sensiblen Rückmeldung für den ungestörten Ablauf des komplexen motorischen Schluckprogramms wurde in mehreren klinischen Studien belegt, die die Auswirkungen einer oropharyngealen Anästhesie untersuchten. Neben einer signifikanten Verlängerung der Schluckdauer und einer Reduktion der

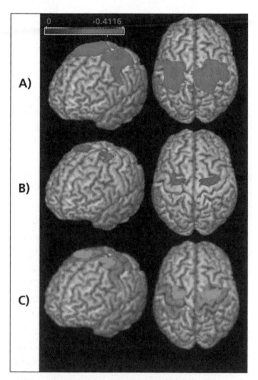

Abb. 1.12: Veränderungen der schluckaktbezogenen kortikalen Aktivierung nach Rachenanästhesie.
In der oberen Reihe (A) ist die Aktivierung des sensomotorischen Kortex während selbstgesteuertem, willkürlichem Schlucken dargestellt. B zeigt die Hirnaktivierung unter Rachenanästhesie, C stellt die Überlagerung von A und B dar (Teismann et al. 2007).

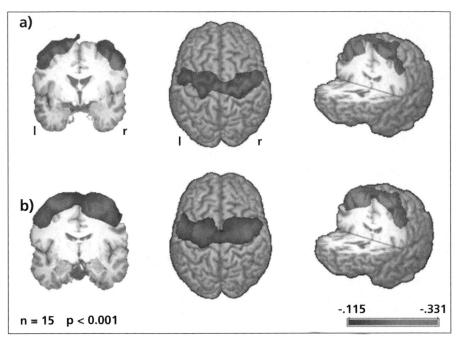

**Abb. 1.13:** Zunahme der schluckaktbezogenen kortikalen Aktivierung nach thermal-taktiler Rachenstimulation (Teismann et al. 2009b). a) Ausgangsaktivitätsniveau, b) Schluckaktbezogene
kortikale Aktivierung noch thermal-taktiler Rachenstimulation.

Schluckvolumina wurden auch Aspirationen gehäuft beobachtet (Miller 1972, Ertekin et al. 2000, Chee et al. 2005, Teismann et
al. 2007). In Übereinstimmung hiermit be-
schrieb eine TMS-Studie nach Rachenanästhesie eine reduzierte Exzitabilität der Pharynxmuskulatur (Fraser et al. 2003), und in
einer MEG-Studie zeigte sich nach Rachenanästhesie eine reduzierte schluckaktbezogene Aktivierung sowohl des sensorischen
als auch des primären motorischen Kortex
(▶ Abb. 1.12; Teismann et al. 2007). Diese
Befunde sprechen für eine enge Verknüpfung
sensibler Afferenzen und motorischer Effe-
renzen bei der zentralen Steuerung des
menschlichen Schluckaktes.

Unter therapeutisch-rehabilitativen Gesichtspunkten von besonderer Bedeutung
sind Untersuchungen, die sich mit den Auswirkungen einer Stimulation oropharyngealer Strukturen auf den Schluckakt beschäf-
tigen. Schon vor über 80 Jahren wurde

erstmals eine Faszilitation des Schluckaktes
durch eine sensible, oropharyngeale Stimulation postuliert (Pommerenke 1927).
Seitdem ist die Stimulation des Oropharynx
zu einer gängigen Methode der Dysphagietherapie geworden (Neumann et al. 1995,
Rosenbek et al. 1996b). Verschiedene Ver-
haltensstudien haben zudem gezeigt, dass die
Sensibilität im Mund-Rachen-Raum kurzzeitig durch thermale, elektrische und Ge-
schmacksreize erhöht wird, was vorüber-
gehend zu einer schnelleren Triggerung des
Schluckreflexes führt (Hamdy et al. 2003,
Ludlow et al. 2007). Parallel zu diesen motorischen Effekten konnten auch stimulati-
onsbedingte Auswirkungen auf die zentrale
Steuerung des Schluckaktes nachgewiesen
werden. So war in einer MEG-Studie nach
taktiler-thermaler Gaumenbogenstimulation eine Vergrößerung der kortikalen Repräsentation im primären sensomotorischen
Kortex bei Normalprobanden zu sehen

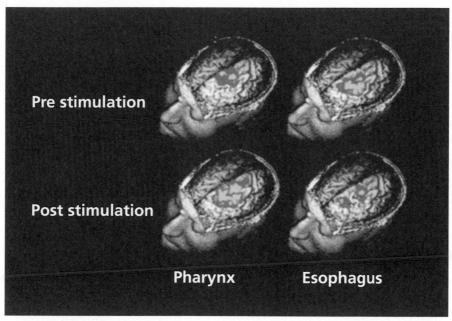

**Abb. 1.14:** Effekt der elektrischen Pharynxstimulation auf die motorische Repräsentation der Pharynx- und Ösophagusmuskulatur.
Unmittelbar nach der elektrischen Pharynxstimulation nimmt die Repräsentation der Pharynxmuskulatur zu, während sich die Repräsentation der Ösophagusmuskulatur verkleinert. Die blaue Linie markiert den Sulcus centralis (Hamdy et al. 1998).

(▶ **Abb. 1.13;** Teismann et al. 2009 b) und die elektrische Stimulation der Pharynxschleimhaut führte zu einer Vergrößerung der motorischen Repräsentation der Pharynxmuskulatur (▶ **Abb. 1.14;** Hamdy et al. 1998). Insbesondere für die pharyngeale Elektrostimulation konnten erste Anhaltspunkte für eine klinisch relevante Wirksamkeit erbracht werden. So führte diese Intervention verglichen mit einer Scheinstimulation in einer Pilotstudie bei Schlaganfallpatienten zu einer signifikanten Besserung der Dysphagie (▶ **Kap. 6.4.3;** Jayasekeran et al. 2010).

Oropharyngeale Reizdeprivation und Stimulation führen zu einer (kurzfristigen) Änderung der kortikalen Repräsentation des Schluckaktes. Die pharyngeale Elektrostimulation stellt daher ein vielversprechendes, neues Instrument der Dysphagietherapie dar.

35

# 2 Klinische Diagnostik der neurogenen Dysphagie

## 2.1 Vorbemerkung

Neben der Anamneseerhebung bildet die klinische Schluckuntersuchung das zentrale Element der Eingangsdiagnostik, wenn das Vorliegen einer neurogenen Dysphagie vermutet wird. Ziel ist eine erste Einschätzung des Störungsmusters sowie der ursächlichen Pathologie und des Schweregrades der Schluckstörung. Die Ergebnisse dienen zudem als Grundlage für die Entscheidung, ob – und wenn ja, welche – weiterführende apparative Diagnostik indiziert ist. Leider fehlen bisher standardisierte Vorgehensweisen und Beurteilungsschemata für die klinische Diagnostik. Zudem haben sich Validität und Reliabilität einiger althergebrachter Praktiken gemessen an den Maßstäben der evidenzbasierten Medizin als mangelhaft erwiesen (McCullough et al. 2000, McCullough et al. 2001, Rosenbek et al. 2004, McCullough et al. 2005), sodass die Empfehlungen auf diesem Gebiet aktuell im Wandel sind. So kommen McCullough und Mitarbeiter (2005, S. 1280) in einer Publikation zur schlaganfallbedingten Dysphagie in Bezug auf die klinische Schluckuntersuchung (engl.: clinical swallowing examination, CSE) zu dem ernüchternden Ergebnis: »At present, there are no data to suggest that CSEs, can be used to quantify aspiration or make adequate recommendations regarding patient care«. Es stellt sich heute daher – auch angesichts der mittlerweile zunehmend verbreiteten und leichter verfügbaren Methoden der apparativen Dysphagiediagnostik – die grundsätzliche Frage, welche Aspekte des Schluckaktes in der klinischen Untersuchung überhaupt hinreichend sicher beurteilbar und welche Befunde für die weitere Patientenversorgung aussagekräftig sind.

> Bei Anwendung der klinischen Schluckuntersuchung in der täglichen Praxis sollten sich Untersucher immer der damit verbundenen Limitationen bewusst sein und eine kritische Grundhaltung gegenüber den erhobenen Befunden bewahren.

## 2.2 Anamnese

Beim Erstkontakt mit dem Patienten sollte zunächst ein ausführliches Anamnesegespräch geführt werden. Hierbei erhält der Untersucher einen orientierenden Eindruck über den Gesamtzustand des Patienten, seine Vigilanz und Kognition, die Kommunikationsmöglichkeiten und die zu erwartende Compliance. Diese Faktoren sind neben dem Vorhandensein eines Störungsbewusstseins (das z.B. bei einer ausgeprägten Sensibilitätsstörung häufig vermindert ist) wichtige prognostische Kriterien und ebenso relevant für die Einschätzung der Therapiefähigkeit. Für die systematische Anamnese können Fragebögen wie der »Anamnesebogen zur klinischen Erfassung von Schluckstörungen nach Hirnverletzung« (Schröter-Morasch 1994) als Leitfaden dienen. Falls der Patient nicht selbst Auskunft geben kann oder die Selbstwahrnehmung eingeschränkt ist, sind die Angehörigen die wichtigste Informationsquelle. Unerlässlich ist zudem eine Durchsicht der Krankenakte, insbesondere der schlucktherapeutischen Vorbefunde. Informationen zu folgenden Punkten sollten zusammengetragen werden (modifiziert nach Prosiegel et al. 2010, S. 94):

- ursächliche Grunderkrankung (sofern bereits bekannt) und Komorbiditäten,
- Arzneimittelanamnese,
- Krankheitsbeginn und bisheriger Krankheitsverlauf,
- momentane Ernährungsweise,
  – Liegt eine aktuelle Ernährungsempfehlung vor?
  – Ernährungsonde?
- Z. n. Langzeitintubation/Tracheotomie?
  – aktuell Versorgung mit Trachealkanüle?
- äußere Lebensumstände/soziale Situation (Beruf, häusliches Umfeld, Hilfestellung durch Familienmitglieder möglich?),
- bisherige Diagnostik und Therapieversuche (Besserung? Komplikationen?).

Die aktuelle Medikation ist ebenfalls relevant, da einige Substanzklassen (z. B. Anticholinergika, Neuroleptika, Benzodiazepine) eine neurogene Dysphagie eventuell verstärken oder sogar hervorrufen können. Medikamenteninduzierte Myopathien (Kortison, Statine, Fibrate etc.) können zudem mit einer Schluckstörung einhergehen (Prosiegel 2008).

In einer für den Patienten verständlichen Form sollten folgende dysphagiespezifische subjektive Beschwerden und objektivierbare Symptome während der Nahrungsaufnahme abgefragt werden (Prosiegel et al. 2010):

- Hat sich Ihr Ess-/Trinkverhalten in letzter Zeit verändert? Seit wann?
- Meiden Sie gewisse Nahrungsmittel und -konsistenzen? Welche? Nehmen Sie weniger zu sich als zuvor?
- Müssen Sie langsamer Essen als zuvor?
- Nehmen Sie beim Essen eine veränderte Haltung ein?
- Können Sie schlechter kauen als zuvor?
- Ist es schwierig für Sie, die Nahrung nach hinten in den Rachen zu transportieren?
- Spüren Sie die Temperatur von Speisen weniger intensiv als zuvor?
- Bleibt nach dem Schlucken Nahrung im Mundraum zurück?
- Ist mehrfaches Nachschlucken erforderlich?
- Läuft Ihnen Speisebrei aus dem Mund oder gelangt etwas in die Nase?
- Besteht das Gefühl, dass das Essen Ihnen in der Kehle stecken bleibt?
- Haben Sie Schmerzen beim Schlucken?
- Haben Sie häufig Sodbrennen?
- Kommt es zu Regurgitation, d. h. kommt die Nahrung wieder hoch?
- Haben Sie Atemnot beim Schlucken?
- Ist der Klang Ihrer Stimme nach dem Schlucken verändert, sodass Sie sich räuspern müssen?
- Verschlucken Sie sich häufig? Müssen Sie häufig nach dem Schlucken husten?

Als allgemeine Hinweise auf eine Dysphagie sollten folgende Aspekte abgefragt werden:

- Trat ein unbeabsichtigter Gewichtsverlust auf? (Immer auch den aktuellen Body-Maß-Index bestimmen!)
- Kommt es häufig zu Dehydrierung?
- Kommt es gehäuft zu bronchopulmonalen Infekten oder unklarem Fieber?
- Bemerken Sie eine stärkere Verschleimung oder einen vermehrten Speichelfluss?

- Haben Sie häufig einen trockenen Mund?
- Besteht ein Zwang, sich häufig zu räuspern?
- Besteht ein Globus- oder Fremdkörpergefühl?

Zur Beurteilung der Beeinträchtigung der Lebensqualität durch die Schluckstörung kann der Swallowing Quality of Life (SWAL-QOL)-Fragebogen verwendet werden (McHorney et al. 2000a, McHorney et al. 2000b, McHorney et al. 2002), der auch in deutscher Übersetzung vorliegt (»Lebensqualität von Personen mit Schluckbeschwerden«).

## 2.3 Screeningverfahren zur Einschätzung des Aspirationsrisikos

In der klinischen Dysphagiediagnostik lassen sich grundsätzlich zwei Ansätze unterscheiden, die meist zeitlich aufeinander folgen: der Aspirationsschnelltest als Bedside-Screening und die ausführliche klinische Schluckuntersuchung. Ein Screeningtest kann und will letztere natürlich nicht ersetzen. Das Ziel eines Screeningtests besteht zunächst darin, mit einfachen Mitteln schnell und möglichst zuverlässig aspirationsgefährdete Patienten zu identifizieren, um prophylaktische Maßnahmen und eine weiterführende Diagnostik einzuleiten. Bei Patienten, die stationär behandelt werden, sollte nach Möglichkeit bereits unmittelbar bei der Aufnahme routinemäßig ein Screeningtest durchgeführt werden. Voraussetzung ist allerdings, dass der Patient vigilant, kooperativ und in eine aufrecht sitzende Position mobilisierbar ist. Screeningverfahren sollten so konzipiert sein, dass sie nach einer entsprechenden Schulung prinzipiell von allen den Patienten betreuenden Berufsgruppen, d. h. Pflegepersonal, Logopäden/Sprachtherapeuten und Ärzten, durchgeführt werden können. Kontraindikationen für einen Schluckversuch im Rahmen eines Screeningtests sind (vgl. Prosiegel et al. 2010, S. 108):

- schwere Vigilanzminderung,
- instabiler kardiopulmonaler Zustand,
- pulmonaler Infekt,
- Anzeichen einer bereits stattgefundenen Aspiration,
- fehlende Spontanschlucke,
- fehlender willkürlicher Hustenstoß.

Diverse Studien haben die Aussagekraft einzelner klinischer Parameter zur Einschätzung des Aspirationsrisikos überprüft und zum Teil ganz unterschiedliche Bedside-Tests vorgeschlagen (s. u.). Die Herausforderung besteht darin, eine leicht zu erlernende, vom Patienten gut tolerierte, zügig durchführbare Testbatterie zu entwerfen, die v. a. eine Aspiration hinreichend sicher nachweist (Sensitivität > 80–90 %) bzw. ausschließt (Spezifität > 50 %; Doggett et al. 2002). Bisher werden diese Kriterien jedoch von kaum einem der in der Literatur vorgeschlagenen Screeningverfahren zuverlässig erfüllt, sodass allenfalls eine Kombination mehrerer Tests möglicherweise eine ausreichende Aussagekraft besitzt (Bours et al. 2009). Dies liegt auch daran, dass in einem klinischen Test immer nur indirekte Anzeichen einer Aspiration festgestellt werden können; etwa 50 % der Patienten, die aspirieren, husten jedoch nicht. Eine stille Aspiration entgeht dem Untersucher daher. Zu beachten ist darüber hinaus, dass die meisten Tests an einer spezifischen Patientenklientel entwickelt und validiert wurden und die Ergebnisse daher nicht ohne weiteres auf andere Patientengruppen übertragbar sind. Einige Untersucher versuchten, anhand verschiedener klinischer Befunde und Konstellationen das Auftreten einer Aspiration oder Penetration vorherzusagen (Daniels et al. 1997, Logemann et al. 1999, McCullough et al. 2001). So verwendeten Logemann und Mitarbeiter (1999) einen ausführlichen Test mit 28 Items aus den fünf Kategorien (1) Krankengeschichte, (2) Verhaltensdaten, (3) Allgemeine Motorik, (4) Befunde der Überprüfung der Oralmotorik und (5) Befunde des Schluckversuchs. Daniels und Mitarbeiter (1997) beobachteten im Rahmen einer ebenfalls relativ ausführlichen klinischen Schluckuntersuchung kombiniert mit einem Wasserschlucktest, dass das Auftreten von mindestens zwei der sechs folgenden Symptome prädiktiv für eine Aspiration bei akuten Schlaganfallpatienten war (Sensitivität 92 %, Spezifität 67 %, vergleichend wurde als Goldstandard eine Videofluoroskopie durchgeführt): Dysphonie, Dysarthrie, beeinträchtigter willkürlicher Hustenstoß, pathologischer Würgereflex, Husten bzw. Änderung der Stimmqualität im Wassertest binnen einer Minute. In dem hier verwendeten Wassertest mussten die Patienten insgesamt 70 ml in Mengen zu 5, 10 und 20 ml aus einer Tasse (ggf. mit Strohhalm) trinken. Jedes Volumen wurde zweimal getestet, unmittelbar nach dem Schlucken wurde der Patient aufgefordert, bestimmte Laute auszusprechen, um den Stimmklang zu beurteilen.

In vielen Studien besaßen die klinischen Befunde jedoch eine ungenügende Sensitivität und/oder Spezifität (Bours et al. 2009). Die verschiedenen Screeningverfahren lassen sich zur besseren Übersicht grob in vier Kategorien zusammenfassen, auch wenn es bei etlichen Varianten Überschneidungen gibt:

- *Wasser-Schlucktests*, z. B.:
  - 50-ml-Wassertest (Gottlieb et al. 1996, Kidd et al. 1993),
  - kombinierter 50-ml-Wassertest mit Pulsoxymetrie (Smith et al. 2000, Lim et al. 2001),
  - 70-ml-Wassertest nach Daniels (Daniels et al. 1997),
  - 90-ml-Wassertest (DePippo et al. 1992, Suiter et al. 2008),
  - 100-ml-Wassertest (Wu et al. 2004),
  - Timed Water Swallow Test (Nathadwarawala et al. 1992, Hughes et al. 1996, Hinds et al. 1998),
- *Tests mit mehreren Nahrungskonsistenzen*, z. B.:
  - Gugging Swallowing Screen (GUSS) (Trapl et al. 2007),
  - Semisolid Bolus Swallow Test (Schultheiss et al. 2011),
- *Schluckprovokationstest*: Schluckprovokationstest (SPT) (Teramoto et al. 1999, 2000, Warnecke et al. 2008a),
- *Tests für Trachealkanülenträger*: modifizierter Evan's Blue Dye Test (MODS), »Blauschluck«(Cameron et al. 1973, Thompson-Henry et al. 1995, Brady et al. 1999).

Insbesondere bei den Wassertests gibt es verschiedene Protokolle, die in der Applikationsart des Wassers und der getrunkenen Menge variieren. Sie unterscheiden sich damit auch in dem Risiko, dem der Patienten ausgesetzt wird. So raten manche Autoren von den in der englischsprachigen Literatur als »Timed Water Swallow Tests« (Hughes et al. 1996, Hinds et al. 1998, Wu et al. 2004) bezeichneten Screenings ab, bei denen eine bestimmte Menge Wasser (meist 100–150 ml) so schnell wie möglich getrunken werden soll. Hierbei werden die benötigte Zeit und die Anzahl der Schluckakte gezählt. Aus den Werten lassen sich das Volumen und die Dauer eines Schlucks sowie die Schluckkapazität (in ml/s) berechnen und mit den altersentsprechenden Normdaten vergleichen. Allerdings schlucken gerade Patienten mit eingeschränktem Störungsbewusstsein oft sehr hastig große Mengen, was zu einer gravierenden Fehlinterpretation der Ergebnisse führen kann (vgl. Prosiegel et al. 2010, S. 103). Smithard und Mitarbeiter (1998) beginnen in dem von ihnen vorgeschlagenen Test wesentlich vorsichtiger mit 5 ml Wasser auf einem Teelöffel und verabreichen danach – sofern keine klinischen Zeichen einer Aspiration auftreten – 60 ml Wasser in zwei Minuten. Beim 3-Ounce-Water-Swallow-Test (= 90 ml) soll der Patient die gesamte Menge ohne abzusetzen aus einer Tasse trinken (DePippo et al. 1992, Suiter et al. 2008). Als Anzeichen einer Aspiration werden bei beiden Tests Husten oder Erstickungsanfall und ein feuchter Stimmklang gewertet. Auch bei Patienten, die nicht die gesamte Menge trinken können, besteht natürlich ein erhöhtes Risiko. Infolge der geringen Spezifität mit einer hohen Rate an falsch positiven Ergebnissen sind aber längst nicht alle Patienten, die den Test nicht meistern, tatsächlich aspirationsgefährdet für Flüssigkeiten.

> In den Leitlinien der Deutschen Gesellschaft für Neurologie (DGN) aus dem Jahr 2008 wird einzig der 50-ml-Wassertest in Kombination mit der Untersuchung der pharyngealen Sensibilität oder der Pulsoxymetrie als Screeningverfahren zur Einschätzung des Aspirationsrisikos empfohlen (Prosiegel 2008).

Für den Test werden dem Patienten 50 ml Wasser in 5-ml-Schlucken gegeben, wobei auf Aspirationszeichen wie Verschlucken, Erstickungsanfälle, Husten und Änderung der Stimmqualität geachtet wird. Die Sensibilität wird durch Berühren der Pharynxwände links und rechts mit einem Wattestäbchen überprüft. Der Patient soll dabei angeben, ob er dies (seitengleich) gespürt hat. Ist mindestens einer dieser beiden Tests positiv, besteht ein hohes Aspirationsrisiko (Kidd et al. 1993, Martino et al. 2000). Alternativ kann der 50-ml-Wassertest mit der Pulsoxymetrie kombiniert werden (Lim et al. 2001). Zaidi und Mitarbeiter (1995) zeigten erstmals, dass eine pulmonale Aspiration über eine reflektorische Bronchokonstriktion zu einer messbaren Sauerstoffdesaturierung führt, und boten damit eine Screeningmethode, die potenziell in der Lage war, auch eine stille Aspiration aufzuzeigen. Für den Test wird die Sauerstoffsättigung während des Wassertests kontinuierlich über einen Fingerclip gemessen. Ein Abfall der Sauerstoffsättigung von mehr als 2 % gilt neben den genannten klinischen Aspirationszeichen als pathologisch. Mit dem kombinierten Test wurde bei akuten Schlaganfallpatienten verglichen mit der fiberoptischen endoskopischen Evaluation des Schluckaktes (FEES) eine Sensitivität von 100 % und eine Spezifität von 71 % für das Auftreten einer Aspiration erreicht (Lim et al. 2001). Es muss jedoch erwähnt werden, dass Sensitivität und Spezifität bei einem ähnlichen Protokoll in einer nachfolgenden Studie an akuten Schlaganfallpatienten (verglichen mit dem Nachweis von Aspirationen in der Videofluoroskopie) niedriger lagen und der kombinierte Test als unzureichend bewertet wurde (Ramsey et al. 2006).

Ein alleiniger Wassertest hat gegenüber Tests mit allen anderen Konsistenzformen zwar den Vorteil, wahrscheinlich mehr aspirationsgefährdete Patienten zu identifizieren, andererseits erhalten aber etliche Patienten, die mit einer angepassten Kost oral ernährt werden könnten, infolge des Testergebnisses zunächst keine orale Kost. Daher wurden in jüngerer Zeit zunehmend Screeninguntersuchungen vorgeschlagen, die unterschiedliche Nahrungskonsistenzen beinhalten und dadurch differenzierte Vorgehensweisen ermöglichen sollen. Hier zeichnet sich möglicherweise ein Paradigmenwechsel ab. Tohara und Mitarbeiter (2003) kombinierten einen 3-ml-Wassertest mit einem 4-g-Puddingtest (beides wird nacheinander in den

Mund gegeben und soll geschluckt werden) und zwei nativen Schluckakten. Anhand der Befunde wird ein Score von 1 (Unfähigkeit zu schlucken), 2 (Atemnot), 3 (Husten, Dysphonie, Puddingresiduen von > 25 % des Bolus), 4 (Wasser und Pudding erfolgreich geschluckt, jedoch nur ein Speichelschluck möglich) oder 5 (Test erfolgreich absolviert) verteilt und somit zugleich eine grobe Schweregradeinteilung der Dysphagie vorgenommen. Sensitivität und Spezifität lagen in einem gemischten Patientenkollektiv bei 90 % respektive 56 %. Trapl und Mitarbeiter (2007) beschrieben den Gugging Swallowing Screen (GUSS; ▶ Kap. 5.1), bei dem ebenfalls ein Score zugrunde gelegt wird und Risikogruppen mit entsprechender Ernährungsempfehlung unterschieden werden. Dieser abgestufte Screeningtest ist darauf ausgelegt, das Aspirationsrisiko auch während der Untersuchung auf ein Minimum zu reduzieren. Erst nach einem erfolgreich absolvierten nativen Speichelschluck wird zunächst die weniger riskante halbfeste Konsistenz (mit 5 x einem halben Teelöffel angedickter Flüssigkeit) getestet. Es folgt die Gabe von Wasser aus einem Becher in ansteigender Dosierung (3, 5, 10, 20, 50 ml). Zum Schluss erhält der Patient bis zu fünf Bissen trockenes Brot zum Schlucken. Der GUSS erreichte in einem Kollektiv von Schlaganfallpatienten verglichen mit der FEES eine Sensitivität von 100 % und eine Spezifität von 50–69 %.

Schultheiss und Mitarbeiter (2011) kommen in ihrer prospektiven randomisierten Studie zu dem Schluss, dass Tests, die feste Konsistenzen mit einbeziehen, den reinen Wassertests insbesondere bei neurogenen Dysphagien potenziell überlegen sind. Ihr Bolusschlucktest wies in Kombination mit einem initialen nativen Speichelschlucktest eine Sensitivität von 90 % sowie eine Spezifität von 73 % in einem gemischten Patientenkollektiv mit neurogenen und nichtneurogenen Dysphagien auf. Zudem war die Interrater-Reliabilität gut und die Ergebnisse korrelierten mit den Befunden der parallel durchgeführten FEES.

Der Schluckprovokationstest (SPT) kann auch am liegenden, nicht kooperationsfähigen Patienten durchgeführt werden. Über einen dünnen transnasal platzierten Katheter werden 0,4 ml (Schritt 1) bzw. 2,0 ml (Schritt 2) Wasser pharyngeal appliziert. Gemessen wird die Dauer von der Bolusgabe bis zum Beginn der visuell sichtbaren Larynxbewegung als Zeichen der Schluckaktivität. Eine Latenz von über drei Sekunden bis zur Reflexauslösung ist als pathologisch zu bewerten (Teramoto et al. 1999, Teramoto et al. 2000). In einer Fall-Kontroll-Studie an einem gemischten Patientenkollektiv wurde eine Sensitivität von 72–75 % (Schritt 1) und 13–17 % (Schritt 2) bzw. Spezifität von 38–44 % (Schritt 1) und 80–98 % (Schritt 2) für das Erkennen einer (stillen) Aspiration oder Penetration festgestellt (Kagaya et al. 2010). Verglichen mit der FEES erzielte der erste Schritt des SPT bei akuten Schlaganfallpatienten dagegen eine Sensitivität von 74,1 % und eine Spezifität von 100 % (Warnecke et al. 2008a).

Der sog. »Blauschluck« dient zur Einschätzung des Aspirationsrisikos bei Trachealkanülenträgern. Dazu wird einem Testbolus, der je nach Fragestellung von unterschiedlicher Konsistenz sein kann, blaue Lebensmittelfarbe zugesetzt. Beim endotrachealen Absaugen unmittelbar nach dem Schluckakt zeigt bläuliches Sekret eine Aspiration an. Das Verfahren ist jedoch nicht sensitiv genug, um eine geringfügige Aspiration sicher nachzuweisen, sodass ein negativer Befund keine Schlussfolgerung zulässt (Brady et al. 1999). Besteht der Verdacht auf eine Aspiration infolge gastralen Refluxes, kann auch die Sondenkost eingefärbt oder alternativ ein Glukose-Oxidase-Test am abgesaugten Trachealsekret durchgeführt werden. Ein erhöhter Glukosegehalt des Sekrets infolge Beimengung von gastroösophagealem Refluat wird dabei durch einen Teststreifen sichtbar gemacht.

Im Unterschied zu den reinen Wassertests lassen sich aus Schlucktests mit mehreren Nahrungskonsistenzen bei Patienten mit neurogenen Dysphagien differenziertere Empfehlungen zum weiteren diagnostischen und therapeutischen Vorgehen ableiten. Bei liegenden, nicht kooperationsfähigen neurologischen Patienten stellt der Schluckprovokationstest eine geeignete Alternative dar. Der Blauschluck steht als Schlucktest für Trachealkanülenträger zur Verfügung. Bei Anwendung aller dieser Screeningverfahren zur Einschätzung des Aspirationsrisikos von Patienten mit neurogenen Dysphagien sollte im klinischen Alltag immer die oft nur unzureichende Sensitivität und Spezifität der einzelnen Testverfahren berücksichtigt werden.

## 2.4 Ausführliche klinische Schluckuntersuchung

Die ausführliche klinische Schluckuntersuchung fällt in den Aufgabenbereich der entsprechend geschulten Logopäden/Sprachtherapeuten. Sie umfasst neben der Einschätzung des Aspirationsrisikos auch die möglichst genaue Erfassung des Störungsmusters und des Schweregrades einer neurogenen Dysphagie als Basis für die weitere Diagnostik, Kostanpassung und Therapieplanung. Die ausführliche Befunderhebung gliedert sich in:

- Teil 1: Untersuchung der oropharyngealen Strukturen in der Reihenfolge:
  - Ruhebeobachtung (Atrophien, Paresen, Tonus, Faszikulationen, Tremor),
  - Reflexprüfung (insb. Husten-, Würge- und Schluckreflex, pathologische orale Primitivreaktionen),
  - Beurteilung von Willkürbewegungen (Kraft, Tempo, Flüssigkeit und Zielgenauigkeit, Symmetrie, Diadochokinese),
  - Sensibilitätsprüfung (Setzen taktiler Reize mit Wattestäbchen),
- Teil 2 (sofern keine Kontraindikationen bestehen): Schluckversuch, meist in der Reihenfolge breiige Kost, Flüssigkeit, feste Kost.

Wichtige Hinweise auf ein erhöhtes Aspirationsrisiko geben hier eine gestörte Gaumensegelbeweglichkeit, gestörtes willkürliches Husten, feuchter Stimmklang und eine verminderte Kehlkopfelevation. Letztere wird vom Untersucher mit dem Schluckkontrollgriff überprüft. Bei dieser Vier-Finger-Palpation wird der Zeigefinger submental, der Mittelfinger auf Höhe des Hyoids, der Ringfinger am oberen Rand des Schildknorpels und der kleine Finger am Unterrand des Schildknorpels locker angelegt (▶ **Abb. 2.1**). Der Schluckkontrollgriff dient ebenso zur Beurteilung der Dauer der oralen Phase und des Zeitpunktes der Schluckreflexauslösung. Beim Schluckversuch achtet man zusätzlich u. a. auf Herauslaufen von Speisebrei aus dem Mund, nasale Penetration, Aspiration sowie Menge und Lokalisation von Residuen.

Für eine detaillierte Beschreibung der Durchführung ausführlicher klinischer Schluckuntersuchungen wird auf entsprechende Lehrbücher verwiesen (Bartolome et al. 2010). Es soll hier allerdings auch darauf hingewiesen werden, dass methodisch gute, also die Kriterien evidenzbasierter Medizin erfüllende Studien zum spezifischen Nutzen und zur Validität der

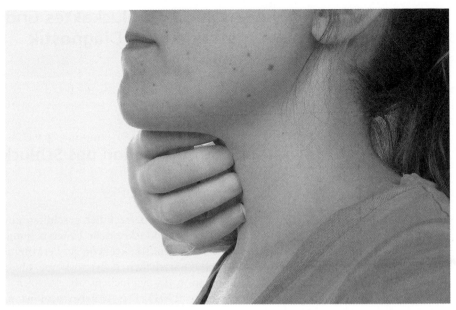

**Abb. 2.1:** Schluckkontrollgriff.
Der Zeigefinger befindet sich am äußeren Mundboden (Beurteilung der Zungenbewegungen), der Mittelfinger am Hyoid (Beurteilung der Hyoidelevation), der Ringfinger am oberen und der kleine Finger am unteren Schildknorpel (Beurteilung von Schluckreflextriggerung und Larynxelevation).

klinischen Schluckuntersuchung bei neurogenen Dysphagien bislang nicht existieren und die angewandten Methoden deshalb in Abhängigkeit vom jeweiligen Untersucher im klinischen Alltag stark variieren dürften (Carnaby-Mann et al. 2008, Langmore 2003). Carnaby-Mann und Lenius fordern deshalb in einer aktuellen Übersichtsarbeit berechtigterweise: »Within the field of dysphagia, there is an urgent need for a standardized and accepted clinical assessment tool, grounded in current neurophysiologic swallowing theory, that reflects both dysphagia and aspiration outcomes and has been evaluated through rigorous research design« (Carnaby-Mann et al. 2008, S. 765).

Zum Abschluss der ausführlichen klinischen Schluckuntersuchung sollten die erhobenen Befunde dokumentiert werden. Hierzu wurden in jüngerer Zeit verschiedene standardisierte Protokolle vorgeschlagen. Der im deutschsprachigen Raum weit verbreitete Bogenhausener Dysphagie-Score (BODS) kann dabei auch zur Schweregradeinschätzung neurogener oropharyngealer Dysphagien (Bartolome et al. 2010, S. 361) genutzt werden. Er besteht aus zwei achtstufigen Skalen, die die Beeinträchtigung beim Speichelschlucken und bei der Nahrungsaufnahme getrennt erfassen. Der BODS ist darauf ausgelegt, auch apparativ erhobene Dysphagiebefunde zu berücksichtigen.

# 3 Endoskopische Evaluation des Schluckaktes und weitere apparative Methoden zur Diagnostik neurogener Dysphagien

## 3.1 Fiberoptische endoskopische Evaluation des Schluckaktes (FEES)

### 3.1.1 Einführung

Die fiberoptische endoskopische Evaluation des Schluckaktes (engl.: Fiberoptic Endoscopic Evaluation of Swallowing) wurde erstmals 1988 von der amerikanischen Logopädin Susan Langmore und Kollegen in der Zeitschrift »Dysphagia« beschrieben (Langmore et al. 1988). Im Jahr 1997 wurde das Akronym FEES als eingetragenes Marken-

zeichen urheberrechtlich geschützt, um diese spezielle endoskopische Untersuchungstechnik des Schluckaktes von der herkömmlichen HNO-ärztlichen Laryngoskopie ohne Evaluation des Schluckens abzugrenzen (Langmore 2001). Das Urheberrecht ist mittlerweile abgelaufen und wurde nicht verlängert (persönliche Mitteilung von Susan Langmore). In ► Tabelle 3.1 sind wichtige Daten der FEES-Historie zusammengefasst.

Tab. 3.1: Daten zur FEES-Historie.

| Jahr | Ereignis |
| --- | --- |
| 1988 | Susan Langmore publiziert den 1. wissenschaftlichen Artikel über die FEES als neue Methode zur Dysphagiediagnostik und -therapie in der Zeitschrift Dysphagia (Langmore 1988). |
| 1997 | Das Akronym FEES wird urheberrechtlich geschützt. |
| 2001 | Das Standardwerk zur FEES mit dem Titel »Endoscopic Evaluation and Treatment of Swallowing Disorders« von Susan Langmore erscheint im Thieme-Verlag (Langmore 2001) |
| 2005 | In der 3. Auflage der deutschen Leitlinien für Diagnostik und Therapie in der Neurologie werden FEES und die videofluoroskopische Untersuchung des Schluckaktes (VFSS) als wichtigste apparative Methoden zur »Erfassung von Ursache, Art und Schweregrad einer neurogenen Dysphagie« sowie zur »Erstellung eines Therapieplans/Kontrolle der Therapieeffizienz« genannt (Prosiegel 2005, S. 748). |
| 2010 | Das Deutsche Institut für Medizinische Dokumentation und Information (DIMDI) nimmt einen eigenständigen Kode (1–613) für die FEES in den Operationen- und Prozedurenschlüssel (OPS) auf. |

Den Goldstandard in der apparativen Dysphagieevaluation stellte in den 1980er und 1990er Jahren die radiologische Untersuchung des Schluckaktes, die sogenannte Videofluoroskopie (engl.: Videofluoroscopic

Swallowing Study, VFSS), dar, die maßgeblich von der amerikanischen Logopädin Jerilyn A. Logemann entwickelt worden war (Logemann 1983). Die FEES wurde von Susan Langmore ursprünglich als Alternative zur VFSS verstanden, die zum Einsatz kommen sollte, wenn eine VFSS nicht verfügbar war (z. B. in kleineren Krankenhäusern ohne radiologische Abteilung, auf Intensivstationen oder in Pflegeheimen) oder bei schwer kranken Patienten, die unzureichend kooperativ waren und/oder nicht aufrecht sitzen konnten, sich als nicht praktikabel erwies (Langmore et al. 1988). Einhergehend mit einer stetig zunehmenden klinischen Anwendung hat sich die FEES innerhalb der letzten 15 Jahre jedoch neben der VFSS als eigenständige und effiziente Methode etabliert und ist mittlerweile ein unverzichtbarer Bestandteil der Diagnostik und Therapie neurogener Dysphagien (Langmore 2001, Warnecke et al. 2009 b). FEES und VFSS werden heute als komplementäre und sich gegenseitig ergänzende apparative Methoden zur objektiven Untersuchung des Schluckaktes angesehen (Langmore 2003, Tabaee et al. 2006, Prosiegel 2008).

Historisch wurde die endoskopische Evaluation des Schluckaktes zunächst hauptsächlich in Kliniken für Hals-Nasen-Ohren-Heilkunde eingesetzt, in denen nichtneurogene Dysphagien, z.B. infolge von Fehlbildungen, Entzündungen oder Tumoren des Nasen-Rachen-Raums, einen großen Anteil der Schluckstörungen ausmachten (Langmore 2001). Innerhalb der Neurologie hat die endoskopische Dysphagieevaluation in den letzten Jahren eine ständig wachsende klinische und wissenschaftliche Bedeutung erlangt. Viele neurologische Akut- und Rehabilitationskliniken verfügen mittlerweile über eigene Endoskopie-Einheiten. Die endoskopische Dysphagieevaluation wird hier von Teams aus speziell ausgebildeten Neurologen und Logopäden durchgeführt (Warnecke et al. 2009 b). Darüber hinaus kommt die FEES in verschiedenen anderen Fachdisziplinen wie Phoniatrie, Gastroenterologie, Pulmonologie, Rehabilitationsmedizin, Zahnmedizin und Geriatrie zum Einsatz (Langmore 2001). Die derzeitige

Bedeutung der endoskopischen Evaluation des Schluckaktes kommt auch dadurch zum Ausdruck, dass im Jahr 2010 das Deutsche Institut für Medizinische Dokumentation und Information (DIMDI) für die FEES inen eigenständigen Kode in das Kapitel 1 »Diagnostische Maßnahmen« des Operationen- und Prozeduren-Schlüssels (OPS Version 2010) aufgenommen hat (1 – 613: Evaluation des Schluckens mit flexiblem Endoskop; DIMDI 2009).

### 3.1.2 Apparative Voraussetzungen

Für die endoskopische Evaluation des Schluckaktes werden flexible Fiber-Naso-Pharyngo-Laryngoskope mit einem Durchmesser von ca. 2,4 bis 3,5 mm verwendet. An der Spitze des Endoskops befindet sich eine Objektivlinse, die das Bild auf die Enden von zu Bündeln zusammengefassten, optischen Fasern fokussiert. Jedes Bündel enthält mehrere Tausende optischer Fasern, die jeweils einen Durchmesser von etwa 10 µm besitzen. Je eines dieser Glasfaserbündel überträgt ein Pixel des Bildes von der distalen zur proximalen Endoskoplinse, sodass der Untersucher ein zusammenhängendes Bild sieht. Das Fiberskop ermöglicht einen Blickwinkel von bis zu 100 ° und kann während der Untersuchung um etwa 130 ° abgewinkelt werden (Murray 2001).

Üblicherweise ist das Endoskop Bestandteil eines Untersuchungsturms, auf dem sich eine Halogen- oder Xenon-Lichtquelle, eine Kamera, ein Monitor sowie ein PC befinden (▶ **Abb. 3.1**). Über ein Glasfaserbündel, das getrennt von den bildübertagenden Faserbündeln verläuft, wird der Lichtstrahl durch ein zerstreuendes Linsensystem am distalen Endoskop geleitet und dadurch das Untersuchungsareal belichtet. Der Untersucher kann das Endoskop benutzen, indem er direkt durch das Okular schaut oder eine Aufsatzkamera anschließt. Die Kamera wandelt das Bild in ein Videosignal um, sodass die Untersuchung auf dem Monitor verfolgt sowie mit dem PC digital aufgezeichnet und als Filmdatei gespeichert werden kann. Die vollständige Untersuchungseinheit kann auf einem Endoskopiewagen direkt an das Patientenbett gefahren werden (Murray 2001).

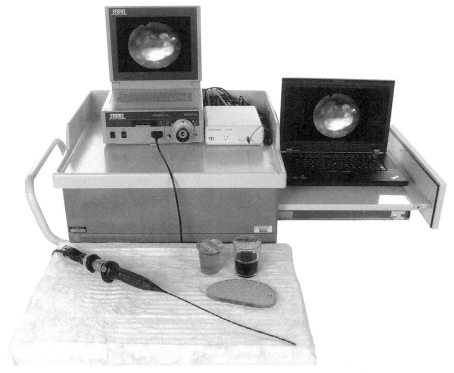

**Abb. 3.1:** Mobile FEES-Untersuchungseinheit.

Die Bildübermittlung durch die Glasfasersysteme im Endoskop führt zu einer Einbuße an Bildschärfe. Eine bessere Auflösung kann durch eine Chip-Kamera erzielt werden, die sich auf der Endoskopspitze befindet (»chip on the tip«) und die Bildinformation direkt überträgt. Nachteile sind die wesentlich höheren Kosten sowie ein etwas größerer Endoskopdurchmesser (Prosiegel et al. 2010). Das Akronym FEES kann auch für Flexible Endoscopic Evaluation of Swallowing verwendet werden, bei der kein fiberoptisches Endoskop eingesetzt wird. Zudem sind auch flexible Naso-Pharyngo-Laryngoskope mit einem zusätzlichen Kanal für die Abgabe eines definierten Luftstromreizes zur Sensibilitätsprüfung erhältlich (Impulsdauer 50 ms, Intensität bzw. Air Pulse Pressure 0–15 mmHG; Aviv et al. 1993, Aviv et al. 2005). Diese in den USA häufiger eingesetzte Untersuchungstechnik (engl.: Flexible Endoscopic Evaluation of Swallowing with Sensory Testing, FEESST) wird im deutschsprachigen Raum bislang allerdings kaum verwendet.

## 3.1.3 Standard-FEES-Protokoll

Das Standard-FEES-Protokoll wurde im Jahr 2001 von Susan Langmore in ihrem Buch »Endoscopic Evaluation and Treatment of Swallowing Disorders« erstmals publiziert (Langmore 2001) und ist heute der Goldstandard für die Durchführung endoskopischer Evaluationen des Schluckaktes. Vor Beginn jeder FEES sollten folgende Vorbereitungsmaßnahmen erfolgen (Langmore 2001):

1. *Aufklärung des Patienten*
   Der Patient und ggf. Angehörige/Betreuer sollten in ruhiger Atmosphäre über die verschiedenen Untersuchungsschritte aufgeklärt werden. Währenddessen sollte dem Patienten das Endoskop und die etwaige Eindringtiefe in den Rachen gezeigt werden. Selbstverständlich muss der Patient oder ggf. der gesetzliche Betreuer vor Beginn der Untersuchung seine Einwilligung erklärt haben, diese muss jedoch nicht in schriftlicher Form vorliegen.
2. *Positionierung des Patienten*
   Der Patient sollte immer in einer natürlichen oder abhängig von den Begleitumständen möglichst optimalen Esshaltung untersucht werden. Üblicherweise sitzt der Patient aufrecht auf einem Stuhl. Bei bettlägerigen Patienten sollte das Kopfende des Bettes mindestens 45° angehoben sein. Bei unkooperativen Patienten kann die zusätzliche Hilfe von Pflegepersonal notwendig werden, um den Kopf des Patienten während der Untersuchung in einer geeigneten Position zu halten. Dies war in einer Studie der Autoren bei etwa 10 % aller akuten Schlaganfallpatienten auf einer Stroke Unit erforderlich (Warnecke et al. 2009d). Schwerstkranke Patienten auf der Neurologischen Intensivstation oder Stroke Unit müssen zur Beurteilung des Abschluckens von Speichelansammlungen im Hypo-

pharynx in seltenen Fällen auch in flach liegender Position endoskopisch untersucht werden, wenn eine andere Lagerung nicht möglich ist und die Indikation zur Schutzintubation/-tracheotomie geklärt werden soll. Bei kooperativen Patienten können während der Untersuchung auch unterschiedliche Positionen getestet werden, um die optimale Sitzhaltung für das Schlucken zu bestimmen (Langmore 2001).
3. *Reinigung des Mundes*
   Wangentaschen, Zähne und Zunge sollten vor Beginn der FEES – falls notwendig – gesäubert werden. Zum einen kann dadurch das Risiko vermindert werden, dass pathogene Keime aus der Mundhöhle im Falle einer Aspiration während der FEES in die Lunge geraten (Langmore et al. 1998), zum anderen wird es dem Patienten ermöglicht, den applizierten Bolus besser zu fühlen und zu schmecken, wodurch das Schlucken erleichtert wird (Langmore 2001).
4. *Lokale Anästhesie der Nasenschleimhaut*
   Optional kann je nach Wunsch des Patienten eine lokale Anästhesie der Nasenschleimhaut (z. B. mit Lidocain-(Xylocain®-)Gel) vorgenommen werden, wodurch das beim Vorschieben des Endoskops auftretende Druck- und/oder Schmerzgefühl reduziert werden kann (Leder et al. 1997, Johnson et al. 2003, Johnson et al. 2003). Das Xylocain®-Gel muss nicht notwendigerweise direkt in das Nasenloch appliziert werden, sondern kann auch einfach auf die Endoskopspitze aufgetragen werden. Keinesfalls sollte die Nasenschleimhaut mit Xylocain®-Spray benetzt werden, das dieses nicht nur in der Nase wirkt, sondern auch in den Rachen hinterläuft und über die ungewollt hervorgerufene Anästhesie der pharyngealen Mucose Schluckstörungen erheblich aggrevieren kann.
5. *Vorbereitung der zu testenden Nahrungskonsistenzen*

Die Patienten sollten während der Untersuchung – sofern im individuellen Fall möglich – mindestens drei verschiedene Nahrungskonsistenzen (flüssig – halbfest – fest) zum Schlucken erhalten. Wasser muss zur Visualisierung mit einigen Tropfen (blauer) Lebensmittelfarbe gemischt werden. Dunkelfarbige Flüssigkeiten wie Kaffee oder Cola lassen sich eventuell nur schlecht von der pharyngealen Schleimhaut unterscheiden und sollten vermieden werden. Milch ist dagegen gut geeignet, weil sie Licht reflektiert und die Schleimhaut leichtgradig benetzt. Festere Nahrungskonsistenzen müssen nur angefärbt werden, wenn die Eigenfarbe des Testbolus sich nicht eindeutig von der Farbe der pharyngealen Schleimhaut abhebt (Leder et al. 2005). Idealerweise werden in die Untersuchung auch die Lebensmittel einbezogen, bei denen der Patient in seinem täglichen Leben subjektiv die größten Schluckschwierigkeiten bemerkt hat.

Die FEES beginnt im Anschluss an diese Vorbereitungsmaßnahmen mit dem Einführen des Endoskops über den unteren oder mittleren Nasengang (= »transnasale Endoskopie«). Die Endoskopspitze wird zunächst im hinteren Drittel des Nasengangs platziert. Aus dieser Position können die Motilität des Gaumensegels und der velopharyngeale Abschluss beurteilt werden. Im Anschluss wird die Endoskopspitze über das Velum bis an den Übergang zum Oropharynx vorgeschoben. Aus dieser Position (sog. »Übersichtseinstellung« oder »home position«) können Zungengrund, Valleculae, Pharynxmuskulatur, Sinus piriformes, Epiglottis und Larynx beobachtet werden. Um Larynxeingang, Stimmlippen und die subglottische Region genauer zu betrachten, wird die Endoskopspitze bis hinter die Epiglottis vorgeschoben (»Naheinstellung« oder »close view«; Langmore 2001). ▶ Abbildung 3.2 gibt einen Überblick über die Anatomie des Hypopharynx aus der Perspektive der beiden endoskopischen Untersuchungspositionen.

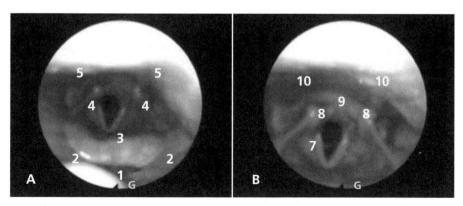

**Abb. 3.2:** Anatomie des Hypopharynx aus endoskopischer Perspektive.
**A:** Übersichtseinstellung (»home position«): 1: Spitze der Uvula; 2: Valleculae; 3: Epiglottis; 4: Larynx; 5: Sinus piriformes; 6: Pharynxhinterwand; **B:** Naheinstellung (»close view«): 7: Taschenfalten; 8: Stimmlippen; 9: Subglottis bzw. Trachea; 10: Aryknorpel.

Die Standard-FEES-Untersuchung ist in drei unmittelbar nacheinander durchzuführende Abschnitte gegliedert: (I) die anatomisch-physiologische Untersuchung (ohne Nahrung), (II) die eigentliche Schluckuntersuchung (mit Nahrung) und (III) die Überprüfung der Effektivität schlucktherapeutischer Maßnahmen (Langmore 2001). In der klinischen Praxis sollten die einzelnen Schritte des Standard-FEES-Protokolls nicht »starr« abgearbeitet, sondern abhängig von den beim individuellen Patienten erhobenen Befunden und den daraus resultierenden Fragestellungen während des jeweiligen Untersuchungsgangs modifiziert werden. Die Untersuchung sollte nach Möglichkeit von einem Team, das aus einem Logopäden/Sprachtherapeuten und einem Arzt besteht, durchgeführt werden. Das Endoskopieren selbst kann dabei sowohl durch den Arzt als auch durch den Logopäden erfolgen (Langmore 2001).

> Die endoskopische Evaluation des Schluckaktes sollte von einem Team bestehend aus einem Logopäden/Sprachtherapeuten und einem Arzt durchgeführt werden. Das Standard-FEES-Protokoll sollte nicht »starr« abgearbeitet, sondern während der Untersuchung je nach klinischer Fragestellung dem individuellen Patienten angepasst werden.

## I. Anatomisch-physiologische Untersuchung (ohne Nahrung)

Die anatomisch-physiologische Untersuchung beginnt mit der Inspektion des Hypopharynx (= Ruhebeobachtung). Dabei sollte der Untersucher insbesondere auf Schleimhautbeschaffenheit, Asymmetrien, unwillkürliche Bewegungen, Form- und Stellungsveränderungen der Stimmlippen, Aryknorpel und Epiglottis sowie Ansammlungen von Speichel, Sekret und Speiseresten achten (Langmore 2001). An die Ruhebeobachtung schließt sich die Prüfung der Motorik und Sensibilität im Hypopharynx an (= Funktionsprüfung oder endoskopisch-neurologische Untersuchung; Langmore 2001, Schröter-Morasch 2006). ▶ Tabelle 3.2 gibt eine Übersicht über die wichtigsten Tests zur Prüfung der motorischen Funktionen (Langmore 2001, Schröter-Morasch 2006, Rodriguez et al. 2007).

**Tab. 3.2:** Endoskopische Tests zur Prüfung motorischer Funktionen.

| Aufgabe | motorische Funktion |
|---|---|
| trockenes Schlucken, Phonation [k] | velopharyngealer Verschluss, Gaumensegelhebung |
| Phonation [hi] | Glottisschluss |
| repetitive Phonation [i-i-i] | diadochokinetische Bewegung der Stimmlippen/Aryknorpel |
| möglichst hohe, laute Phonation | Pharynxkontraktion |
| festes Atemanhalten und Pressen | Verschluss der supraglottischen Strukturen |
| Phonation [ɔ:] | Zungengrundbewegung |

Die Sensibilität wird getestet, indem der Untersucher mit der Endoskopspitze vorsichtig beidseits die Schleimhaut unterschiedlicher Strukturen, z. B. von Zungengrund, Pharynxwand, Epiglottis und/oder Taschenfalten, berührt (Langmore 2001). Alternativ kann, falls ein entsprechender Kanal am Endoskop vorhanden ist, ein definierter Luftstrom appliziert werden (Aviv et al. 1993). Gewertet werden bei beiden Methoden die Angaben des Patienten, ob und wie stark er den Stimulus spürt und/oder die Auslösung eines normalen laryngealen Adduktionsreflexes (kurzzeitiger Glottisschluss als Reizantwort) bzw. eines normalen Hustenreflexes (Schröter-Morasch 2006). Der Beurteilung von Adduktions- und Hustenreflex kommt in der Neurologie insbesondere bei vigilanzgeminderten, unkooperativen oder aphasischen Patienten Bedeutung zu. Bei der Luftstrommethode kann außerdem durch eine kontinuierliche Luftdruckerhöhung die Reizschwelle ermittelt werden. In Abhängigkeit vom Alter nehmen gesunde Probanden einen Luftstrom ab einem Druck zwischen 2,0 und 2,7 mmHg wahr (Aviv et al. 1994, Aviv 1997, Setzen et al. 2003, Perlman et al. 2004, Aviv et al. 2005).

## II. Schluckuntersuchung (mit Nahrung)

Im zweiten Teil des Standard-FEES-Untersuchungsprotokolls wird unter Verabreichung von Nahrung variiert nach Konsistenz (z. B. flüssig, halbfest = Pudding, fest), Bolusgröße (z. B. kleine Menge = 1/3 Tee-

löffel) und Temperatur (z. B. zerstoßenes Eis) der Schluckvorgang untersucht (Langmore 2001). Während der FEES wird der verabreichte Nahrungsbolus auf seinem Weg durch den Pharynx in der oralen und pharyngealen Phase des Schluckaktes visualisiert. Der physiologische Ablauf des Schluckaktes wird durch das Endoskop im Pharynx nicht beeinträchtigt (Suiter et al. 2007). ▸ **Abbildung 3.3** zeigt den physiologischen Ablauf des Schluckaktes aus der endoskopischen Perspektive.

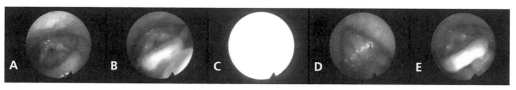

**Abb. 3.3:** Physiologischer Ablauf des Schluckaktes aus endoskopischer Perspektive. **A:** Larynx in der Ruheposition; **B:** Bolus tritt am Ende der oralen Phase in den Oropharynx ein und löst den Schluckreflex aus; **C:** Pharynxmuskulatur kontrahiert und presst die Endoskopspitze gegen die Schleimhaut, dadurch wird die Sicht kurzzeitig verlegt (»Whiteout«); **D:** Pharynxmuskulatur erschlafft, Epiglottis noch invertiert, Bolus bereits im Ösophagus, pharyngeale Phase beendet; **E:** Epiglottis kehrt in Ausgangsposition zurück.

## III. Überprüfung der Effektivität therapeutischer Maßnahmen

Nach Abschluss des diagnostischen Teils der Schluckuntersuchung wird abhängig von den erhobenen pathologischen Befunden im dritten Teil des Standard-FEES-Untersuchungsprotokolls die Effektivität verschiedener therapeutischer Maßnahmen (insbesondere Kostanpassung, Haltungsänderungen, Schlucktechniken, Biofeedback) geprüft (Langmore 2001).

## 3.1.4 Spezielle neurologische Untersuchungsprotokolle

### I. Fiberoptischer endoskopischer Dysphagie-Schweregrad-Score für akute Schlaganfallpatienten (FEDSS, »Münsteraner Dysphagie-Score«)

Das Standard-FEES-Protokoll ist für die Integration der endoskopischen Dysphagieevaluation in die hochspezialisierten routinemäßigen Abläufe heutiger Stroke Units mit ihren zahlreichen, von einem multidisziplinären Team ausgeführten diagnostischen und therapeutischen Prozeduren, die in einem engen zeitlichen Rahmen erfolgen müssen (Ringelstein et al. 2007), zu umfangreich und zeitaufwendig. Daher wurden unter Berücksichtigung der charakteristischen endoskopischen Befunde akuter Schlaganfallpatienten ein standardisiertes Untersuchungsprotokoll sowie ein daraus abgeleiteter Dysphagie-Schweregrad-Score für die Anwendung auf der Stroke Unit entwickelt (engl.: Fiberoptic Endoscopic Dysphagia Severity Scale for Acute Stroke Patients, FEDSS, »Münsteraner Dysphagie-Score«). Dieses Untersuchungsprotokoll ermöglicht eine schnelle und fokussierte, aber dennoch differenzierte endoskopische Dysphagieevaluation akuter Schlaganfallpatienten (Dziewas et al. 2008 b, Warnecke et al. 2009 c). Der FEDSS klassifiziert die akute schlaganfallbedingte Dysphagie abhängig vom erhobenen endoskopischen Befund in 6 Schweregrade (1 = keine Dysphagie, 2 – 5 = leicht- bis hochgradige Dysphagie, 6 = höchstgradige Dysphagie mit der Unfähigkeit, Speichel abzuschlucken), aus denen sich verschiedene protektive und rehabilitative Maßnahmen für die Akutbehandlung auf der Stroke Unit ableiten lassen (Dziewas et al. 2008 b). In ▶ **Kapitel 5.1.2** wird die praktische Anwendung des FEDSS auf der Stroke Unit ausführlich dargestellt.

## II. FEES-Levodopa-Test

Um das Anprechen der neurogenen parkinsonbedingten Dysphagie auf die medikamentöse Parkinson-Behandlung evaluieren zu können, wurde ein standardisierter FEES-Levodopa-Test entwickelt. Im ersten Abschnitt dieses Untersuchungsprotokolls erfolgt eine endoskopische Dyphagieevaluation im Off-Zustand. Dazu werden sämtliche Parkinson-Medikamente über Nacht für mindestens 12 Stunden abgesetzt. Im Anschluss an die Off-Untersuchung erhalten die Patienten eine Testdosis schnell löslices L-Dopa peroral. Die verabreichte Menge entspricht der 1,5-fachen regulären Morgendosis des jeweiligen Patienten; bei De-novo-Patienten werden 200 mg L-Dopa gegeben. Das Endoskop wird so lange im Hypopharynx belassen, bis die L-Dopa-Lösung in den Ösophagus eingetreten ist. Der zweite Untersuchungsabschnitt besteht aus einer endoskopischen Dysphagieevaluation im On-Zustand. Diese wird etwa 60 Minuten nach Applikation der L-Dopa-Testdosis durchgeführt (Warnecke et al. 2010 c).

Während der Off- und der On-Dysphagieevaluation werden nacheinander jeweils neun Schluckakte beurteilt. Dazu werden die folgenden Nahrungskonsistenzen je dreimal verabreicht: 8 ml Pudding, 5 ml Wasser sowie 3 x 3 x 0,5 cm Weißbrot. Bei jedem der neun Schluckakte werden drei wesentliche Parameter der Schluckfunktion (Leaking, Penetration/Aspiration, Residuen) analysiert und je nach Ausprägungsgrad auf einer 5-Punkte-Skala (0 – 4) eingestuft:

- Leaking (Boluslokalisation zum Zeitpunkt der Schluckreflexauslösung): 0 = Zunge; 1 = Valleculae, 2 = Spitze der Epiglottis oder seitlich neben der Epiglottis, 3 = Sinus piriformis oder Berührung der Stimmritze, 4 = Larynxeingang;
- Penetration/Aspiration: 0 = keine, 1 = Penetration mit Schutzreflex, 2 = Penetration ohne Schutzreflex, 3 = Aspiration mit Schutzreflex, 4 = Aspiration ohne Schutzreflex;
- Residuen: 0 = keine, 1 = Schleimhaut benetzt, 2 ≤ Hälfte der Spalträume gefüllt, 3 ≥ Hälfte der Spalträume gefüllt, 4 = Überlauf in Larynxeingang.

Die bei den neun Schluckakten erzielten Punkte werden für Off- und On-Zustand getrennt addiert (0 – 108 Punkte, je höher die Punktzahl, desto schlechter die Schluckfunktion). Anschließend werden die Summen beider Untersuchungen miteinander verglichen. Beim Nachweis einer Verbesserung von > 30 % im On-Zustand wird der FEES-L-Dopa-Test als positiv gewertet (= L-Dopa-sensitive Dysphagie; Warnecke et al. 2010 c). In einer Pilotstudie wurde der FEES-L-Dopa-Test bei 13 Patienten mit idiopathischem Parkinson-Syndrom (IPS), progressiver supranukleärer Paralyse (PSP) und

Multisystematrophie (MSA) komplikationslos im klinischen Alltag angewendet (Warnecke et al. 2010d, Suttrup et al. 2011). Alternativ kann analog ein FEES-Apomorphin-Test durchgeführt werden. Dieser hat bei dysphagischen IPS-Patienten im fortgeschrittenen Krankheitsstadium den Vorteil, dass Apomorphin subkutan appliziert wird und somit die Wirkstoffresorption nicht von der Schluckfunktion sowie der Magenentleerung abhängt.

## III. FEES-Belastungstest

Zum gezielten Nachweis einer belastungsabhängigen neurogenen Dysphagie, wie sie klassischerweise bei der Myasthenia gravis auftritt, wurde ein standardisierter FEES-Belastungstest (engl. Fatigable Swallowing Test, FST) entwickelt (Dziewas et al. 2006).

Für den FST werden den Patienten sukzessive bis zu 30 Stücke Weißbrot in einer Größe von jeweils etwa 3 x 3 x 0,5 cm (entspricht einer kleinen Mahlzeit) angereicht. Die Patienten werden gebeten, das Brot zu kauen und anschließend vollständig zu schlucken. Unmittelbar nach einem erfolgten Schluckakt erhalten die Patienten das nächste Brotstück. Die Untersuchung wird solange fortgeführt, bis der Patient entweder alle Brotstücke geschluckt hat oder schwere Residuen (= Spalträume vollständig ausgefüllt) im Hypopharynx nachweisbar sind (Dziewas et al. 2006). Bei einer belastungsabhängigen myastheniebedingten Dysphagie können erfahrungsgemäß nach etwa 5–10 Schluckakten zunehmende Residuen beobachtet werden, die schließlich zum Abbruch der Untersuchung führen. Die Anzahl der Schluckakte bis zu diesem Zeitpunkt dient zur Quantifizierung des Schweregrades

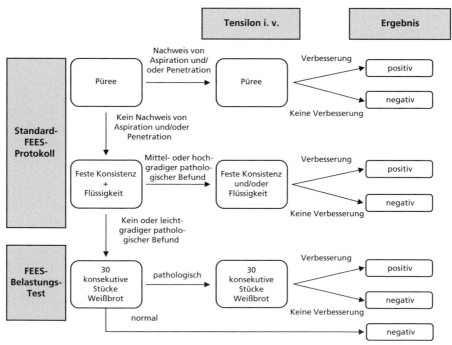

**Abb. 3.4:** Standardisiertes Schema des FEES-Tensilon®-Tests.
Das Untersuchungsprotokoll beginnt mit der Verabreichung von Püree wie beim Standard-FEES-Protokoll (Kasten links oben). Abhängig von den erhobenen Befunden wird die Untersuchung entlang der Pfeile fortgesetzt.

der Dysphagie (Dziewas et al. 2006, Warnecke et al. 2008 b).

## IV. FEES-Tensilon®-Test

Für Diagnostik und Therapie einer myasthenen Dysphagie kann auch der standardisierte FEES-Tensilon®-Test eingesetzt werden. Analog zum herkömmlichen Tensilon®-Test wird dabei während der FEES untersucht, ob es nach intravenöser Applikation einer kumulativen Dosis von bis zu 10 mg Edrophoniumchlorid (Tensilon®) zu einer Besserung der Dysphagie kommt. Der FEES-Tensilon®-Test wird nach einem standardisierten Schema durchgeführt, das auch den FEES-Belastungstest (FST) beinhaltet (▶ Abb. 3.4; Warnecke et al. 2008 b).

Insbesondere bei Myasthenie-Patienten mit isolierter Dysphagie und negativen Acetylcholin-Rezeptor-Antikörpern kann der FEES-Tensilon®-Test entscheidend zur Diagnosesicherung beitragen (Llabres et al. 2005, Warnecke et al. 2008 b). Weitere klinische Indikationen für den FEES-Tensilon®-Test bei Myasthenie-Patienten sind die Differenzierung zwischen myasthener und cholinerger Krise sowie die adäquate Titration der cholinergen Medikation (Warnecke et al. 2008 b).

## 3.1.5 Allgemeine Befunde und ihre Graduierung

In diesem Abschnitt werden allgemeine Befunde beschrieben, die während einer FEES bei Patienten mit neurogener Dysphagie erhoben werden können. Darüber hinaus werden Möglichkeiten zur Graduierung vorgestellt. Eine detaillierte Darstellung der speziellen Dysphagiebefunde, die bei den unterschiedlichen neurologischen Erkrankungen nachweisbar sein können, findet sich in ▶ Kapitel 4.

### Anatomisch-physiologische Untersuchung

Während der Ruhebeobachtung ist es für den neurologischen Untersucher wichtig, das Ausmaß von Speichelansammlungen zu beurteilen, weil dadurch bereits Rückschlüsse auf das Vorliegen und den Schweregrad einer neurogenen Dysphagie gezogen werden können (siehe unten). Zur Graduierung der Speichelansammlungen kann die Skala nach Murray (modifiziert durch Langmore) verwendet werden (▶ Tab. 3.3; Murray et al. 1996).

**Tab. 3.3:** Endoskopische Graduierung von Speichelansammlungen.

| Ausmaß von Speichelansammlungen im Hypopharynx, Viskosität soll ebenfalls beurteilt werden (deutsche Übersetzung nach Langmore 2001, S. 106) | |
| --- | --- |
| 0 | normal (feucht) |
| 1 | Ansammlungen in Valleculae/Sinus priformes |
| 2 | transiente Ansammlungen im Larynxeingang |
| 3 | permanente Ansammlungen im Larynxeingang |

Zusätzlich sollte die Häufigkeit spontaner Schluckakte dokumentiert werden. Gesunde Versuchspersonen schlucken mit im Hypopharynx befindlichem Endoskop durchschnittlich etwa dreimal pro Minute (Murray et al. 1996). Als Faustregel gilt, dass weniger als ein spontaner Schluckakt pro Minute als pathologisch eingestuft werden sollte (Langmore 2001). Während der Ruhebeobachtung sollte außerdem darauf geachtet werden, ob eine etwaige Magensonde adäquat liegt. Die Autoren fanden in einer rezenten Studie bei fünf von 100 akuten Schlaganfallpatienten eine Magensondenfehllage (▶ Abb. 3.5), die eine zusätzliche Beeinträchtigung des Schluckaktes zur Folge hatte. Eine korrekt liegende Magensonde führt dagegen nicht zu einer klinisch relevanten Beeinträchtigung der Schluckfunktion (Dziewas et al. 2008 a).

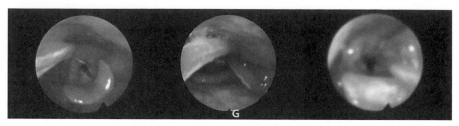

**Abb. 3.5:** Lage von Magensonden im Hypopharynx.
Links: Korrekte Lage der Magensonde; Mitte: Schlingenbildung der Magensonde; Rechts:
Magensonde in Larynxeingang und Trachea.

Bei sensiblen Defiziten im Hypopharynx (= hypopharyngeale Hypästhesie) sollte der getestete Ort, z. B. Zungengrund, Pharynxhinterwand, Epiglottis und/oder Taschenfalten, angegeben werden. Wenn die Sensibilitätstestung durch Berührung mit der Endoskopspitze erfolgt, sollte nach einem Vorschlag von Langmore klassifiziert werden, ob eine ein- oder beidseitige Störung vorliegt und ob die Berührungsempfindung vermindert ist oder ganz fehlt (Langmore et al. 2001). Bei der Luftstrommethode wird die ermittelte Reizschwelle in mmHg angegeben, mit zunehmendem Lebensalter kommt es zu einem Anstieg der sensiblen Reizschwelle (▶ Kap. 4.2.5; Aviv et al. 2005).

Das von Bastian und Mitarbeitern 1993 erstmals beschriebene sog. »pharyngeal squeeze maneuver» wird während der FEES durchgeführt, um Pharynxparesen nachzuweisen (Bastian 1993). Dabei werden die Patienten zu einer möglichst lauten und hohen »eee«-Phonation aufgefordert. Endoskopisch kann währenddessen eine Einengung des hypopharyngealen Lumens durch eine beidseitige Kontraktion der Pharynxmuskulatur beobachtet werden (Langmore et al. 2001). Eine besonders gute Inter- und Intrarater-Reliabilität weist das »pharyngeal squeeze maneuver« für die dichotome Differenzierung normal vs. pathologisch auf, dagegen ist die Inter- und Intrarater-Reliabilität wesentlich schlechter für die Klassifizierung in uni- oder bilateral fehlend, vermindert bzw. normal (Rodriguez et al.

2007). Ein pathologisches »pharyngeal squeeze maneuver« ist ein valider Surrogatmarker für eine verringerte Pharynxkontraktion (Fuller et al. 2009).

Die im Folgenden aufgeführten allgemeinen Befunde der anatomisch-physiologischen Untersuchung können bei neurogenen Dysphagien Hinweise auf den möglichen Läsionsort innerhalb des Nervensystems (peripheres vs. zentrales) liefern:

• Pharyngeale Faszikulationen, nach denen der neurologische Untersucher immer ausführlich suchen sollte, zeigen eine periphere Genese an.
• Wenn bei Gaumensegelparesen eine unwillkürliche Hebung des Gaumensegels nach Auslösung des Würg- und/oder Schluckreflexes nachweisbar ist, liegt eine zentrale, andernfalls eine periphere Schädigung vor (Bartolome et al. 2010).
• Eine Verengung des Sinus piriformis weist auf eine Spastik (= zentrale Läsion), eine Erweiterung auf eine schlaffe Parese (= periphere Läsion) der Pharynxmuskulatur hin (Bartolome et al. 2010).
• Eine periphere oder nukleäre Läsion des N. laryngeus recurrens bzw. N. vagus führt ipsilateral zu einer schlaffen, exkavierten Stimmlippe, die bei Respiration in Intermediärstellung verharrt (Bartolome et al. 2010).

Eine zentrale Parese ist durch einen charakteristischen Stellungswechsel der Stimmlippe während der Untersuchung gekennzeichnet. Zu Beginn steht die betroffene Stimmlippe während der Respiration in Paramedianstellung. Nach maximaler Entspannung ist im Verlauf der Untersuchung eine vollständige Abduktion möglich. Bei Phonation adduzieren beide Stimmlippen seitengleich. Im Anschluss an die Phonation bleibt die betroffene Stimmlippe dann in Adduktionsstellung stehen (Bartolome et al. 2010).

- Muskelzuckungen von Gaumensegel, Rachenhinterwand und Kehlkopf mit einer Frequenz von 1 – 3/s werden als velopharyngolaryngeale Myoklonien bezeichnet. Sie sind charakterisiert durch eine schnelle Adduktions- und eine langsame Abduktionsbewegung und weisen immer auf eine zentrale Läsion (insbesondere Kleinhirn- und/oder Hirnstamminfarkt) hin (Deuschl et al. 1990). Während einseitige Myoklonien den Schluckvorgang nicht beeinträchtigen, können beidseitige Myoklonien infolge eines insuffizienten Glottisschlusses mit Aspirationen einhergehen (Schröter-Morasch et al. 1998).

Es gilt allerdings grundsätzlich zu beachten, dass bei neurologischen Erkrankungen die Befunde der anatomisch-physiologischen Untersuchung nicht mit dem Vorhandensein und der Schwere einer etwaigen neurogenen Dysphagie korrelieren, sodass sich zu deren Beurteilung obligat bei jedem Patienten die eigentliche Schluckuntersuchung mit der Verabreichung verschiedener Nahrungskonsistenzen anschließen muss (Seidl et al. 2008). Einzige Ausnahme stellen bereits in der Ruhebeobachtung nachweisbare ausgeprägte Speichelansammlungen im Larynxeingang dar, die ein guter Prädiktor für das Vorhandensein einer hochgradigen neurogenen Dysphagie sind (Murray et al. 1996, Donzelli et al. 2003, Dziewas et al. 2008 b).

### Schluckuntersuchung

▶ Tabelle 3.4 fasst die Definitionen wichtiger pathologischer Befunde zusammen, die während der endoskopischen Schluckuntersuchung nachweisbar sein können und für die Evaluation neurogener Dysphagien von besonderer Bedeutung sind.

**Tab. 3.4:** Definitionen endoskopisch beobachtbarer pathologischer Befunde.

| Symptom | Definition |
| --- | --- |
| Leaking | vorzeitiges Abgleiten des Bolus aus der Mundhöhle in den Hypopharynx |
| zeitgerechter/verzögerter/ fehlender Schluckreflex | Zeit bis zur Schluckreflexauslsung abhängig von Konsistenz, Größe und Eindringtiefe des Bolus |
| Penetration | Bolusanteile im Larynxeingang oberhalb der Stimmlippen |
| Aspiration | Bolusanteile unterhalb der Stimmlippen in der sublottischen Region bzw. Trachea |
| stille Penetration/Aspiration | Penetration/Aspiration ohne Auslösung eines Hustenreflexes |
| Residuen/Retentionen | Verbleiben von Bolusmaterial im Hypopharynx nach dem Schluckakt |

Zur Abgrenzung eines Leakings (= Störung in der oralen Vorbereitungsphase oder oralen Phase) von einem verzögerten Schluckreflex (= Störung am Beginn der pharyngealen Phase), kann der von Langmore beschriebene Test der oralen Boluskontrolle (»test of oral containment«) in leicht modifizierter Form durchgeführt werden (Langmore 2001). Dazu werden die Patienten im ersten Testabschnitt aufgefordert, einen Flüssigkeitsbolus (Teelöffel) im Mund zu behalten. Im zweiten Testabschnitt wird die Anweisung gegeben: »Jetzt bitte schlucken!«. Gleitet der Testbolus bereits im ersten Testabschnitt ab, wird das als Hinweis auf eine Störung der oralen Vorbereitungsphase gewertet. Kommt es im zweiten Testabschnitt zu einem unkontrollierten Übertritt des Flüssigkeitsbolus in den Hypopharynx, kann dies als Anhalt für eine Störung der oralen Phase gelten. Ein verzögerter Schluckreflex kann nach den von Langmore – basierend auf den Arbeiten von Dua – angegebenen Normwerten dagegen dann sicher diagnostiziert werden, wenn beim normalen Trinken oder Essen die folgenden Zeiten bis zum Whiteout (sog. »bolus dwell time«) nach Berührung der jeweiligen Strukturen durch den Bolus überschritten werden (Langmore 2001):

**Tab. 3.5:** Normwerte für die Zeit bis zur Auslösung des Schluckreflexes in Abhängigkeit von Mucuskonsistenz und Lokalisation.

|  | Valleculae | Sinus piriformes |
|---|---|---|
| Flüssigkeit: | 3,2 +/– 0,5 s | 1,4 +/– 0,6 s |

|  | Valleculae | Sinus piriformes |
|---|---|---|
| Feste Konsistenz: | 2,1 +/– 0,3 s | 1,5 +/– 0,7 s |

Als Faustregel kann gelten, dass ein flüssiger Bolus, der während des Essens oder Trinkens die Valleculae erreicht, innerhalb von etwa drei Sekunden zur Auslösung eines Schluckreflexes führen sollte. Eine Latenz von mehr als drei Sekunden bis zur Schluckreflexauslösung wird auch beim sog. Schluckprovokationstest, der unter Ausschaltung der oralen Schluckphase isoliert den Schluckreflex untersucht, als sicher pathologisch gewertet (▶ **Kap. 2.3**). Wenn ein Proband dagegen die Aufgabe erhält, aus einem Becher einen Wasserbolus mit einem Volumen zwischen 5 und 20 ml »in einem« herunterzuschlucken, liegt die durchschnittliche »bolus dwell time« in den Valleculae nach aktuellen Arbeiten von Butler unter einer Sekunde (Butler et al. 2011).

> Zur endoskopischen Beurteilung von Leaking und verzögertem Schluckreflex ist entscheidend, dass der Untersucher immer die dem Patienten für das Schlucken gegebene Anweisung mitberücksichtigt (z. B.: »Halten Sie den Bolus im Mund«, »Bitte den Bolus in einem herunterschlucken«, »Essen und trinken Sie, wie sie es zuhause auch tun würden. Schlucken Sie also, wann immer sie wollen«), wenn er den jeweiligen Befund interpretiert.

Für die Zukunft wäre es wünschenswert, dass gerade zur endoskopischen Bewertung von Leaking und verzögertem Schluckreflex weitere Studien an gesunden Probanden erfolgen, um feste Normwerte für die unterschiedlichen Schluckaufgaben zu etablieren.

Bei der endoskopischen Detektion von Penetration und/oder Aspiration sollte angegeben werden, zu welchem Zeitpunkt des Schluckvorgangs das Ereignis auftritt: vorher, währenddessen und/oder nachher (prä-, intra- und/oder postdeglutitiv; Langmore et al. 1997, Langmore 2001). Der Schweregrad von Penetrations- und Aspirationsereignis-

sen wird anhand der ordinalen Penetrations-Aspirations-Skala (PAS) nach Rosenbek klassifiziert, die ursprünglich für die VFSS entwickelt, mittlerweile aber auch für die FEES validiert wurde (▶ **Tab. 3.6**; Rosenbek et al. 1996 a, Colodny 2002).

FEES-Studien der Arbeitsgruppe um Butler konnten zeigen, dass auch bei gesunden Probanden ohne Schluckstörung gelegentlich Penetrationen und sogar Aspirationen nachweisbar sein können. Während in der Gruppe der jungen Probanden (Durchschnittsalter 30 Jahre) bei insgesamt 184 Schlucken 1 Penetration und 1 Aspiration

**Tab. 3.6:** Penetrations-Aspirations-Skala (PAS) nach Rosenbek et al. (1996); deutsche Übersetzung von Stanschus (2002).

| Grad | Charakteristika (Luftwege bedeutet hier: Larynx und Trachea) |
|------|-------------------------------------------------------------|
| 1 | Material dringt nicht in die Luftwege ein. |
| 2 | Material dringt in die Luftwege ein, verbleibt oberhalb der Stimmlippen und wird im weiteren Verlauf aus den Luftwegen entfernt. |
| 3 | Material dringt in die Luftwege ein, verbleibt oberhalb der Stimmlippen und wird im weiteren Verlauf nicht aus den Luftwegen entfernt. |
| 4 | Material dringt in die Luftwege ein, kontaktiert die Stimmlippen und wird im weiteren Verlauf aus den Luftwegen entfernt. |
| 5 | Material dringt in die Luftwege ein, kontaktiert die Stimmlippen und wird im weiteren Verlauf nicht aus den Luftwegen entfernt. |
| 6 | Material dringt in die Luftwege ein, dringt bis unter die Stimmlippen vor und wird im weiteren Verlauf aus der Trachea in den Larynx hinein oder aus den Luftwegen entfernt. |
| 7 | Material dringt in die Luftwege ein, dringt bis unter die Stimmlippen vor und wird im weiteren Verlauf trotz Anstrengung nicht aus der Trachea entfernt. |
| 8 | Material dringt in die Luftwege ein, dringt bis unter die Stimmlippen vor und es wird keine Anstrengung zur Entfernung unternommen. |

gefunden wurden, zeigten sich in der Gruppe der älteren Probanden (Durchschnittsalter 75 Jahre) 19 Penetrationen und 11 Aspirationen bei insgesamt 168 untersuchten Schluckakten (Butler et al. 2009). In einer Folgestudie wiesen ältere gesunde Probanden (Durchschnittsalter ~ 79 Jahre) während 545 Schluckakten erneut 82 Penetrationen und 15 Aspirationen auf (Butler et al. 2009). Möglicherweise sind die bei den älteren gesunden Probanden häufiger gefundenen Penetrationen und Aspirationen Ausdruck einer altersbedingten Verschlechterung der Schluckfunktion (= Presbyphagie; ▶ Kap. 4.2.5).

Residuen (Syn.: Retentionen) stellen den wichtigsten postdeglutitiven pathologischen Befund dar. In Anlehnung an Arbeiten von Kelly und Langmore wird hier zur endoskopischen Quantifizierung von pharyngealen Residuen die in ▶ Tabelle 3.7 aufgeführte Einteilung vorgeschlagen (Kelly et al. 2006, Langmore et al. 2007, Kelly et al. 2008):

**Tab. 3.7:** Endoskopische Graduierung von Residuen.

| Grad | Definition |
|------|-----------|
| 0 = normal | keine Residuen oder benetzte Schleimhaut |
| 1 = leichtgradige Residuen | < 50 % der Spalträume gefüllt |
| 2 = mittelgradige Residuen | > 50 % der Spalträume gefüllt |
| 3 = hochgradige Residuen | Überlauf in den Larynxeingang |

Kelly und Mitarbeiter (2008) konnten zeigen, dass der endoskopische Nachweis von relevanten Residuen auch in höherem Lebensalter (> 65 Jahre) immer als pathologischer Befund zu werten ist.

Im Anschluss an jede FEES sollte zusätzlich zur Dokumentation der Einzelbefunde ein zusammenfassender Befund erstellt werden, der bei Patienten mit neurogener Dysphagie Informationen zu folgenden Punkten umfassen sollte: (1) Hauptbefunde, (2) Schweregrad, (3) Pathomechanismus, (4) Klassifikation, (5) Empfehlungen zum Procedere. In ▶ Kapitel 3.1.7 werden ausführliche Empfehlungen zur Dokumentation neuroendoskopischer Befunde gegeben.

## 3.1.6 Endoskopische Klassifikation neurogener Dysphagien

Ausgehend von den Ergebnissen der bislang vorliegenden FEES-Studien zu den speziellen

57

Dysphagieformen neurologischer Erkrankungen wurde eine an den endoskopischen Hauptbefunden orientierte Klassifikation neurogener oropharyngealer Dysphagien für den klinischen Alltag entwickelt, die den Schweregrad und das Störungsmuster berücksichtigt (Warnecke et al. 2011 a). Der Schweregrad der neurogenen Dysphagie (»vertikale Achse«, ▶ Kap. 3.1.7) wird durch das Ausmaß von Penetration und/oder Aspiration festgelegt: (0) keine neurogene Dysphagie, (1) leichtgradige neurogene Dysphagie ohne relevante Penetration/Aspiration, (2) mittelgradige neurogene Dysphagie mit Penetration/Aspiration von einer Nahrungskonsistenz, (3) hochgradige neurogene Dysphagie mit Penetration/Aspiration von zwei oder mehr Nahrungskon-

sistenzen. Die übrigen endoskopischen Hauptbefunde erlauben eine Beschreibung des Pathomechanismus bzw. des zu Penetration/Aspiration führenden Störungsmusters (»horizontale Achse«): (I) Dysphagie aufgrund von ausgeprägtem Leaking, (II) Dysphagie aufgrund eines verzögerten/fehlenden Schluckreflexes, (III) Dysphagie aufgrund einer unzureichenden pharyngealen Bolusreinigung mit Residuen vorwiegend in den Valleculae, (IV) Dysphagie aufgrund einer Öffnungsstörung des oberen Ösophagussphinkters mit Residuen vorwiegend in den Sinus piriformes sowie eine (V) Dysphagie aufgrund einer Kombination aus Leaking, pathologischem Schluckreflex und Residuen in Valleculae und/oder Sinus piriformis. Als Sonderformen können auf-

**Tab. 3.8:** Endoskopische Störungsmuster neurogener Dysphagien.

| Hauptbefunde | neurologische Erkrankungen | |
| --- | --- | --- |
| | peripher | zentral |
| I ausgeprägtes Leaking | beginnende ALS | beginnende ALS, PSP im Frühstadium, frontotemporale Demenzen, SPG7-HSP, akuter Schlaganfall* |
| II pathologischer Schluckreflex | | aktuer Schlaganfall* |
| III unzureichendes pharyngeale Bolusreinigung | spinobulbäre Muskelatrophie, myotone Dystrophie Typ II, (Critical-Illness-Neuropathie/Myopathie) beginnende ALS | beginnende ALS |
| IV Öffnungsstörung des oberen Ösophagussphinkters | (Einschlusskörperchenmyositis) | dorsolateraler Medulla-oblongata-Infarkt |
| V Kombination aus Leaking, pathologischem Schluckreflex und Residuen | schwere Myasthenia gravis, fortgeschrittene ALS (Guillain-Barre-Syndrom) | fortgeschrittene ALS, IPS, PSP im Spätstadium |
| VI extrapyramidalmotorische pharyngeale Bewegungsstörung | – | neuroleptikainduzierte Dysphagie, Parkinson-Syndrome (Chorea Huntington) |
| VII belastungsabhängige Pharynxparese | Myasthenia gravis | – |

() = Für die in Klammern aufgeführten neurologischen Erkrankungen existieren bislang keine FEES-Studien, die Einordnung erfolgt entsprechend der eigenen klinischen Erfahrung; * alle Infarkt- oder Blutungslokalisationen mit Ausnahme der dorsolateralen Medulla oblongata; ALS = amyotrophe Lateralsklerose, PSP = progressive supranukleäre Paralyse, HSP = hereditäre spastische Spinalparalyse, IPS = idiopathisches Parkinson-Syndrom

grund ihrer speziellen endoskopisch-neurologischen Merkmale eine (VI) Dysphagie aufgrund einer (extrapyramidal-motorischen) pharyngealen Bewegungsstörung und eine (VII) Dysphagie aufgrund einer belastungsabhängigen Pharynxparese abgegrenzt werden. Zuletzt kann anhand der Befunde der klinischen und endoskopischen Untersuchung der am Schluckakt beteiligten Hirnnerven zwischen peripherer und zentraler Genese der jeweiligen Dysphagieform differenziert werden. ► **Tabelle 3.8** fasst die unterschiedlichen endoskopischen Störungsmuster neurogener Dysphagien zusammen und führt dazugehörige Beispiele neurologischer Erkrankungen auf.

### 3.1.7 Dokumentation neuroendoskopischer Dysphagiebefunde

Eine adäquate Dokumentation neuroendoskopischer Dysphagiebefunde ist ein wichtiger Bestandteil der Qualitätssicherung. Anhand der Befunddokumentation sollen andere Untersucher die wesentlichen Ergebnisse der endoskopischen Schluckdiagnostik nachvollziehen und mit den eigenen Befunden vergleichen können. Eine digitale Speicherung von schriftlichen Befunden und zugehörigen Schluckvideos ist empfehlenswert. Verschiedene Hersteller bieten zu ihren Schluckendoskopieeinheiten eine Dokumentations- und Datenmanagementsoftware an, mit der auch Befundberichte erstellt werden können (► **Abb. 3.6** und **3.7**). Über integrierte CD-/DVD-Archive ist eine Langzeitarchivierung möglich. Die Datenbanken können

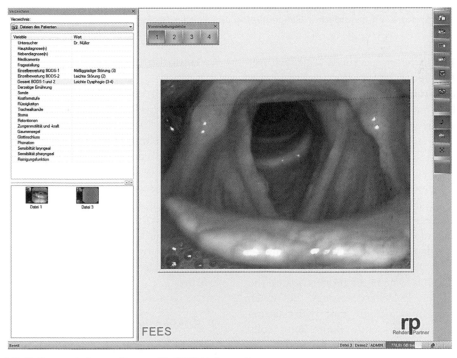

**Abb. 3.6:** Dokumentationssoftware für FEES-Untersuchung.
Abdruck mit freundlicher Genehmigung von Rehder/Partner Medizintechnik

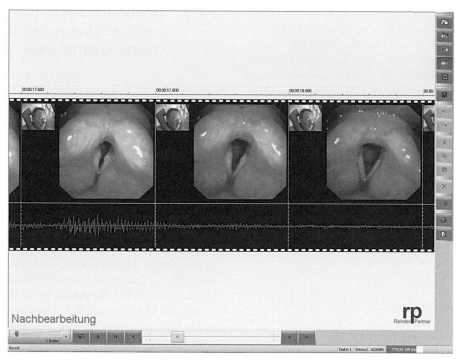

**Abb. 3.7:** Nachbearbeitung aufgezeichneter FEES-Videos.
Abdruck mit freundlicher Genehmigung von Rehder/Partner Medizintechnik

an individuelle Erfordernisse angepasst werden. Durch den Einsatz eines elektronischen Dokumentationssystems kann die Zeit, die für die Befunddokumentation benötigt wird, nahezu halbiert und die Vollständigkeit der Dokumentation verbessert werden (Hey et al. 2010, 2011).

Neben der ausführlichen Dokumentation der Einzelbefunde, die z. B. mit dem Befundbogen des Standard-FEES-Protokolls nach Langmore erfolgen kann, sollte auch eine zusammenfassende Beurteilung vorgenommen werden, die in kurzer und prägnanter Form die neurogene Dysphagie charakterisiert und das weitere diagnostische und therapeutische Procedere festlegt. Bei einem Normalbefund genügt eine Kurzfassung. Die zusammenfassende Beurteilung sollte aus Sicht der Autoren die folgenden fünf Aspekte berücksichtigen:

## 1. Hauptbefunde

Hier sollten Vorkommen und Schweregrad von *Leaking, Penetration und/oder Aspiration sowie Residuen* dokumentiert werden. Klinisch gebräuchliche Schweregradeinteilungen der endoskopischen Hauptbefunde wurden in ▶ **Kapitel 3.1.5** vorgestellt. Bei Penetrationen und/oder Aspirationen sollte auch immer angegeben werden, ob diese Ereignisse vorwiegend prä-, intra- oder postdeglutitiv auftreten. Außerdem ist es wichtig zu dokumentieren, bei welcher der getesteten Konsistenzen der jeweilige Befund erhoben wurde.

## 2. Schweregrad

Eine international einheitlich verwendete endoskopische Schweregradklassifikation neurogener Dysphagien existiert nicht. Am häufigsten wird wohl die Penetrations-Aspirations-Skala (PAS) nach Rosenbek verwendet (Rosenbek et al. 1996 a). Aus Sicht der Autoren ist eine Graduierung ausschließlich mit der PAS aber unzureichend, weil dabei leichtere Dysphagieformen, die durch Leaking und/oder Residuen ohne Penetrationen/Aspirationen gekennzeichnet sind, nicht berücksichtigt werden. In der Klinik der Autoren ist daher die folgende Schweregradklassifikation (▶ Tab. 3.9) üblich, die sich im klinischen Alltag bewährt hat und auch in klinischen Studien eingesetzt wurde (Warnecke et al. 2009 a, 2010 c):

**Tab. 3.9:** Endoskopische Schweregradeinteilung neurogener Dysphagien.

| | |
|---|---|
| Grad 0 = | keine klinisch relevante neurogene Dysphagie |
| Grad 1 = | leichtgradige neurogene Dysphagie: relevantes Leading und/oder Residuen, aber keine Penetration/Aspiration |
| Grad 2 = | mittelgradige neurogene Dysphagie: Penetration/Aspiration von einer Nahrungskonsistenz |
| Grad 3 = | hochgradige neurogene Dysphagie: Penetration/Aspiration von zwei oder mehr Nahrungskonsistenzen |

Eine Ausnahme stellen akute Schlaganfallpatienten dar, bei denen zur Graduierung der FEDSS verwendet werden sollte (▶ Kap. 3.1.4).

## 3. Pathomechanismus

Es sollten der oder die wesentlichen Pathomechanismen beschrieben werden, die zu den unter Punkt 1 dokumentierten Hauptbefund führen. Es sollte auch angegeben werden, ob die Störung vorwiegend in der oralen, pharyngealen oder ösophagealen Phase auftritt. Zur Beschreibung des Pathomechanismus müssen auch die Befunde der Funktionsprüfungen herangezogen werden.

## 4. Klassifikation

Es sollte immer versucht werden, die neurogene Dysphagieform anhand des Störungsmusters näher zu klassifizieren und einer verursachenden neurologischen Erkrankung zuzuordnen. Ein Vorschlag zur endoskopischen Klassifikation neurogener Dysphagien findet sich in ▶ Kapitel 3.1.6. Dadurch ist es auch möglich, Patienten zu identifizieren, bei denen das endoskopisch nachgewiesene Störungsmuster der neurogenen Dysphagie nicht zu der als Ursache angenommenen neurologischen Erkrankung passt. In solchen Fällen müssen weitere differenzialdiagnostische Schritte initiiert werden (▶ Kap. 4.13).

## 5. Empfehlungen zum Procedere

Abschließend sollten zum einen, falls erforderlich, Empfehlungen zur weiteren Diagnostik des Störungsmusters der neurogenen Dysphagieform, z. B. Durchführung von VFSS und/oder Manometrie, sowie ggf. zusätzlich zur Diagnostik der verursachenden neurologischen Erkrankung gegeben werden. Zum anderen sollten therapeutische Maßnahmen empfohlen werden. Logopädische Therapiebausteine (▶ Kap. 6.2.1) sollten idealerweise in der vorausgegangenen FEES direkt getestet worden sein und sich als Erfolg versprechend erwiesen haben.

**Beispiel 1:**
*52-jähriger Patient mit spinobulbärer Muskelatrophie (Kennedy-Syndrom, ▶ Kap. 4.6.3)*

**Zusammenfassende Beurteilung der FEES:**
Hauptbefunde: mittelgradige Residuen fester Nahrungskonsistenzen in den Valleculae
Schweregrad: leichtgradige neurogene Dysphagie
Pathomechanismus: bilaterale Pharynxparese und verminderte Zungengrundbeweglichkeit
Klassifikation: neurogene Dysphagie mit unzureichender pharyngealer Bolusreinigung (Typ III), Störungsmuster vereinbar mit spinobulbärer Muskelatrophie

Empfehlungen zum Procedere:

1. keine Kostanpassung erforderlich,
2. bei festeren Nahrungskonsistenzen Nachschlucken mit Flüssigkeit zur Verbesserung der pharyngealen Bolureinigung,
3. regelmäßige logopädische Schlucktherapie,
4. Wiedervorstellung zur Verlaufskontrolle in sechs Monaten

**Beispiel 2:**
*65-jähriger Patient mit progressiver supranukleärer Paralyse (PSP) (▶ Kap. 4.3.1)*

**Zusammenfassende Beurteilung der FEES:**
Hauptbefunde: Leaking von Flüssigkeit mit prädeglutitiver Aspiration, keine Verbesserung im FEES-Levodopa-Test
Schweregrad: mittelgradige neurogene Dysphagie
Pathomechanismus: gestörte orale Boluskontrolle
Klassifikation: neurogene Dysphagie mit ausgeprägtem Leaking (Typ I), Befund passend zu PSP im Frühstadium

Empfehlungen zum Procedere:

1. Flüssigkeiten in kleinen Portionen schlucken,
2. Kinn-zur-Brust-Manöver (Chin tuck) zur Reduktion des Leakings,
3. regelmäßige logopädische Schlucktherapie,
4. Wiedervorstellung zur Verlaufskontrolle in drei Monaten

# 3.2 Videofluoroskopische Evaluation des Schluckaktes (VFSS)

Die Videofluoroskopie (engl.: Videofluoroscopic Swallowing Study, VFSS) ist eine kontrastmittelgestützte radiologische Untersuchungsmethode des Schluckens, die eine filmische Aufzeichnung des gesamten Schluckvorganges ermöglicht. Das Verfahren wurde von der amerikanischen Sprachtherapeutin Jeri A. Logemann aus dem klassischen röntgenologischen Ösophagus-Breischluck weiterentwickelt und für die

Anforderungen der Dysphagiediagnostik modifiziert (Logemann 1998), daher der alternativ verwendete Begriff »Modified Barium Swallow«. Die nach dem sog. Logemann-Standard durchgeführte VFSS war bis zur Etablierung der Videoendoskopie allgemein als Goldstandard der apparativen Dysphagiediagnostik akzeptiert, da alle Phasen des Schluckaktes einsehbar sind (Langmore 2003). Eine detaillierte Gegenüberstellung der Vor- und Nachteile beider Methoden, die heute als komplementäre, sich ergänzende instrumentelle Verfahren zur Evaluation neurogener Dysphagien angesehen werden, findet sich am Ende dieses Abschnitts. Als weiterführende Literatur zur Methodik und Auswertung seien die Artikel von (Gates et al. 2006, Rugiu 2007) und (Wuttge-Hannig et al. 2007) zur VFSS bei neurogenen Dysphagien empfohlen.

## 3.2.1 Indikationen

Die VFSS erlaubt den sensitiven Nachweis einer Aspiration als schwerwiegendste Konsequenz einer Störung des Schluckaktes, die zeitliche Zuordnung vor, während oder nach Initiierung des Schluckaktes sowie eine Schweregradbestimmung der Aspiration als Grundlage für spätere rehabilitative Maßnahmen. Auch Schluckpathologien (Störungen der Schluss- und Propulsionsmechanismen in der oralen, pharyngealen und ösophagealen Phase) ohne Aspiration können zuverlässig identifiziert werden. Neben der diagnostischen Aufdeckung funktioneller Störungen und der Identifikation der Dysphagieursache kann mit der VFSS auch der Therapieerfolg kontrolliert werden. Hieraus lassen sich wiederum Schlussfolgerungen für die weitere Ernährung bzw. geeignete Therapiestrategien ziehen (Logemann 1998).

## 3.2.2 Technik

Grundsätzlich stehen drei dynamische Aufzeichnungsverfahren zur Verfügung: 1. die Hochfrequenzkinematografie, 2. die Videofluoroskopie und 3. das »digital spot imaging« (DSI). Die Hochfrequenzkinematografie erlaubt die Erfassung schneller Bewegungsvorgänge mit Bildfolgen von 50–200/s, die mit einer 35-mm-Kinokamera erfasst werden und eine vergleichsweise sehr hohe Ortsauflösung erlauben. Die Hochfrequenzkinematografie ist überwiegend wissenschaftlichen Fragestellungen vorbehalten und wird in der klinischen Diagnostik nur in speziellen Fällen bei schnell ablaufenden Bewegungsphänomenen indiziert sein. Die Videofluoroskopie kann an einem konventionellen Durchleuchtungsarbeitsplatz durchgeführt werden. Die Bildsequenzen werden auf Videoband oder – deutlich weiter verbreitet – digital (DSI) aufgezeichnet. Dabei ist eine Frequenz von ca. 25–30 Bildern/s ausreichend, um die notwendige zeitliche Auflösung für die schnellen Abläufe des Schluckaktes zu erreichen.

## 3.2.3 Strahlenbelastung

Eine rein diagnostisch durchgeführte DSI-Fluoroskopie mit einer Bildrate von 30/s sowie drei Serien von etwa 150–400 Bildern pro Serie geht mit einer effektiven Strahlendosis von etwa 3–5 mSv (Milli-Sievert) einher. Bei schnelleren Bildfolgen werden bis zu 7 mSv erreicht. Im Vergleich hierzu beträgt die Exposition durch natürliche Umgebungsstrahlung etwa 2,4 mSv pro Jahr. CT-Untersuchungen des Thorax und des Abdomens liegen in einem effektiven Dosisbereich von zumeist 5–15 mSv. Insofern gilt auch bei der VFSS das sog. ALARA-Prinzip (= »as low as reasonable achievable«), d.h. sorgfältige Indikationsstellung und Minimierung der Strahlenexposition durch kurze

Untersuchungszeiten sowie adäquate Einblendung des Zielbereichs.

## 3.2.4 Kontrastmittel

Die Wahl des Kontrastmittels ist bzgl. der Wasserlöslichkeit und der Osmolarität dem Aspirationsgefährdungsgrad des Patienten anzupassen.

Grundsätzlich sind nichtwasserlösliche Bariumsulfatsuspensionen (Micropaque® flüssig) von wasserlöslichen, jodhaltigen hyperosmolaren Kontrastmitteln (Gastrografin®) sowie nichtionischen isoosmolaren Kontrastmitteln (Isovist®, Ultravist®) zu unterscheiden.

Bei fehlender Aspirationsanamnese oder fehlenden klinischen Aspirationshinweisen sollte Bariumsulfat bevorzugt werden. Im Falle einer Aspiration verbleiben Bariumkristalle allerdings dauerhaft in der Lunge und können im Alveolarraum, wie tierexperimentell belegt, granulomatöse Fremdkörperreaktionen verursachen. Bei geringem Verdacht auf eine Aspiration können deshalb zunächst 3 bis 5 Schlucke Wasser mit steigendem Volumen von 2 auf 15 ml gereicht werden. Treten keine klinischen Aspirationszeichen auf, kann die Untersuchung mit Bariumsulfat fortgeführt werden.

Bei bestehender Aspiration oder hoher Aspirationsgefahr werden nichtionische, annähernd isoosmolare Kontrastmittel, z. B. Iopromid (Ultravist®), bevorzugt (Prosiegel 2008), die aufgrund ihrer Isoosmolarität keine relevanten pulmonalen Risiken bergen (Gmeinwieser et al. 1988). Bei Aspiration erfolgt in der Regel innerhalb einer halben Stunde eine Resorption des Kontrastmittels in der Lungenperipherie. Für das wasserlösliche, hyperosmolare Kontrastmittel Gastrografin® sind bei Aspiration größerer Volumina während einer Computertomografie von Thorax und Abdomen schwere Fälle eines Lungenödems mit reflektorischem Herz-Kreislauf-Stillstand beschrieben wor-

den, weshalb die Verwendung für die VFSS kritisch zu beurteilen ist (Trulzsch et al. 1992). Allerdings wird die Anwendung kleiner Mengen wasserlöslicher, hyperosmolarer Kontrastmittel bei der VFSS für vertretbar gehalten (Awounou et al. 2009). Das jeweilige Kontrastmittel kann entsprechend den Erfordernissen der Untersuchung (s. u.) angedickt werden.

## 3.2.5 Durchführung

Optimalerweise wird die Untersuchung in interdisziplinärer Zusammenarbeit von einem Radiologen und einem Logopäden durchgeführt. Neben der diagnostischen Komponente mit Aufdeckung des pathophysiologischen Schluckmusters kann der Logopäde mit dem Wissen aus der klinischen Voruntersuchung Art und Reihenfolge der getesteten Nahrungskonsistenzen modifizieren sowie gezielt Anweisungen für Kompensationstechniken (Haltungsänderung etc.) geben. Auf der Basis der gemeinsam erhobenen Befunde kann der Logopäde die weitere Therapie und Ernährung festlegen und ggf. notwendige Kontrolluntersuchungen veranlassen (Awounou et al. 2009).

Die VFSS kann im Stehen sowie im Sitzen durchgeführt werden. Der Patient wird hierbei zwischen Röntgenröhre/Tisch und Bildverstärker platziert. Er sollte eine möglichst natürliche Essenshaltung einnehmen. Die in der radiologischen Diagnostik sonst übliche Instruktion »bitte besonders still sitzen« entfällt hier. Trotzdem entspricht die Untersuchungssituation nie exakt der Realität: 1) Der Patient muss den Bolus zunächst im Mund behalten und darf erst auf Kommando schlucken. 2) Die Kontrastmittelviskosität stimmt nicht mit der tatsächlicher Nahrungsmittel überein. 3) Durch den unüblichen Geschmack mancher Kontrastmittel sind einige Personen in ihrem normalen Schluckverhalten irritiert. Eine eventuell einliegende Magensonde sollte für die VFSS belassen werden, da sie die Befunde allenfalls geringfügig beeinflusst und die Belastung einer späteren Neuanlage für den Patienten demgegenüber nicht gerechtfertigt erscheint (Awounou et al. 2009).

Das diagnostische Vorgehen sollte einerseits möglichst standardisiert sein, andererseits aber auch bereits vorliegende Befunde berücksichtigen. Üblicherweise wird bei der Untersuchung der Reihe nach flüssige, halbfeste und feste Kost getestet. Da die Überprüfung der Effektivität schlucktherapeutischer Maßnahmen (Haltungsänderung, Verstärkung des sensiblen Inputs, Schluckmanöver, Volumen- und Konsistenzänderungen) ebenfalls ein wichtiger Teil der VFSS ist, sollten, wenn erforderlich, Konsistenz und Größe des Bolus sowie die eingenommene Körperhaltung dem Störungsmuster und dem bisherigen Untersuchungsgang angepasst werden. Während der gesamten Untersuchung hat der Aspirationsschutz oberste Priorität, ggf. wird auf Prüfung einzelner Kostformen verzichtet. Ziel ist eine ausreichende Testbelastung zur Erkennung etwaiger Dekompensationen bei gleichzeitiger Vermeidung relevanter Komplikationen. Diese Aspekte werden in dem von Jeri A. Logemann etablierten und als »Logemann-Standard« bekannten Protokoll berücksichtigt (Logemann 1993).

## VFSS-Standard-Protokoll nach Logemann:

### (1) Lateraler Strahlengang

Die Untersuchung beginnt im lateralen Strahlengang. Für die Begrenzung des optimalen Bildausschnitts gelten folgende Standards:

- anterior: Lippen,
- superior: weicher Gaumen,
- posterior: hintere Rachenwand und Halswirbelsäule,
- inferior: siebter Halswirbel.

Mundhöhle und Pharynx sollten möglichst während des kompletten Schluckaktes im Bild zu sehen sein. Ist dies nicht möglich, sollte der Fokus für die Beurteilung der pharyngealen Phase zunächst auf Zungenbasis, Pharynx, Larynx und dem oberen Ösophagussphinkter liegen. Anschließend kann der Röntgenstrahl auf die Mundhöhle zur Beobachtung der oralen Phase zentriert werden. Zu Beginn der VFSS erfolgen eine kurze Ruhebeobachtung der oropharyngealen Strukturen im Hinblick auf Bewegungsstörungen (Tremor? Myoklonien?) und eine Beurteilung der Anatomie, insbesondere der HWS, da auch ausgeprägte Osteophyten sowie die diffuse idiopathische Skeletthyperostose (DISH, sog. Morbus Forestier mit zuckergussartigen Hyperostosen, ▶ Kap. 4.12.5) das Schlucken beeinträchtigen können.

Der Patient erhält zunächst jeweils einige wasserflüssige Kontrastmittelboli mit zunehmendem Volumen (1, 3, 5, 10 ml). Kleine Mengen werden mit einem Teelöffel appliziert. Boli ab 5 ml werden in einem kleinen Plastikbecher gereicht oder mittels einer Spritze vorsichtig im Mund platziert. Geschluckt wird erst auf das Kommando des Untersuchers. Die zunächst geringen Kontrastmittelmengen benetzen die anatomischen Strukturen nur leicht, was die Beurteilbarkeit verbessert. Zudem ist das potenziell aspirierbare Volumen gering. Besteht kein Hinweis auf erhöhte Aspirationsgefahr, kann im Anschluss das konsekutive Trinken aus einem Glas überprüft werden. Dieser »Stresstest« erfordert einen anhaltenden Glottisschluss und kommt dem Patientenalltag deutlich näher als das Schlucken einzelner Boli auf Aufforderung. Der Test dient auch dem Nachweis einer myasthenen Reaktion, bei der sich oft erst in der Ermüdungsphase eine Aspiration manifestiert (Wuttge-Hannig et al. 2010). Im nächsten Schritt wird zwei- bis dreimal 1/3 Teelöffel puddingartige Konsistenz gereicht. Wurden diese ebenfalls erfolgreich geschluckt, erhält der Patient einen Festbolus (z. B. ein Stück eines mit Bariumpaste bestrichenen Keks) mit der Aufforderung, diesen wie gewohnt zu kauen und zu schlucken. In Einzelfällen kann auch die Beobachtung einer Mahlzeit indiziert sein. Hierfür soll der Patient einen Bariumbrei aus einer Schüssel wie üblich mit dem Löffel zu sich nehmen. Geachtet wird während der Untersuchung u. a. auf Ausprägung und Lokalisation von Residuen, Restemanagement, wie z. B. spontanes Nachschlucken, fehlende Schutzreaktion als Anzeichen für eine Sensibilitätsstörung, laryngeale Penetration, Auftreten und Zeitpunkt einer Aspiration und Vorhandensein suffizienter Schutzreflexe.

### (2) Anterior-posteriorer Strahlengang

Zum Abschluss folgt eine kurze Einstellung im anterior-posterioren Strahlengang, die insbesondere geeignet ist, Seitenasymmetrien (z. B. unilaterale Residuen bei einseitiger Pharynxparese) und eine allgemeine pharyngeale Schwäche (bilaterale Residuen) zu erfassen. Zur Minimierung der Strahlenbelastung werden nur die bereits im lateralen Strahlengang pathologischen Konsistenzen nochmals verabreicht.

## 3.2.6 Befundung

Grundlage der Befundung ist die Kontrastmittelboluslokalisation und -bewegung in Relation zu den radiologisch sichtbaren Bewegungen der oropharyngealen Strukturen (Krauß 2009). Die Bildsequenzen werden sowohl qualitativ (beschreibend) als auch quantitativ (messend) ausgewertet.

Quantifiziert werden kann u. a. (Stanschus 2002; Awounou et al. 2009; Prosiegel et al. 2010):

- orale Onsetzeit (Zeit zwischen der Aufforderung zu schlucken und dem Beginn des oralen Transits),

- orale Transitzeit (Norm: < 1 s), der KM-Bolus wird zwischen Gaumen und Zungenrücken platziert,
- pharyngeale Transitzeit (Norm: < 1 Sekunde), die Pharynxkontraktionswelle pflanzt sich von kranial nach kaudal durch alle Pharynkonstriktoren fort. Die Muskelanteile konvergieren nach medial und ventral und bilden einen radiologisch abgrenzbaren Muskelbauch prävertebral mit fortschreitender Einschnürung der KM-Säule von dorsal.
- Schluckreflextriggerung: Die Elevation des Os hyoideum markiert radiologischerseits den Beginn des Schluckreflexes. Die Kontrasmittelsäule sollte zu diesem Zeitpunkt das Niveau der Vallecuale nicht überschritten haben, d. h. befindet sich das Kontrastmittel zum Zeitpunkt der Hyoidelevation bereits deutlich in den Recessus piriformes oder weiter aboral, deutet dies auf eine verzögerte Schluckreflextriggerung hin.
- anterior-superior-Bewegung des Hyoids (Norm: mindestens 5 mm),
- Dauer des velopharyngealen Verschlusses,
- Aspirationsanteil in Prozent,
- Anteil der Residuen in Valleculae und Recessus piriformes in Prozent,
- Dauer und Weite der Öffnung des oberen Ösophagussphinkters.

Bei der qualitativen Analyse ist es sinnvoll, zwischen *Dysphagie-Symptomen* (z. B. Penetration, Aspiration, Residuen) und den zugrunde liegenden *physiologischen Dysfunktionen* zu unterscheiden, wie von Stanschus (2002) vorgeschlagen. Dysfunktionen äußern sich einerseits als Bewegungsstörungen schluckrelevanter Muskelgruppen, z. B. durch Veränderungen in Muskeltonus, -kraft, Bewegungsausmaß, -geschwindigkeit und -ablauf. Aber auch Sensibilitätsstörungen und Störungen in der Auslösung, Integration und Koordination des Schluckaktes stellen physiologische Dysfunktionen dar

(Awounou et al. 2009). ▶ **Tabelle 3.10** gibt einen Überblick über relevante Symptome und die zugrunde liegenden Dysfunktionen. Dabei können einzelne Befunde sowohl selbst ein Dysphagiesymptom als auch ursächliche Dysfunktion für ein weiteres Symptom sein. Dies verdeutlicht, wie fein die einzelnen Mechanismen aufeinander abgestimmt sein müssen, um einen reibungslosen Ablauf des Schluckaktes zu gewährleisten.

**Tab. 3.10:** Symptome und Dysfunktionen, die bei der VFSS-Analyse beobachtet werden können.

| Dysphagie-Symptome | Physiologische Dysfunktionen |
|---|---|
| **orale Phase** | |
| mangelnde Boluspräparation und -positionierung, verspäteter Beginn der oralen Phase<br>verlängerte orale Transitzeit<br>Residuen im Mundraum | Zungentonus, -kraft und -koordination reduziert<br>Schluckapraxie<br>orale Sensibilitätsstörung |
| posteriores Leaking (vorzeitiger Bolusübertritt in den Pharynx vor Beginn der pharyngealen Phase) | inkompletter glossovelarer Verschluss durch reduzierten Muskeltonus |
| anteriores Leaking (Bolus fällt aus dem Mund) | reduzierter Tonus der labialen und fazialen Muskulatur |
| **pharyngeale Phase** | |
| verzögerte Schluckreflextriggerung | gestörte Sensibilität in den Triggerzonen |
| nasale Penetration/Regurgitation | Tonusminderung der Pharynxkonstriktoren<br>gestörte Velumfunktion durch Tonusminderung der Gaumensegelheber |
| verlängerte pharyngeale Transitzeit | verminderte Zungenretraktion<br>eingeschränkte pharyngeale Peristaltik |
| pharyngeale Residuen<br>einseitige Residuen | eingeschränkte pharyngeale Peristaltik<br>einseitige Parynxparese |
| Residuen in Valleculae | eingeschränkte pharyngeale Peristaltik<br>verminderte Zungenbasisretraktion<br>verminderte Hyoid-Larynx-Elevation<br>eingeschränkte Epiglottiskippung (z. B. durch mechanisches Hindernis) |
| Residuen in Sinus piriformes | eingeschränkte pharyngeale Peristaltik<br>verminderte Hyoid-Larynx-Elevation<br>unzureichende Öffnung des oberen Ösophagussphinkters |
| unvollständiger Epiglottisschluss (inkomplette Kippbewegung) | verminderter Hyoid-Larynx-Elevation nach anterior-superior |
| Öffnungsstörung des oberen Ösophagussphinkters | verminderte Hyoid-Larynx-Elevation nach anterior-superior<br>unzureichende Erschlaffung des M. cricopharyngeus<br>reduzierte Spinktercompliance infolge fibrotischer Degeneration<br>eingeschränkte pharyngeale Peristaltik |
| Penetration | eingeschränkte Hyoid-Larynx-Elevation mit nachfolgend unvollständigem Abschluss des Aditus laryngis |

**Tab. 3.10:** Symptome und Dysfunktionen, die bei der VFSS-Analyse beobachtet werden können (Fortsetzung).

| Dysphagie-Symptome | Physiologische Dysfunktionen |
|---|---|
| Aspiration | |
| prädeglutitiv | gestörte orale Boluskontrolle mit vorzeitigem Abgleiten des Bolus |
| | Leaking |
| | verzögerte Schluckreflextriggerung infolge Sensibilitätsstörung |
| intradeglutitiv | unvollständiger Glottisschluss |
| | eingeschränkte Hyoid-Larynx-Elevation |
| postdeglutitiv | pharyngeale Residuen, die bei der nächsten Einatmung in die Atemwege gelangen. Bedingt durch: |
| | – eingeschränkte pharyngeale Peristaltik, |
| | – laterale Divertikel der Pharynxwand, |
| | – unzureichende Öffnung des oberen Ösophagussphinkters, |
| | – ösophageale Regurgitation. |

Eine Penetration (Eindringen von Bolusmaterial in den Larynx bis auf Glottisebene) kann vom Gesunden wieder ausgepresst werden, wenn der Larynx sich hebt und von unten nach oben verschließt. Sind Kehlkopfhebung und -verschluss jedoch unvollständig, verbleibt das Bolusmaterial im Vestibulum laryngis und wird nach Ende des Schluckaktes bei der nächsten Einatmung aspiriert. Die Aspiration (Eindringen von Material in die Atemwege unterhalb der Glottisebene) kann vor (prädeglutitiv), während (intradeglutitiv) und nach (postdeglutitiv) der pharyngealen Schluckphase auftreten. Zur Schweregradeinteilung von Penetrationen bzw. Aspirationen ist die validierte Penetrations-Aspirations-Skala (PAS) von Rosenbek et al. (1996) zu empfehlen (▶ **Tab. 3.6**). Im deutschsprachigen Raum wird auch die radiologische Schweregradeinteilung der Aspiration nach (Hannig et al. 1995) verwendet (▶ **Tab. 3.11**).

**Tab. 3.11:** Schweregradeinteilung der Aspiration.

| Schweregrad | Aspiration | Hustenreflex |
|---|---|---|
| 1 | Aspiration des im Aditus und Ventriculus laryngis retinierten Materials | erhalten |
| 2 | Aspirationsvolumen von ca. 10 % des Bolus | erhalten |
| 3 | • Aspiration von < 10 % des Bolus<br>• Aspiration von > 10 % des Bolus | • reduziert<br>• erhalten |
| 4 | Aspiration von > 10 % des Bolus | fehlt |

Bei neurogenen Dysphagien ist insbesondere auf die nachfolgenden Komponenten zu achten:

- laryngopharyngeale Interaktion,
- Störung der Schluckreflextriggerung,
- Störung der Larynxelevation,
- Störung der Glottisadduktion,
- Fehlen der trachealen Sensibilität ohne Hustenreflex,
- Öffnungsstörung des OÖS.

Am Ende der Analyse sollte, wie bereits in ▶ **Kapitel 3.1.7** für die FEES beschrieben, eine abschließende Beurteilung mit zusammenfassender Wertung der Befunde und Schlussfolgerungen für die weitere Ernährung, Therapie und Verlaufskontrolle stehen.

### 3.2.7 VFSS und FEES im Vergleich

Unter den apparativen Diagnoseverfahren ergänzen sich VFSS und FEES in ihrer Aussagekraft und bezüglich jeweiliger Vor- und Nachteile (Prosiegel 2008). Abhängig von der Fragestellung kann die eine oder andere Methode den größeren diagnostischen Zugewinn bringen, sodass momentan keine der beiden Techniken als *der* alleinige Goldstandard der Dysphagiediagnostik gelten kann (Langmore 2003). Eine Aufzeichnung der Untersuchung für eine spätere detaillierte Auswertung ist bei beiden Techniken möglich. Nachteile der VFSS sind der erforderliche Transport des Patienten in die Röntgenabteilung und die Strahlenbelastung, wodurch die Untersuchungszeit begrenzt ist. Zudem besteht die Notwendigkeit der Kontrastmittelgabe mit den bereits erwähnten Risiken. Die Übertragbarkeit auf den Alltag ist infolge der unnatürlichen Untersuchungssituation (veränderte Viskosität und befremdlicher Geschmack des Kontrastmittels, Schlucken überwiegend auf Kommando) limitiert. Schlussendlich eignet sich die Untersuchung nur für kooperative Patienten.

Das Equipment für die FEES muss zunächst speziell zu diesem Zweck angeschafft werden. Es ist jedoch ein portables diagnostisches Tool erhältlich, das am Patientenbett auch bei immobilen und vigilanzgeminderten Patienten anwendbar ist und beliebig oft eingesetzt werden kann. Risiken und Unannehmlichkeiten für den Patienten sind gering und das Schlucken normaler Nahrungsmittel kann untersucht werden (Warnecke et al. 2009 b).

Methodisch bietet die VFSS den Vorteil, dass der gesamte Schluckakt einschließlich der Funktion des oberen Ösophagussphinkters und der ösophagealen Phase darstellbar ist. Somit kann auch intradeglutitiv ein aussagekräftiger Befund erhoben werden. Bei der FEES hingegen liegt der Fokus technisch bedingt überwiegend auf der pharyngealen Phase, die außerdem im Moment des »Whiteout« nicht einsehbar ist. Ein Vorteil der FEES besteht jedoch darin, dass Speichel visualisiert werden kann, während er in der VFSS nicht sichtbar ist. Bei der Beurteilung des Sekretmanagements, insbesondere von Penetrationen, ist daher die FEES überlegen (Colodny 2002). Sie ermöglicht die direkte Beobachtung der laryngealen Verschlussmechanismen und eine Überprüfung der Effizienz der Schutzreflexe. Eine Speichelaspiration ist direkt erkennbar, sodass die FEES die Methode der Wahl ist, wenn der Sekretstatus, z.B. bei der Indikationsstellung zur Tracheotomie, beurteilt werden soll (Prosiegel 2008). Darüber hinaus bietet nur die FEES die Möglichkeit, die laryngopharyngeale Sensibilität durch Berühren der Strukturen mit der Endoskopspitze oder durch Applikation gezielter Druckluftimpulse, zu überprüfen, wie von Aviv und Mitarbeitern (1998) vorgeschlagen. Eine VFSS sollte insbesondere dann durchgeführt werden, wenn der Verdacht auf eine Öffnungsstörung des oberen Ösophagussphinkters, muskuläre Schwächen und Seitendifferenzen inklusive einer eingeschränkten Pharynxkontraktion, einen gestörten Zungenbasis-Rachen-Kontakt und eine Einschränkung der Kehlkopfexkursionen besteht (Prosiegel et al. 2010).

Ungeklärt ist derzeit, welches der beiden Verfahren sensitiver im Nachweis von Penetrationen und Aspirationen sowie Residuen ist. Leder und Mitarbeiter (1998) stellten eine Übereinstimmung beider Verfahren in 96 % der Fälle bzgl. der Detektion einer stillen Aspiration fest. Dagegen fanden Tabaee und Mitarbeiter (2006) in ihrer retrospektiven Studie bei Patienten, die innerhalb eines kurzen Zeitraums nacheinander mittels beider Verfahren evaluiert wurden, relevante Diskrepanzen der Untersuchungsergebnisse und der daraus resultierenden Ernährungsempfehlungen. In zwei rezenten, methodisch innovativen Vergleichsstudien zwischen VFSS und FEES, in denen die Evaluation des Schluckaktes bei den Probanden jeweils simultan mit beiden Verfahren erfolgte, wurden der Schweregrad von Penetrationen und Aspirationen sowie das Ausmaß von Residuen in der FEES jeweils höher eingeschätzt als anhand der VFSS-Befunde (Kelly et al. 2006, Kelly et al. 2007). Zur definitiven Bewertung dieser Ergebnisse sind weitere Studien mit simultanem Einsatz beider Verfahren an größeren Patientenkollektiven mit neurogenen Dysphagien erforderlich.

Bislang wurde erst in einer einzigen prospektiven randomisierten Studie an einem heterogenen ambulanten Kollektiv dysphagischer Patienten (n = 126) untersucht, ob sich das klinische Outcome unterscheidet, wenn die Therapieempfehlungen aufgrund von VFSS oder FEES getroffen werden. Die Patienten wurden nach der initialen apparativen Evaluation insgesamt ein Jahr lang beobachtet. Es fanden sich dabei keine signifikanten Unterschiede bezüglich Pneumonieinzidenz und pneumoniefreiem Intervall, unabhängig davon, ob Entscheidungen zum Verhaltens- und Diätmanagement auf Grundlage eines VFSS- oder FEES-Befundes getroffen wurden (Aviv 2000).

## 3.3 Manometrische Evaluation des Schluckaktes

### 3.3.1 Pharyngeale Manometrie

Mit der pharyngealen Manometrie lassen sich die endoluminalen Druckverhältnisse im Pharynx einschließlich des oberen Ösophagussphinkters (OÖS) während des Schluckaktes messen. Die Methode ist insbesondere geeignet, eine Relaxationsstörung des OÖS nachzuweisen. Wegen der erforderlichen technischen Ausstattung kommt dieses Verfahren im Gegensatz zur herkömmlichen Ösophagusmanometrie in der klinischen Routine bislang überwiegend in spezialisierten Zentren zum Einsatz.

**Durchführung**

Methodisch wird die Solid-State- von der Perfusionsmanometrie unterschieden. Letztere arbeitet mit kontinuierlich flüssigkeitsperfundierten Messkathetern und wird meist für die Ösophagusmanometrie verwendet. Bei der im Liegen durchgeführten Unter-

suchung tritt aus mehreren Seitenlöchern des Katheters kontinuierlich ein geringer Wasserstrom aus. Der extrakorporal gemessene Druck ist dabei umso höher, je größer der Widerstand der anliegenden Muskulatur ist. Diese Messsonden sind preisgünstig, besitzen jedoch nicht die nötige Empfindlichkeit, um die schnellen, hochamplitudigen Druckschwankungen der quergestreiften Pharynxmuskulatur ausreichend genau zu erfassen. Dennoch wird eine Beurteilung des OÖS vielerorts in die Routine-Ösophagusmanometrie (s. u.) mit einbezogen (Karaus et al. 1999). Sensitiver sind die Solid-State-Katheter, deren elektromechanische Mikrodruckaufnehmer den endoluminalen Druck direkt messen (Castell et al. 1993). Während des Schluckaktes kann es zu einer Verlagerung der Messpunkte in Relation zum Pharynx kommen, da dieser sich in vertikaler Richtung um mehrere Zentimeter bewegt. Infolge der ventrodorsalen Zugrichtung des M. cricopharyngeus besteht zudem eine radiäre Asymmetrie des endoluminalen

Drucks. Zur Lagekontrolle der Drucksensoren wird die Untersuchung daher möglichst mit der Videofluoroskopie zu einer sog. Videomanometrie kombiniert (Olsson et al. 1994).

## Auswertung

Messbar sind v. a. die Drücke beim Rückwärtsstoß der Zungenbasis mit Kontakt zur hinteren Pharynxwand und die nachfolgende propulsive Kontraktionswelle im Pharynx sowie deren zeitliche Koordination mit der Sphinkterrelaxation. Wichtig zur Beurteilung der Funktion des OÖS sind insbesondere sein Ruhetonus und der residuale Druck nach Erschlaffung, die Relaxationsdauer und der (Intra-)Bolusdruck während der Sphinkterpassage. Zur Erfassung dieser Parameter sollten in 2 – 3 cm Abstand drei bis vier Solid-State-Sensoren an der Zungenbasis, im Hypopharynx, auf Höhe des M. cricophayngeus als Hauptbestandteil der mehrere Zentimeter breiten Hochdruckzone des Sphinkters und ggf. im oberen Ösophagus platziert werden (Salassa et al. 1998).

Abhängig von Alter, Geschlecht und der verwendeten Apparatur variieren die Normdaten z. T. erheblich, sodass jede Klinik für ihr Messsystem individuelle Richtwerte generieren muss. Es werden in der Literatur (Olsson et al. 1995, Olsson et al. 1996, van Herwaarden et al. 2003) Ruhedrücke zwischen 20 und 160 mmHg für gesunde Personen beschrieben. Die Sphinkterrelaxation dauert meist 0,5 – 1 Sekunde, beginnt zeitgleich mit der maximalen Larynxelevation und ist dann vollständig, wenn der residuale Druck mit wenigen mmHg in etwa dem intrapharyngealen Druck entspricht oder sogar darunter liegt. Sofern die Epiglottis den Katheter während des Schluckens touchiert, können kurzfristig Drücke bis 600 mmHg gemessen werden. Ein erhöhter Intrabolusdruck weist auf eine Widerstandserhöhung im Sphinkterbereich hin.

## Oberer Ösophagussphinkter (OÖS)

Die Öffnung des OÖS mit Passage des Speisebolus wird durch ein Zusammenspiel verschiedener Faktoren bewirkt (Castell et al. 1993):

- reflektorische Erschlaffung des M. cricopharyngeus
- mechanische Sphinkteröffnung durch Muskelzug infolge Larynxelevation nach anterior-superior
- Beförderung des Bolus entlang der Sphinkterregion durch die Kontraktionswelle der Pharynxkonstriktoren.

Eine Dysfunktion jedes dieser ineinander greifenden Mechanismen kann zu einer endoskopisch oder videofluoroskopisch sichtbaren Öffnungsstörung führen, die sich manometrisch genauer differenzieren lässt. Darüber hinaus kann eine reduzierte muskuläre Sphinktercompliance trotz zeitgerechter Relaxation, meist infolge fibrotischer Degeneration, ursächlich sein. Nur selten liegt einer OÖS-Störung nur selten tatsächlich eine Relaxationsstörung zugrunde liegt. Diese findet sich v. a. bei Läsionen im Hirnstamm. Umgekehrt resultiert eine Relaxationsstörung nicht zwangsläufig in einer Öffnungsstörung des OÖS, weil andere Faktoren kompensierend wirken können wie beispielsweise ein erhöhter Pharynxdruck (Bartolome et al. 2010, S. 420). Diagnostische Hinweise bietet der hypopharyngeal gemessene Intrabolusdruck während des Schluckens: Bei einer Relaxationsstörung ist der Bolusdruck weitgehend volumenunabhängig erhöht, während bei einer fixen Stenose der Druck mit steigendem Bolusvolumen zunimmt (Kahrilas et al. 1998). Gemäß den aktuellen Leitlinien der Deutschen Gesellschaft für Neurologie (DGN) kann eine krikopharyngeale Myotomie unter der Voraussetzung erwogen werden, dass der videomanometrische Nachweis einer Öffnungs- und Relaxationsstörung des OÖS bei zugleich suffizienter Hyoid-Larynx-Elevation und fehlendem Reflux erbracht wurde (Prosiegel 2008). Der Eingriff sollt erst nach einer längeren erfolglosen konservativen Behandlungs- und Beobachtungsphase in Betracht gezogen werden (▶ **Kap. 6.2.3**).

### 3.3.2 Ösophageale Manometrie

Wird eine Motilitätsstörung der tubulären Speiseröhre (z. B. Achalasie, diffuser Ösophagusspasmus) als Dysphagieursache vermutet und war die bisherige Diagnostik (FEES, VFSS) nicht wegweisend, ist auch bei neurogenen Dysphagien eine klassische Ösophagusmanometrie (meist Perfusionsmanometrie) indiziert. Der Druck in der Speiseröhre wird dabei an mehreren Punkten gemessen und die Peristaltik beim Schlucken von Wasser beurteilt. Am oberen und unteren Ösophagussphinkter werden die Druckkurven durch stufenweisen oder raschen

Rückzug der Messsonde (»Durchzugstechnik«) aufgezeichnet. Aufgrund der radialen Asymmetrie der Druckverteilung sollten zirkulär messende Sonden verwendet werden. Auch bei dieser Untersuchung kann es infolge der longitudinalen Verkürzung der Speiseröhre während des Schluckens zu einer Verlagerung der Messpunkte aus der Hochdruckzone kommen (»Pseudorelaxation«). Hier kann ein sog. Sleeve-Sensor verwendet werden, der über eine Länge von mehreren Zentimetern den anliegenden Maximaldruck registriert (Bartolome et al. 2010). Zum Nachweis einer gastroösophagealen Refluxkrankheit ist eine Kombination von Ösophagusmanometrie und pH-Metrie indiziert. Für eine detailliertere Beschreibung der Diagnostik ösophagealer Motilitätsstörungen wird auf die einschlägige internistische Literatur (Schneider 2004, Wehrmann 2006) und auf die Leitlinien der Deutschen Gesellschaft für Neurogastroenterologie und Motilität (Karaus et al. 1999) verwiesen.

## 3.4 Elektromyografische Evaluation des Schluckaktes

Mithilfe der Elektromyografie (EMG) ist in der Neurologie allgemein die Unterscheidung zwischen einer neurogenen oder myogenen Schädigung der untersuchten Muskulatur möglich. Zudem lässt sich klären, ob eine totale oder partielle Nervenläsion vorliegt und daraufhin abschätzen, in welchem Ausmaß mit einer Wiederkehr der Funktion zu rechnen ist. Die aktuellen DGN-Leitlinien empfehlen die EMG-Diagnostik bei einer ätiologisch unklaren Dysphagie, wenn der Verdacht auf eine zugrunde liegende Critical-Illnesss-Polyneuropathie oder -myopathie, eine Myotonie oder Myasthenie besteht (Prosiegel 2008). Zur Diagnosestellung wird jedoch in den wenigsten Fällen die

oropharyngeale Schluckmuskulatur selbst herangezogen werden. Eine solche auf die Schluckmuskulatur fokussierte EMG-Untersuchung wird überwiegend zur Erforschung der neurophysiologischen Grundlagen des Schluckaktes verwendet. Umfassende Studien hierzu wurden von Ertekin und Mitarbeitern (1995) publiziert. Die klinische Anwendung ist dagegen bislang wenig verbreitet. Mittels EMG kann das Aktivierungsmuster der Mehrzahl der am Schluckakt beteiligten Muskeln abgeleitet werden. Abhängig vom Zielmuskel können Oberflächen- oder Nadelelektroden verwendet werden. Es gibt Bestrebungen, in größerem Umfang Normdaten für die Charakteristika eines gesunden

Schluckaktes zu erheben und ein standardisiertes EMG-Untersuchungsprotokoll für die Praxis zu etablieren (Vaiman et al. 2004, 2007). Vaiman und Mitarbeiter empfehlen die Untersuchung von vier spezifischen Muskelgruppen mittels Oberflächenelektroden:

- für die orale Phase:
  - M. orbicularis ori,
  - M. masseter
- für die pharyngeale Phase:
  - suprahyoidale Muskulatur, besonders M. digastricus, M. mylohyoideus, M. geniohyoideus
  - infrahyoidale Muskulatur, besonders M. thyrohyoideus, M. sternothyroideus.

Ertekin et al. (1998) propagiert zusätzlich den Einsatz konzentrischer Nadelelektroden, um die Aktivierung auch des M. cricopharyngeus als Bestandteil des oberen Ösophagussphinkters aufzuzeichnen. Zur Detektion von Kehlkopfbewegungen verwendet er einen piezoelektrischen Sensor, der zwischen Schild- und Ringknorpel platziert wird. Es wird vorgeschlagen, während der Untersuchung das Schlucken von Speichel und wenigen Millilitern Wasser, das willkürliche Schlucken einer größeren Menge Wasser (»Stresstest«) und das kontinuierliche Trinken aus einem Glas zu testen, soweit dies für den Patienten gefahrlos möglich ist. Zur Erleichterung der Auswertung sollten die Rohdaten zuvor verstärkt, gleichgerichtet und frequenzgefiltert werden. Die Analyse umfasst Kontraktionsdauer, -amplitude (in µV) und Aktivierungsmuster der einzelnen Muskelgruppen sowie deren zeitliches Zusammenspiel. Das Störungsmuster kann dem geübten Untersucher Hinweise auf die Ursache einer Dysphagie geben. Die bisherige Datenlage lässt jedoch eine Diagnosestellung anhand des Oberflächen-EMG nicht zu (Bogaardt 2009, Vaiman et al. 2009).

Als Screening-Instrument auf das Vorliegen einer Schluckstörung kann elektromyografisch das »Dysphagia Limit« bestimmt werden (Ertekin et al. 1996). Hierbei erhält der Patient eine schrittweise zunehmende Menge an Wasser zu trinken (1, 3, 5, 10, 15 und 20 ml) und wird aufgefordert, diese möglichst auf einmal zu schlucken. Elektromyografisch kann detektiert werden, ab welchem Volumen der Patient mehrfach schlucken muss. Beim Gesunden liegt dieses »Dysphagia Limit« bei über 20 ml. Spezifität und Sensitivität des Tests für das Vorliegen einer Dysphagie werden mit 100 % und 95 % angegeben. Er findet jedoch kaum Verwendung, da der technische Aufwand im Vergleich zu anderen Bedside-Tests deutlich erhöht ist.

In der Praxis wird die EMG vor allem therapeutisch als Biofeedback-Verfahren zum Erlernen kompensatorischer Schluckmanöver angewendet (Crary et al. 2004). Über submental positionierte EMG-Oberflächenelektroden wird die Muskelaktivität registriert und kann für den Patienten grafisch sichtbar oder hörbar gemacht werden. Eine detaillierte Beschreibung des Verfahrens mit aktuellen Studiendaten zur Effektivität findet sich bei Bogaardt (2009).

# 3.5 Sonografische Evaluation des Schluckaktes

Die Ultraschalldiagnostik bietet eine Möglichkeit der noninvasiven Untersuchung insbesondere der oralen Motorik. Die Methode wurde vor allem von der Arbeitsgruppe um

Sonies (1996) propagiert und umfassend erforscht. Für einen Überblick über die Grundlagen der Ultraschalltechnik und die Anwendung beim Schluckakt wird der Review von Watkin (1999) empfohlen. Mit einem geeigneten submental positionierten Sektor-Schallkopf lassen sich oraler Bolustransport, Zungenmotorik, Mundbodenaktivität sowie Hyoid- und Larynxbewegung in Echtzeit darstellen. Auch Details der intrinsischen Zungenmuskulator sind bei guten Schallbedingungen und entsprechender technischer Ausstattung ana-

tomisch abgrenzbar. Der Sagittalschnitt (► **Abb. 3.8**) ist besonders geeignet, um die gesamte orale Schluckphase zu verfolgen, da die relevanten Strukturen gemeinsam im Bild zu sehen sind. In der koronaren Ansicht (► **Abb. 3.9**) sind je nach Schnittebene u. a. der vordere Bauch des M. digastricus, der M. geniohyoideus und das Zungenseptum sichtbar (Shawker et al. 1984). Einschränkungen erfährt die Methode durch den Schallschatten des Zungenbeins und von Teilen des Kehlkopfes.

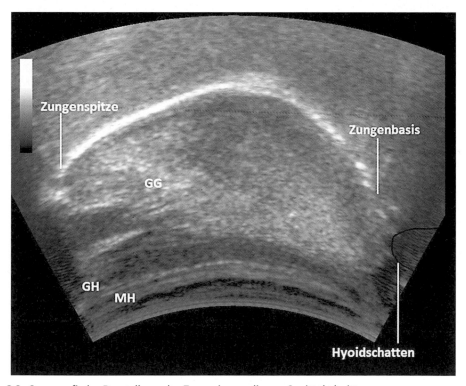

**Abb. 3.8:** Sonografische Darstellung der Zunge im medianen Sagittalschnitt.
GG = M. genioglossus, GH = M. geniohyoideus, MH = M. mylohyoideus.

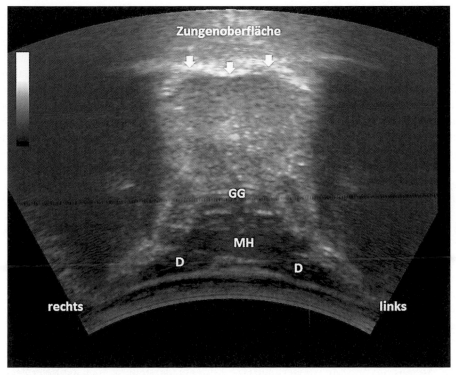

**Abb. 3.9:** Sonografische Darstellung der Zunge im Koronarschnitt.
D = M. digastricus (Venter anterior), GG = M. genioglossus, MH = M. mylohyoideus.

Moderne Geräte erlauben eine Aufzeichnung der Befunde, was eine spätere genaue Analyse der Morphologie oraler Strukturen sowie dynamischer Aspekte des Schluckvorgangs erlaubt. So lässt sich der Bewegungsumfang von Hyoid (Chi-Fishman et al. 2002) und Larynx (Kuhl et al. 2003) im Zeitverlauf genau ausmessen.

Vorteile des Verfahrens sind die fehlende Strahlenbelastung und der Verzicht auf synthetische Kontrastmittel. Für einen guten Kontrast ist es ausreichend, den Patienten einige Milliliter Wasser in den Mund nehmen zu lassen, um an den Grenzflächen zur Luft eine Totalreflexion der Ultraschallwellen zu verhindern. Die Untersuchung kann am Patientenbett durchgeführt werden und ist jederzeit wiederholbar. Das Schlucken kann unter alltagsnahen Bedingungen visualisiert werden, da keine spezielle Sitzhaltung erforderlich ist und der Schluckakt nicht auf ein Kommando des Untersuchers hin erfolgen muss. Diese Vorteile machen die Sonografie auch zu einem möglichen Hilfsmittel in der Rehabilitation, mit dem der Patient seine Kau- und Schluckbewegungen in Echtzeit am Monitor verfolgen kann und somit ein direktes visuelles Feedback über seinen Übungserfolg erhält.

Im klinischen Alltag ist die Sonografie des Schluckaktes jedoch nicht sehr weit verbreitet und findet auch in den aktuellen DGN-Leitlinien zur neurogenen Dysphagie keine Erwähnung. Die Ultraschalluntersuchung der Mundhöhle ist technisch schwierig und erfordert eine längere Einarbeitungszeit. Die Qualität der erhobenen Befunde und die Interpretation der Ergebnisse hängen stark von der Erfahrung des Untersuchers ab.

## 3.6 Dynamische Magnetresonanztomografie zur Evaluation des Schluckaktes

Die dynamische Magnetresonanztomografie (MRT) liefert eine Serie zeitlich schnell aufeinander folgender anatomischer Schnittbilder und wurde initial in der Kardiologie zur Evaluation der Herzfunktion eingesetzt. Erste Studien zum Schluckakt liegen mittlerweile vor. Während eine Aufzeichnung schneller Bewegungsabläufe mit konventionellen Spinecho (SE)-Sequenzen bislang nicht möglich war, bieten schnellere Gradientenecho (GRE)-Sequenzen wie das Echo-Planar Imaging (EPI) und die Turbo Fast Low Angle Shot (turbo-FLASH)-Sequenzen die notwendigen technischen Voraussetzungen mit einer zeitlichen Auflösung von 0,2 – 0,3 Sekunden pro Schicht. Nachteilig ist dabei jedoch das vermehrte Auftreten von Bewegungs- und Suszeptibilitätsartefakten (z. B. geometrisch verzerrte Abbildung), gerade im Gesichtsbereich. Anagostara und Mitarbeiter (2001) verglichen diverse Hochgeschwindigkeits-MRT-Sequenzen (EPI, FLASH und turbo-FLASH) für den Schluckakt mit einem 1,5-Tesla-Scanner und kamen zu dem Ergebnis, dass die turbo-FLASH-Sequenz die zu diesem Zeitpunkt beste zeitliche Auflösung bei akzeptabler räumlicher Auflösung bot. Eine weitere Neuerung ist die TrueFISP-Sequenz (Fast Imaging with Steady State Precession), mit der bis zu 13 Bilder pro Sekunde bei besserem Bildkontrast erzielt werden können (Barkhausen et al. 2002, Ajaj et al. 2005). Die Verwendung stärkerer Magnetfelder (z. B. 3 Tesla) kann über einen größeren Signal-Rausch-Abstand zusätzlich eine Verbesserung der Bildqualität bewirken (Breyer et al. 2009).

Als orale Kontrastmittel kommen je nach Aufnahmetechnik und Fragestellung Wasser, Speichel oder eine verdünnte Gadoliniumlösung (bei T1-gewichteten Sequenzen) infrage. So reicht das Schlucken von Speichel aus, um die muskuläre Bewegung während des Schluckaktes zu beurteilen, erlaubt aber keine Beobachtung von Penetration, Aspiration und Residuen. Zur Beurteilung der Boluspropulsion ist eine höhere Signalintensität des Bolus, z. B. durch Gadoliniumbeimengung, erforderlich.

Die dynamische MRT des Schluckaktes ist ein noninvasives Verfahren ohne Strahlenbelastung mit einer relativ kurzen Untersuchungsdauer von wenigen Minuten und daher theoretisch auch bei Kindern anwendbar.

Im Gegensatz zur Endoskopie, die lediglich die Oberflächenanatomie darstellen kann, und der Videofluoroskopie, die kontrastmittelumflossene anatomische Strukturen indirekt anhand des Negativkontrastes und der Boluslokalisation beurteilbar macht, erlaubt die dynamische MRT eine direkte Darstellung auch der tiefer liegenden oropharyngealen Muskel- und Weichteilstrukturen, multiplanar und in Bewegung. Sie ermöglicht (je nach Schnittebene) einen gleichzeitigen Blick auf Mundhöhle, Pharynx und Larynx und eine Verfolgung des Bolustransits während des Schluckaktes. Die zeitliche Auflösung gelangt jedoch mit den durchschnittlich erreichten 3 bis maximal 10 Bildern/s bisher nicht an die Bildgeschwindigkeit der Videofluoroskopie mit rund 25 Bildern/s heran. Dabei ist gerade eine gute zeitliche Auflösung eine grundlegende Voraussetzung für die Untersuchung des binnen gut einer Sekunde ablaufenden Schluckaktes. Die Aufzeichnungsgeschwindigkeit kann technisch bisher nur auf Kosten der räumlichen Auflösung gesteigert werden. Zudem verschlechtern Bewegungsartefakte und Störungen durch Zahnprothesen und metallische Zahnfüllungen die Bildqualität weiter. Eine Studie von Breyer und Mitarbeitern (2009) mit Turbo-FLASH Technik ergab, dass erfahrene Radiologen eine Aufzeichnungsrate von 4 Bildern/s bei der Befundbeurteilung gegenüber den technisch möglichen 10 Bildern/s wegen der besseren Bildqualität klar bevorzugten. Bislang wird trotz der theoretischen Möglichkeit einer multiplanaren, dreidimensionalen Darstellung meist nur der Hals in einer medianen sagittalen Schicht untersucht, da nur bei einem solch kleinen, räumlich symmetrischen Aufzeichnungsvolumen die angestrebten hohen Bildfrequenzen erreicht werden. Um eine möglichst hohen Bildqualität zu erhalten, verwendeten Hartl und Mitarbeiter (2003, 2006) eine Single-Shot Fast Spin Echo-Sequenz (SSFSE) mit einer geringeren Aquisitionsrate von 1–2 Bildern/s. Für die Beurteilung des Zeitverlaufs wurde die endgültige Bildsequenz des Schluckaktes aus den Aufzeichnungen wiederholter Schluckakte zusammengesetzt. Da die Aufnahme jedoch kaum exakt synchronisiert erfolgen konnte, wurden jeweils unterschiedliche Momente der einzelnen Schluckakte registriert, sodass einzelne Befunde potenziell übersehen werden konnten.

Zum jetzigen Zeitpunkt ist die dynamische MRT in der Lage, grobe Pathologien (z. B. ein Zenker-Divertikel) zu erfassen. Insbesondere die detaillierte Darstellung des pharyngoösophagealen und gastroösophagealen Übergangs und der Nachweis weniger augenfälliger Befunde wie geringer Aspirations- und Penetrationsmengen stellen aber bisher eine Schwachstelle der dynamischen MRT dar (Anagnostara et al. 2001). Die Methode ist für Patienten, bei denen das Risiko einer Aspiration besteht, wenig geeignet. Hustenattacken würden zu massiven Bewegungsartefakten führen und mögliche pulmonale Komplikationen einer Gadoliniumaspiration sind bisher nur unzureichend untersucht. Schnelle Hilfe ist in der engen MRT-Röhre im Falle eines Erstickungsanfalls schwieriger zu leisten als bei der FEES oder VFSS. Wie bei der herkömmlichen MRT können Patienten mit elektronischen Implantaten und Personen mit Klaustrophobie nicht untersucht werden. Zudem ist das Schlucken in liegender Position wenig physiologisch und für einen Dysphagiepatienten schwierig und riskant. Erste Studien in einem offenen MRT-Scanner in sitzender Position wurden bereits durchgeführt (Honda et al. 2007). Bei diesen Geräten ist jedoch die Bildqualität infolge einer geringeren erreichbaren magnetischen Feldstärke schlechter als bei den üblichen Röhrensystemen.

Erst mit Fortschreiten der Technik hin zu einer höheren räumlichen und zeitlichen Auflösung auch in offenen Scannern kann die dynamische MRT in Zukunft eine weitere sinnvolle Option in der Diagnostik von neurogenen Dysphagien im klinischen Alltag darstellen.

## 3.7 Differenzialindikation der apparativen Dysphagiediagnostik

FEES und VFSS, die heute als komplementäre und sich ergänzende Techniken angesehen werden, stellen gemeinsam den aktuellen Goldstandard der apparativen Diagnostik neurogener Dysphagien dar (Prosiegel 2008). Grundsätzlich gilt, dass jeder Patient mit neurogener Dysphagie wenigstens einmal eine detaillierte Evaluation der Schluckfunktion mittels FEES oder VFSS erhalten sollte. Welches der beiden Verfahren im jeweiligen Fall zu bevorzugen ist, hängt von dem erwarteten Störungsmuster der neurogenen Dysphagie und der klinischen Fragestellung im Kontext der jeweiligen neurologischen Grunderkrankung ab. Gerade in neurologischen Kliniken kann es von großem Nutzen sein, wenn eigenständige Endoskopieeinheiten verfügbar sind, sodass die FEES von einem Team bestehend aus dem behandelnden Neurologen und einem Logopäden/Sprachtherapeuten durchgeführt werden können. Die FEES kann dann – wie es der Standard in der Klinik der Autoren ist –

aufgrund der leichten Verfügbarkeit, der fehlenden Strahlenbelastung und guten Verträglichkeit bei jedem Patienten mit neurogener Dysphagie als erste apparative Untersuchungsmethode gewählt und abhängig vom erhobenen Befund ggf. zielgerichtet eines oder mehrere der anderen Verfahren der apparativen Dysphagiediagnostik angewandt werden. ▶ Tabelle 3.12 fasst die wichtigsten Indikationen der einzelnen apparativen Untersuchungsmethoden zusammen.

**Tab. 3.12:** Differenzialindikationen der apparativen Verfahren zur Evaluation neurogener Dysphagien.

| Methoden der apparativen Dysphagieevaluation | Indikationen |
|---|---|
| Endoskopie (FEES) | Goldstandard: besonders geeignet zur Beurteilung von Speichelansammlungen und zur Sensibilitätsprüfung, bevorzugte Methode auf der Stroke Unit sowie der neurologischen Intensivstation |
| Videofluoroskopie (VFSS) | Goldstandard; besonders geeignet zum Nachweis intradeglutitiver Aspirationen sowie zur Beurteilung von Öffnungsstörungen des oberen Ösophagussphinkters |
| Manometrie | Öffnungsstörungen des oberen Ösophagussphinkters (insbesondere zur Indikationsstellung für eine krikopharyngeale Myotomie notwendig), ösophageale Motilitätsstörungen |
| Elektromyografie (EMG) | Biofeedback, sonst vorwiegend experimentelles Verfahren |
| Sonografie | aktuell vorwiegend experimentelles Verfahren |
| Magnetresonanztomographie (MRT) | aktuell vorwiegend experimentelles Verfahren |

# 4 Spezielle Untersuchungsbefunde neurogener Dysphagien

In diesem Kapitel werden systematisch die neurologischen Erkrankungen vorgestellt, die eine neurogene Dysphagie zur Folge haben können. Dabei werden die speziellen Befunde der apparativen Dysphagiediagnostik, die bei den unterschiedlichen Formen neurogener Dysphagien zu beobachten sind, beschrieben sowie praktische Empfehlungen für die Diagnosestellung im klinischen Alltag gegeben. Es werden nur neurologische Erkrankungen behandelt, die im Erwachsenenalter von Bedeutung sind. Zum Abschluss dieses Kapitels wird ein strukturiertes differenzialdiagnostisches Vorgehen für neurologische Patienten mit dem Leitsymptom Dysphagie aufgezeigt. Allgemeine und spezielle Therapieoptionen neurogener Dysphagien werden in ▶ Kapitel 6 dargestellt.

## 4.1 Schlaganfall

Der Schlaganfall ist mit einer jährlichen Inzidenz von etwa 180 pro 100 000 Einwohner die häufigste neurologische Erkrankung. Zu den sogenannten »First-ever-Schlaganfällen« kommen jährlich noch etwa 50 Rezidivschlaganfälle pro 100 000 Einwohner hinzu. Der Schlaganfall stellt in Deutschland und anderen westlichen Industrienationen mit ca. 11 % die dritthäufigste Todesursache dar und ist darüber hinaus die häufigste Ursache für eine erworbene Behinderung im Erwachsenenalter. Etwa 80 % aller Schlaganfälle sind auf Hirninfarkte, knapp 15 % auf intrazerebrale Blutungen zurückzuführen (Ringelstein et al. 2007).

Der akute Schlaganfall ist die häufigste Ursache neurogener Dysphagien überhaupt. Die Inzidenz der neurogenen Dysphagie beim akuten Schlaganfall beträgt in klinisch untersuchten Patientenkollektiven etwa 50 % und steigt aufgrund der höheren diagnostischen Präzision bis auf 80 %, wenn apparative Verfahren, wie FEES oder VFSS, eingesetzt werden (Martino et al. 2005). Akute Schlaganfallpatienten, die an einer neurogenen Dysphagie leiden, haben ein etwa 3-fach erhöhtes Risiko eine Pneumonie zu entwickeln. Wenn Aspirationen nachgewiesen werden, ist das Pneumonie-Risiko sogar um den Faktor 11,5 erhöht (Martino et al. 2005). Darüber hinaus ist das Vorhandensein einer Dysphagie bei akuten Schlaganfallpatienten ein unabhängiger Prädiktor für Dehydratation, Malnutrition, erhöhte Mortalität, verlängerten Krankenhausaufenthalt und schlechtes Langzeit-Outcome (Smithard et al. 1996, Mann et al. 1999, Dziewas et al. 2004, Warnecke et al. 2009c). Während sich die Schluckstörung bei einem Teil der Schlaganfallpatienten innerhalb von wenigen Tagen bis zu zwei Wochen vollständig zurückbildet (= akute schlaganfallbedingte Dysphagie), bleiben mindestens 15–25 % der Schlaganfallpatienten längerfristig dysphagisch (= chronische schlaganfallbedingte Dysphagie; Mann et al. 1999). Allgemein gilt, dass Hirnstamminfarkte hinsichtlich der Dysphagie mit einer ungünstigeren Restitutionsprognose im Vergleich zu Großhirninfarkten einhergehen. In einer Studie von Prosiegel und Mitarbeitern (2005) waren etwa 30 % der Patienten mit dorsolateralen Medullaoblongata-Infarkten, die initial eine schwere Dysphagie aufwiesen, auch noch nach Abschluss der Rehabilitationsbehandlung auf Sondenernährung angewiesen. Die klinische Schluckdiagnostik bei akuten Schlaganfallpatienten wird ausführlich in ▶ **Kapitel 5.1.1** dargestellt.

## Endoskopische Befunde

Wenn akute Schlaganfallpatienten innerhalb von 72 Stunden nach Symptombeginn auf der Stroke Unit mittels FEES untersucht werden, können bei bis zu 80 % aller Patienten mit einem NIH-SS von 3 Punkten oder höher Aspirationen und/oder Penetrationen (= erhöhtes Aspirationsrisiko) mindestens einer getesteten Nahrungskonsistenz nachgewiesen werden. Aspirationen von flüssigen und festen Nahrungskonsistenzen sind signifikant häufiger als Aspirationen von halbfesten Konsistenzen (z. B. Pudding). Mehr als zwei Drittel der Flüssigkeitsaspirationen verlaufen ohne Schutzreflex (= stille Aspirationen). Bei 7 % der akuten Schlaganfallpatienten mit einem NIH-SS von 3 Punkten oder mehr wurden in der initialen FEES während der Ruhebeobachtung Aspiration und/oder Penetration von Speichel nachgewiesen. Diese Patienten hatten ein fast 11-fach erhöhtes Risiko für die spätere Notwendigkeit einer endotrachealen Intubation (Dziewas et al. 2008 b).

Weitere klinisch relevante endoskopische Befunde, die bei akuten Schlaganfallpatienten häufig beobachtet wurden, waren Leaking von Flüssigkeit bis in die Sinus pirifor-

mes mit der Gefahr einer prä- und/oder intradeglutitiven Überlaufaspiration, ein verzögerter oder fehlender Schluckreflex sowie Residuen fester Nahrungskonsistenzen in Valleculae und/oder Sinus piriformes, die z. T. zu postdeglutitiven Aspirationen führten (Sellars et al. 1999, Warnecke et al. 2008a). Darüber hinaus wurde bei Schlaganfallpatienten als Ausdruck einer pharyngolaryngealen Hyposensibilität mittels FEESST eine Erhöhung der Reizschwelle, ab der ein definierter Luftstrom wahrgenommen wird, auf etwa 7 mmHg nachgewiesen (Aviv et al. 1996, Aviv et al. 1997).

Bei den innerhalb von 72 Stunden nach Symptombeginn untersuchten akuten Schlaganfallpatienten mit neurogener Dysphagie wurden die folgenden charakteristischen endoskopischen Störungsmuster identifiziert (▶ **Abb. 4.1**):

1. In etwa 25 % der Fälle wurde eine isolierte Störung der oralen Phase beobachtet. Hier kam es infolge von ausgeprägtem Leaking trotz zeitgerecht ausgelöstem Schluckreflex zu Aspirationen.
2. Annähernd 75 % der Patienten zeigten eine alleinige oder vorwiegende Störung der pharyngealen Phase des Schluckaktes. In dieser Patientengruppe war ein verzögerter oder fehlender Schluckreflex die Hauptursache für Aspirationen (zur endoskopischen Differenzierung von Leaking und pathologischem Schluckreflex ▶ **Kap. 3.1.5**; Warnecke et al. 2008 a).

Diese beiden Störungsmuster sind typisch für einseitige Infarkte im Schluckkortex (= kortikale Mediainfarkte) oder im Verlauf der kortikobulbären Bahnen (Corona radiata, Capsula interna, Mittelhirn, Pons). Auch für Infarkte in der vorderen Insel wurde ein vergleichbares Störungsmuster beschrieben (Riecker et al. 2009). Zudem fanden sich selbst bei Patienten mit volumenmäßig relativ kleinen Stammganglienblutungen in 76,6 % der Fälle Dysphagien, die vorwie-

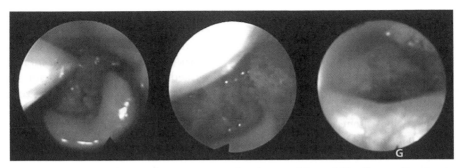

**Abb. 4.1:** Typische endoskopische Störungsmuster der akuten schlaganfallbedingten Dysphagie: Das **linke Bild** zeigt Penetration von blau gefärbtem Wasser infolge von ausgeprägtem Leaking. Das **mittlere Bild** zeigt Penetration und Aspiration von grünem Pudding aufgrund eines fehlenden Schluckreflexes. Das **rechte Bild** zeigt Penetration von Speichel infolge einer Öffnungsstörung des oberen Ösophagussphinkters.

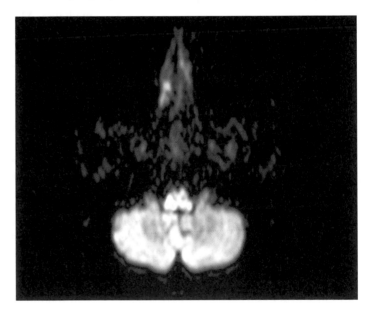

**Abb. 4.2:**
MR-tomografische Darstellung eines frischen Infarktes der dorsolateralen Medulla oblongata rechts in der diffusionsgewichteten Sequenz (DWI).
Abdruck mit freundlicher Genehmigung der Klinik für Radiologie des Universitätsklinikums Münster (Direktor: Prof. Dr. W. Heindel).

gend durch ein ausgeprägtes Leaking gekennzeichnet waren (Suntrup et al. 2012). Ein charakteristisches klinisches Syndrom, das sog. bilaterale vordere Operkulum-Syndrom oder Foix-Chavany-Marie-Syndrom, tritt bei (seltener vorkommenden) bilateralen Infarkten im Schluckkortex oder den kortikobulbären Bahnen auf. Hier kommt es typischerweise zu einer Dys- oder Anarthrie in Kombination mit einer schweren Kaustörung und einer Störung der oralen Phase des Schluckaktes bei intakter unwillkürlicher pharyngealer Phase (= automatischwillkürliche Dissoziation; Weller 1993). (3) Eine Sonderstellung nehmen Infarkte in der dorsolateralen Medulla oblongata ein (▶ Abb. 4.2). Hier liegt die Störung zwar ebenfalls in der pharyngealen Phase des Schluckaktes. Als spezifisches endoskopisches Merkmal der neurogenen Dysphagie wurde jedoch eine Öffnungsstörung des oberen Ösophagussphinkters mit Residuen vor-

Neurogene Dysphagien als Folge von Hirninfarkten oder -blutungen, die den Schluckkortex und/oder die kortikobulbären Bahnen (insbesondere in Corona radiata, Capsula interna, Pons und medialer Medulla oblongata) betreffen, sind in der Akutphase meist durch ein ausgeprägtes Leaking und/oder eine verzögerte Schluckreflextriggerung gekennzeichnet. Dagegen ist für neurogene Dysphagien als Folge von akuten Hirninfarkten oder -blutungen, die zu einer Läsion der lateralen Medulla oblongata führen, eine Öffnungsstörung des oberen Ösophagussphinkters charakteristisch. Wird in der Akutphase eines Schlaganfalls endoskopisch eine massive Ansammlung von Speichel vorwiegend in den Sinus piriformes mit Überlauf in den Larynxeingang nachgewiesen, so ist dieser Befund immer hochverdächtig auf einen dorsolateralen Medulla-oblongata-Infarkt.

## 4.2 Demenzen

In Deutschland sind derzeit etwa 1 Million Menschen an einer Demenz erkrankt. Mit zunehmendem Lebensalter steigt die Prävalenz exponentiell an (Förstl 2009). Im Verlauf von Demenzerkrankungen treten neurogene Dysphagien häufig auf, genaue Daten zur Prävalenz und Inzidenz liegen jedoch nicht vor. Neurogene Dysphagien sind bei dementen Patienten ein Risikofaktor für das Auftreten von Aspirationspneumonien, die eine häufige Todesursache in dieser Krankheitsgruppe darstellen (Förstl 2009).

### 4.2.1 Demenz vom Alzheimertyp

Die Demenz vom Alzheimertyp (AD) ist die häufigste Demenzform (etwa zwei Drittel aller dementen Patienten). Sie ist klinisch durch ein kortikales Demenzsyndrom mit Neugedächtnisstörung, visuell-räumlichen Verarbeitungsstörungen sowie zunehmender Sprachstörung gekennzeichnet (Förstl 2009).

FEES-Studien zur neurogenen Dysphagie bei Patienten mit Alzheimer-Demenz sind bislang nicht publiziert. In einigen wenigen VFSS-Studien wurden radiologische Charakteristika der AD-assoziierten neurogenen Dysphagie untersucht. In einer prospektiven Fallserie, in die 25 Patienten mit mittelschwerer bis schwerer Alzheimer-Demenz eingeschlossen wurden, fanden sich bei 28,6 % der AD-Patienten Aspirationen. Eine vollständig normale Schluckfunktion wurde lediglich bei vier Studienteilnehmern nachgewiesen. Es zeigte sich eine Assoziation der Schluckstörungen mit der Krankheitsdauer (Horner et al. 1994).

In einer retrospektiven VFSS-Studie wurden die Störungsmuster der AD-bedingten Dysphagie und der Dysphagie infolge einer vaskulären Demenz verglichen. Die Alzheimer-Patienten erreichten einen mittleren Mini-Mental-Score von 9,15 Punkten, was einer schweren Demenz entspricht. Das Durchschnittsalter betrug ca. 74 Jahre. Häufige Befunde, die sich bei mehr als einem Drittel der Alzheimer-Patienten fanden, waren orale Residuen, eine auf über 5 Sekunden verlängerte orale Transitzeit, pharyngeale Residuen, ein verzögerter Schluckreflex, eine verminderte Kehlkopfelevation sowie Penetrationen. Aspirationen zeigten sich bei 13,3 % der AD-Patienten. Alle Aspirationen waren symptomatisch, stille Aspirationen wurden in der Alzheimer-Gruppe nicht nachgewiesen. Im Vergleich mit der Gruppe der Patienten mit vaskulärer Demenzen fand sich bei den Alzheimer-Patienten signifikant häufiger ein verlängerter oraler Transport von Flüssigkeit (Suh et al. 2009). Diese Beobachtung weist möglicherweise auf eine orale Wahrnehmungsstörung bei Alzheimer-Patienten hin, die als sensorisches kortikales Symptom interpretiert werden kann (»orotaktile Agnosie«; Suh et al. 2009). Veränderungen der Schluckparameter ließen sich in einer VFSS-Studie mit kleiner Fallzahl (n = 10) bereits im Frühstadium der Alzheimer-Demenz nachweisen. Im Vergleich zu gesunden Kontrollprobanden fanden sich bei Patienten mit leichtgradiger Demenz vom Alzheimertyp folgende signifikante Unterschiede: verlängerter oraler Transport fester Konsistenzen, verlängerte Kehlkopfelevation beim Schlucken von Flüssigkeit sowie verlängerte Gesamtschluckdauer für Flüssigkeit. Aspirationen zeigten sich in der Patientengruppe nicht (Priefer et al. 1997).

Zusammengefasst deuten die Ergebnisse der bisherigen VFSS-Studien darauf hin, dass die AD-bedingte Dysphagie klinisch vorwiegend durch eine Störung der oralen Phase sowie durch eine eingeschränkte Kontrolle des Übergangs von oraler zu pharyngealer Phase gekennzeichnet ist. Pathophysiologisch spielt dabei wahrscheinlich die Beeinträchtigung der sensorischen und motorischen kortikalen Kontrolle des Schluckaktes eine bedeutende Rolle. Diese Hypothese wird durch eine rezente fMRT-Studie unterstützt, in der 13 Alzheimer-Patienten im Frühstadium ohne klinische Dysphagiesymptome mit elf gesunden Kontrollprobanden verglichen wurden. Videofluoroskopisch fanden sich bei den subjektiv nicht dysphagischen Alzheimer-Patienten eine signifikant verlängerte Zeit des Kehlkopfverschlusses sowie ein verminderter Bewegungsumfang des Kehlkopfs. Im fMRT wurde bei diesen Alzheimer-Patienten als Korrelat der subklinischen Dysphagie eine

signifikant reduzierte neuronale Aktivität im kortikalen Schlucknetzwerk nachgewiesen (= primärer sensomotorischer Kortex und frontales Operkulum; Humbert et al. 2010).

## 4.2.2 Vaskuläre Demenz

Zerebrale Durchblutungsstörungen sind nach Schätzungen in Europa und Nordamerika für 10–30 % aller demenziellen Entwicklungen verantwortlich. Klinisch kommt es zu einem subkortikalen Demenzsyndrom mit Erschöpfbarkeit, Verlangsamung, Aufmerksamkeitsstörung und Antriebsminderung. Weitere charakteristische Symptome sind die apraktische (»frontale«) Gangstörung sowie Harninkontinenz. Ursachen und Erscheinungsbild der vaskulären Demenzen (VD) sind vielfältig: strategische Hirninfarkte, zerebrale Mikroangiopathie und lakunäre Infarkte, Hirnblutungen, Amyloidangiopathie, genetische Formen, z. B. CADASIL (= cerebral autosomal dominant arteriopathy with subcortical infarcts and leukoencephalopathy) oder entzündliche Formen, z. B. Vaskulitiden (Förstl 2009).

Methodisch gute Studien, in denen durch vaskuläre Demenzen bedingte neurogene Dysphagien systematisch mittels apparativer Verfahren evaluiert wurden, sind rar. In einer Publikation wurden videofluoroskopische Charakteristika des Schluckens bei Patienten mit vaskulärer Demenz im Vergleich zu Patienten mit einer Demenz vom Alzheimertyp untersucht. Das mittlere Alter der VD-Patienten betrug etwa 72 Jahre, der mittlere Punktwert im Mini-Mental-Status 10,5. Die folgenden Befunde fanden sich bei mehr als einem Drittel aller VD-Patienten: Störung der Bolusformung und des Kauens, pharyngeale Residuen, verzögerter Schluckreflex, verminderte Kehlkopfelevation, verminderte Epiglottisinversion, Penetration und Aspiration. Ein Drittel der VD-Patienten wies stille Aspirationen auf. Im Vergleich zu den Alz-

Manor et al. 2007). Der Fragebogen (engl.: swallowing disturbance questionnaire, SDQ) umfasst insgesamt 15 Fragen zur Schluckfunktion; aus den Antworten wird ein Punktwert ermittelt. Ein Punktwert von 11 oder höher war in dieser Studie assoziiert mit dem endoskopischen Nachweis einer parkinsonbedingten Dysphagie (Manor et al. 2007).

In der Klinik der Autoren erhalten IPS-Patienten, die eines der folgenden anamnestischen oder klinischen Kriterien aufweisen und damit ein erhöhtes Risiko für das Vorhandensein einer IPS-bedingten Dysphagie tragen, zunächst eine endoskopische Schluckuntersuchung und abhängig von den erhobenen Befunden im Anschluss ggf. eine weitere apparative Zusatzdiagnostik: (1) subjektive Angabe einer Schluckstörung oder andere anamnestische Hinweise auf eine Schluckstörung, insbesondere Pneumonie oder Fieber ungeklärter Ätiologie, (2) relevanter Gewichtsverlust oder BMI < 20 kg/m$^2$, (3) Hoehn-und-Yahr-Stadium 3 oder höher, (4) Hypersalivation bzw. Sialorrhoe.

## Endoskopische Befunde

In eine prospektiven FEES-Studie wurden 15 IPS-Patienten im fortgeschrittenen Stadium eingeschlossen. Das mittlere Alter betrug etwa 68 Jahre, die mittlere Kranheitsdauer 13,5 Jahre und das mittlere Hoehn-und-Yahr-Stadium 4. Insgesamt fanden sich Aspirationen mindestens einer Nahrungskonsistenz bei 7 (46,7 %) und Penetrationen bei 10

(66,7 %) der Patienten. Die häufigsten pathologischen Befunde waren Leaking (86,7 %) sowie Residuen in den Valleculae (80 %; Warnecke et al. 2010c). ► **Abbildung 4.3** zeigt den typischen endoskopischen Befund einer beginnenden IPS-bedingten bradykinetischen Dysphagie mit Brotresiduen in den Valleculae.

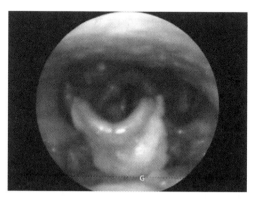

**Abb. 4.3:** Beginnende IPS-bedingte bradykinetische Dysphagie.
Leicht- bis mittelgradige Brotresiduen in den Valleculae (67-jähriger Patient, Hoehn-und-Yahr-Stadium 3).

In einer weiteren Studie wurde die Häufigkeit von Speichelpenetration und -aspiration bei 28 IPS-Patienten mit Hypersalivation mittels FEES untersucht (mittleres Alter 67 Jahre, mittlere Krankheitsdauer etwa 8 Jahre, mittleres Hoehn-und-Yahr-Stadium 2,5). Bei 10,7 % der IPS-Patienten wurde eine stille Speichelaspiration nachgewiesen, 28,6 % der Patienten zeigten eine stille Speichelpenetration nahe der Stimmlippen. Als mögliche Ursache für diese Befunde wurden

Die IPS-assoziierte oropharyngeale Dysphagie kann sowohl ein motorisches als auch ein nichtmotorisches Symptom sein oder (sehr häufig sogar) eine Kombination aus beiden darstellen: Leaking und Residuen resultieren meist aus einer motorischen Störung, stille Penetrationen und Aspirationen dagegen aus einer sensorischen Störung des Schluckaktes. Dieser Umstand wird in vielen Publikationen bislang leider nicht ausreichend berücksichtigt.

eine Hypästhesie der laryngealen Strukturen sowie ein Fehlen von Schutzreflexen angenommen (Rodrigues et al. 2011).

## Radiologische Befunde

Abnormitäten des Schluckaktes wurden bei 75–97 % aller mittels VFSS untersuchten IPS-Patienten nachgewiesen (Pfeiffer 2003, Pfeiffer 2011). Aspirationen zeigten sich bei 15–56 % der Patienten. Posteriores Leaking und pharyngeale Residuen (Valleculae > Sinus piriformis) waren in Übereinstimmung mit den endoskopischen Studien die häufigsten Befunde und bei etwa der Hälfte aller Patienten nachweisbar (Leopold et al. 1996, Leopold et al. 1997a). Zusätzlich zeigten sich bei einigen IPS-Patienten Öffnungsstörungen des oberen Ösophagussphinkters, die allerdings meist aus einem verminderten pharyngealen Druck während des Schluckens resultierten und nur selten primäre Folge einer Dysfunktion der krikopharyngealen Muskulatur mit gestörter Muskelrelaxation waren (Pfeiffer 2003, Pfeiffer 2011). In einer rezenten Studie konnte außerdem gezeigt werden, dass bei IPS-Patienten das Ausmaß des Speichelflusses mit dem Schweregrad der Dysphagie korreliert: Je schwerer die Dysphagie desto stärker ausgeprägt ist der Speichelfluss (Nobrega et al. 2008). Darüber hinaus wurden mittels VFSS bei IPS-Patienten spezielle Störungen der oralen und ösophagealen Phase des Schluckaktes nachgewiesen. In der oralen Phase zeigten sich als direkte Folge von Rigor, Bradykinese und Tremor von Zunge und oraler Muskulatur Störungen der Bolusformung, orale Residuen, repetitive Pumpbewegungen der Zunge, eine verzögerte Initiierung des Schluckaktes sowie fragmentiertes Schlucken (»piecemeal deglutition«; Leopold et al. 1996, Pfeiffer 2011). In der ösophagealen Phase konnten als häufige Befunde eine Dysmotilität mit verzögerter Transportfunktion, eine fehlende Peristaltik, tertiäre Kontraktionen (= diffuser Ösophagusspasmus) und eine inverse Peristaltik detektiert werden (Leopold et al. 1997a).

> Typische Symptome in der oralen Phase der IPS-bedingten Dysphagie sind repetitive Pumpbewegungen der Zunge, orale Residuen sowie eine Bolusfragmentierung. Das Ausmaß des vermehrten Speichelflusses korreliert mit dem Schweregrad der IPS-bedingten Dysphagie.

## Manometrische Befunde

In einer Studie wurden 22 IPS-Patienten im Alter zwischen 50 und 84 Jahren mittels Ösophagusmanometrie untersucht (5 Frauen, 17 Männer); Störungen der ösophagealen Funktion wurden bei 16 dieser Patienten (73 %) nachgewiesen. Der häufigste pathologische Befund war ein diffuser Ösophagusspasmus (10 Patienten). Eine fehlende Peristaltik fand sich bei drei Patienten. Diese ösophagealen Funktionsstörungen korrelierten weder mit dem Krankheitsstadium nach Hoehn und Yahr noch mit der Krankheitsdauer (Castell et al. 2001). Im gleichen Patientenkollektiv wurden außerdem bei sechs Patienten (27 %) repetitive, spontane Kontraktionen des proximalen Ösophagus gefunden, wie sie auch bei Patienten mit Achalasie auftreten können (Johnston et al. 2001). In einer anderen Studie wurde mithilfe der Ösophagusmanometrie bei vier von 19 IPS-Patienten eine unzureichende Erschlaffung des oberen Ösophagussphinkters nachgewiesen, obwohl sich videofluoroskopisch eine unauffällige Öffnung des oberen Ösophagussphinkters gezeigt hatte (Ali et al. 1996).

Auch ösophageale Dysphagien können bei IPS-Patienten vorkommen, am häufigsten findet sich ein diffuser Ösophagusspasmus. Primäre Öffnungsstörungen des oberen Ösophagussphinkters kommen bei IPS-Patienten nur selten vor.

## Elektromyografische Befunde

In einer Studie wurden 58 IPS-Patienten (20 Frauen, 38 Männer) im Alter zwischen 43 und 80 Jahren mittels submentalem EMG untersucht. Klinisch waren die Patienten überwiegend leicht- bis mittelgradig betroffen (Hoehn-und-Yahr-Stadium I–III). Als wesentliche Ergebnisse fanden sich eine verzögerte Triggerung des Schluckreflexes, eine erhebliche Verlängerung der pharyngealen Phase sowie elektromyografische Normalbefunde der krikopharyngealen Muskulatur (Ertekin et al. 2002). Eine weitere EMG-Studie untersuchte die Schluckfunktion von 28 IPS-Patienten (acht Frauen, 20 Männer) im Alter zwischen 48 und 84 Jahren jeweils in der On-Phase. Als Folge eines bradykinetischen Schluckaktes zeigten sich Verlängerungen der EMG-Aktivität der suprahyoidalen/submentalen Muskulatur, der laryngopharyngealen Muskelaktivität, des Zeitintervalls zwischen Beginn der oralen und Beginn der pharyngealen Muskelaktivität sowie der Schluckreaktionszeit. Der Dysphagie-Schweregrad korrelierte positiv sowohl mit der Krankheitsdauer als auch mit dem UPDRS III (Unified Parkinson's Disease Rating Scale, Teil III = Motorische Untersuchung). Eine verkürzte Relaxation der krikopharyngealen Muskulatur fand sich lediglich bei zwei der 28 IPS-Patienten (Alfonsi et al. 2007).

## Digitales Phagometer

Unter Anwendung eines sog. digitalen Phagometers, das mit einem piezoelektrischen Sensor die Anzahl der Kehlkopfbewegungen misst, wurde bei 21 IPS-Patienten die spontane Schluckfrequenz gemessen und mit der von 21 gesunden Kontrollprobanden verglichen. Die spontane Schluckfrequenz war bei den IPS-Patienten signifikant vermindert (0,8 vs. 1,18 Schluckakte pro Minuten; p < 0,05). Für das Trinken von 200 ml Wasser benötigten die IPS-Patienten durchschnittlich länger. Um die gestörte Schluckfunktion zu kompensieren, erhöhten die IPS-Patienten dabei die Schluckfrequenz und reduzierten das Volumen pro Schluckakt (Pehlivan et al. 1996).

Der vermehrte Speichelfluss resultiert beim IPS meist nicht aus einer vermehrten Speichelproduktion, sondern aus einer verminderten Spontanschluckfrequenz und/oder einer oropharyngealen Dysphagie mit verminderter Fähigkeit zum Abschlucken des Speichels.

## Atypische Parkinson-Syndrome

Zu den im Vergleich zum IPS wesentlich seltener vorkommenden atypischen Parkinson-Syndromen, bei denen es sich ebenfalls um neurodegenerative Erkrankungen handelt, gehören die progressive supranukleäre Paralyse (PSP), die Multisystematrophie (MSA) sowie die kortikobasale Degeneration (CBD). Neurogene Dysphagien treten bei diesen Erkrankungen häufiger und wesentlich früher im Krankheitsverlauf als beim IPS auf (O'Sullivan et al. 2008, Litvan et al. 1996).

## Progressive supranukleäre Paralyse

Die progressive supranukleäre Paralyse (PSP) weist im Alter zwischen 50 und 99 Jahren eine Inzidenz von 5/100 000 auf; die Prävalenz beträgt etwa 6/100 000. Klinisch ist die PSP charakterisiert durch ein symmetrisches, axial betontes, akinetisch-rigides Syndrom, eine vertikale, supranukleäre Blickparese, früh im Krankheitsverlauf auftretende Stürze sowie kognitive Störungen (Schwarz et al. 2007). Es werden fünf klinische Subtypen unterschieden: (1) Richardson-Syndrom (PSP-RS, klassische Ausprägung der PSP), (2) PSP vom Parkinson-Typ (PSP-P, klinischer Beginn ähnlich wie beim IPS), (3) PSP mit Akinese und Freezing (PSP-PAGF), (4) PSP mit kortikobasalem Syndrom (PSP-CBS), (5) PSP mit progredienter nicht flüssiger Aphasie (PSP-PNFA; Williams et al. 2009). Bis zu 80 % aller PSP-Patienten entwickeln im Krankheitsverlauf eine neurogene Dysphagie. Bei 16 % der PSP-Patienten ist die Dysphagie ein Initialsymptom (Litvan et al. 1996). Durchschnittlich bemerken PSP-Patienten 42 Monate nach Krankheitsbeginn Symptome einer Schluckstörung (Müller et al. 2001, Warnecke et al. 2010 c). Zu diesem Zeitpunkt beträgt die durchschnittliche Lebenserwartung noch 18 Monate (Müller et al. 2001). Ein frühzeitiges Auftreten der Dysphagie ist mit einer schlechteren Prognose assoziiert. Pneumonien stellen die häufigste unmittelbare Todesursache dar (Litvan et al. 1996). Im Unterschied zu den IPS-Patienten werden Dysphagiesymptome von PSP-Patienten oft adäquat wahrgenommen und können mittels standardisierter Dysphagie-Fragebögen erfasst werden (Litvan et al. 1997). Ein spezifisches klinisches Testverfahren für die PSP-bedingte Dysphagie existiert nicht. Ob sich die Dysphagie bei den verschiedenen klinischen Subtypen der PSP unterscheidet, ist bislang nicht untersucht worden.

## Endoskopische Befunde

In einer prospektiven Studie wurde die Schluckfunktion von 18 konsekutiven PSP-Patienten mittels FEES untersucht. Das mittlere Krankheitsalter der PSP-Patienten betrug 70 Jahre, die mittlere Krankheitsdauer 3,5 Jahre und das durchschnittliche Hoehn-und-Yahr-Stadium 3,5. Im motorischen Teil der Unified Parkinson's Disease Rating Scale (UPDRS III) erzielten die Patienten einen mittleren Punktwert von 37,5 (Warnecke et al. 2010 c). Die endoskopische Evaluation zeigte Beeinträchtigungen aller wesentlichen Parameter der Schluckfunktion. Dabei waren die am häufigsten beobachteten pathologischen Befunde ausgeprägtes Leaking, verzögerter Schluckreflex sowie Residuen in Valleculae und Sinus piriformes. Penetration und Aspiration traten am häufigsten beim Schlucken von Flüssigkeit und signifikant seltener bei halbfesten und festen Nahrungskonsistenzen auf. Insgesamt wurden Penetration bei 12 (67 %) und Aspirationen bei fünf (28 %) PSP-Patienten nachgewiesen. Ein relevanter Speichelaufstau im Hypopharynx zeigte sich bei etwa 20 % der PSP-Patienten. Ein besonderes endoskopisches Merkmal von PSP-Patienten im frühen Krankheitsstadium (definiert als Krankheitsdauer < 3 Jahre) war ausgeprägtes Leaking von Flüssigkeit mit der Gefahr der prädeglutitiven Aspiration (Nachweis mit dem endoskopischen Test der oralen Boluskontrolle, ▶ Kap. 3.1.5). Der endoskopisch ermittelte Schweregrad der PSP-bedingten Dysphagie korrelierte positiv mit der Krankheitsdauer, dem Hoehn-und-Yahr-Stadium, der allgemeinen motorischen Beeinträchtigung sowie dem Ausmaß der kognitiven Defizite. Eine Korrelation mit dem Schweregrad der Dysarthrie fand sich nicht (Warnecke et al. 2010 c).

## Radiologische Befunde

Im Jahr 1997 wurden drei VFSS-Studien publiziert, in denen das Störungsmuster der PSP-bedingten Dysphagie untersucht wurde (Litvan et al. 1997, Johnston et al. 1997, Leopold et al. 1997b). ▸ Tabelle 4.1 fasst wesentliche klinischen Daten der in diese Studien eingeschlossenen PSP-Patienten zusammen.

**Tab. 4.1:** VFSS-Studien zur PSP-bedingten Dysphagie.

| | n | Geschlecht (m/w) | mittleres Alter (Jahre) | mittlere Krankheits-dauer (Jahre) | mittleres Hoehn und Yahr Stadium | UPDRS III (Punkte) | Aspirationen (%) |
|---|---|---|---|---|---|---|---|
| Litvan et al. | 27 | 18/9 | 64,9 | 4,3 | 3,4 | n. a. | 19 |
| Johnston et al. | 7 | 5/2 | 69,21 | 7 | 4 | n. a. | 0 |
| Leopold und Kagel | 10 | 7/3 | 70,9 | 4,1 | 2,1 | 20,6 | 0 |

Aspirationen fanden sich bei maximal 19 % aller untersuchten PSP-Patienten. Ein häufiger pathologischer Befund in allen drei Studien waren Residuen in den Valleculae, seltener zeigten sich auch Residuen in den Sinus piriformes. In der Studie mit der höchsten Patientenzahl (n = 27), die von Litvan und Mitarbeitern (1997) durchgeführt wurde, waren eine verzögerte Auslösung des Schluckreflexes, eine gestörte Zungenmotilität sowie ein vorzeitiges Bolusabgleiten in den Pharynx weitere Befunde. Als wesentliche Störungen der ösophagealen Schluckphase zeigten sich Reflux und tertiäre Kontraktionen (= diffuser Ösophagusspasmus). Auch unter den radiologisch untersuchten PSP-Patienten wiesen einige eine neurogene Dysphagie ohne klinisch relevante Dysarthrie auf (Litvan et al. 1997).

## Manometrische Befunde

Johnston und Mitarbeiter (1997) untersuchten ihre sieben PSP-Patienten zusätzlich mittels pharyngoösophagealer Manometrie (▸ Tab. 4.1). Als häufige pathologische Befunde wurden ein diffuser Ösophagusspasmus sowie eine inadäquate Erschlaffung des oberen Ösophagussphinkters während des Schluckaktes nachgewiesen.

## Elektromyografische Befunde

In einer Studie wurde bei neun PSP-Patienten der Schluckakt elektromyografisch untersucht (vier Männer, fünf Frauen; mittleres Alter 71 Jahre, mittlere Krankheitsdauer vier Jahre, mittlerer UPDRS III 41 Punkte). Als Hinweis auf eine Bradykinese des Schluckens wurde eine Verlängerung der pharyngolaryngealen Muskelaktivität nachgewiesen. Als Hauptunterscheidungsmerkmal zu IPS-Patienten fand sich bei allen PSP-Patienten eine fehlende elektrische Stille in der krikopharyngealen Muskulatur (Alfonsi et al. 2007).

## Sonografische Befunde

Mittels Ultraschall konnte gezeigt werden, dass PSP-Patienten beim Trinken von Wasser signifikant weniger konsekutive Schlucke schaffen. Darüber hinaus waren die einzelnen Schlucke erheblich verlängert (Litvan et al. 1997).

> Ein Leaking von Flüssigkeiten ist ein Frühsymptom der PSP-bedingten Dysphagie. Weil der Schweregrad von Dysphagie und Dysarthrie bei PSP-Patienten oft nicht korreliert, muss auch bei nicht-dysarthrischen PSP-Patienten eine sorgfältige Dysphagiediagnostik erfolgen.

## Multisystematrophie

Die Multisystematrophie (MSA) weist eine Prävalenz von 5–10/100 000 und eine Inzidenz von 0,5/100 000/Jahr auf. Klinisch ist die MSA durch ein symmetrisches akinetisch-rigides Parkinson-Syndrom, zerebelläre Symptome, Pyramidenbahnsymptome sowie autonome Störungen gekennzeichnet. Je nach vorherrschenden Symptomen werden ein Parkinson-Typ (MSA-P) sowie ein zerebellärer Typ (MSA-C) unterschieden (Schwarz et al. 2007). Im Krankheitsverlauf entwickeln mehr als 70 % aller MSA-Patienten eine neurogene Dysphagie (Higo et al. 2005, O'Sullivan et al. 2008). MSA-Patienten bemerken durchschnittlich 67 Monate nach Kranheitsbeginn Symptome einer Dysphagie, die mittlere Lebenserwartung beträgt zu diesem Zeitpunkt noch 15 Monate (Müller et al. 2001).

## Endoskopische Befunde

Studien, in denen systematisch endoskopische Merkmale der MSA-bedingten Dysphagie untersucht wurden, liegen bislang nicht vor. Nach klinischer Erfahrung der Autoren ist das endoskopische Störungsmuster der MSA-bedingten neurogenen Dysphagie dem von IPS-Patienten nicht unähnlich. Während der endoskopischen Evaluation von MSA-Patienten kommt allerdings der Beurteilung der Stimmlippenbeweglichkeit große Bedeutung zu, da Stimmlippenparesen (z. T. mit daraus resultierendem inspiratorischen Stridor) im Unterschied zum IPS häufiger vorkommen und im fortgeschrittenen Krankheitsstadium in Einzelfällen zur Aufrechterhaltung der Atemfunktion eine Tracheotomie notwendig werden lassen (Higo et al. 2003).

## Radiologische Befunde

In eine VFSS-Studie wurden 29 MSA-Patienten eingeschlossen (16 Männer, 13 Frauen; 22 MSA-C, 7 MSA-P; mittlere Krankheitsdauer 5,2 Jahre). Aspirationen wurden bei 21,2 % der untersuchten MSA-Patienten nachgewiesen. Die häufigsten pathologischen Befunde waren verzögerter Bolustransport von der Mundhöhle zum Pharynx (72,7 %), insuffiziente Zungengrundbewegung (54,5 %), gestörte Boluskontrolle in der Mundhöhle (48,5 %) und eine verlangsamte Aufwärtsbewegung des Larynx (39,3 %). Seltener kamen dagegen insuffiziente Pharynxkonstriktion (33,3 %), Residuen im Sinus piriformis (27,2 %) sowie eine gestörte Öffnung des oberen Ösophagussphinkters (15,2 %) vor (Higo et al. 2003). In einer anderen VFSS-Studie wurde der mögliche Zusammenhang von im Krankheitsverlauf auftretender beidseitiger Stimmlippenparese mit der Schluckfunktion bei 36 MSA-Patienten (21 Männer, 15 Frauen; 28 MSA-C, 8 MSA-P) untersucht. Ein statistischer Zusammenhang zwischen dem Vorhandensein einer Stimmlippenparese und einer neurogenen Dysphagie konnte nicht gefunden werden (Higo et al. 2003). MSA-Patienten mit beideiger Stimmlippenparese leiden also nicht notwendigerweise an einer schweren Dysphagie. In einer weiteren VFSS-Studie wurden ausschließlich MSA-Patienten mit im Vordergrund stehenden zerebellären Symptomen (= MSA-C) untersucht. Die Patienten wurde nach der Krankheitsdauer in drei Gruppen eingeteilt: A 1–3 Jahre, B 4–6 Jahre, C > 7 Jahre. Infolge der zerebellären Dysfunktion zeigte sich in der frühen Krankheitsphase vorwiegend ein verzögerter oraler Transport von der Mundhöhle in den Pharynx, der durch eine gestörte Zungenkoordination bedingt war. Mit zunehmender Entwicklung von Parkinson-Symptomen in der mittleren und späten Krankheitsphase trat eine gestöre orale Boluskontrolle hinzu. Die pharyngeale Phase wurde in der frühen Krankheitsphase durch die zerebellären Symptome kaum beeinträchtigt. Erst in der mittleren und späten Krankheitsphase wurden bei 30–40 % der Patiention eine gestörte Larynxelevation sowie eine gestörte Pharynxkontraktion nachgewiesen. Eine Öffnungsstörung des oberen Ösophagussphinkters fand sich in keiner der drei Krankheitsphasen. In der mittleren Krankheitsphase wurden Aspirationen bei 27,3 %, in der späten Krankheitsphase bei 14,3 % der MSA-Patienten nachgewiesen (Higo et al. 2005).

## Manometrische Befunde

In einer Studie wurden 13 MSA-Patienten mittels Videomanometrie untersucht. Im Vergleich zur gesunden Kontrollgruppe wurden während des Schluckaktes signifikant verminderte oropharyngeale und hypopharyngeale Drücke (73,9 und 85,3 vs. 109,4 und 115,5 mmHg) nachgewiesen. Bei 60 % der MSA-Patienten mit einer Krankheitsdauer von mehr als fünf Jahren zeigte sich zudem eine unvollständige Erschlaffung des oberen Ösophagussphinkters (Higo et al. 2003). Bereits in einer älteren manometrischen Studie hatte sich eine unvollständige Erschlaffung des oberen Ösophagussphinkters als ein Spätsymptom der MSA-bedingten Dysphagie erwiesen (Kurihara et al. 1993).

## Elektromyografische Befunde

In einer Studie von Alfonsi et al. (2007) wurde die Schluckfunktion von neun Patienten mit MSA-P (6 Männer, 3 Frauen; mittleres Alter 65 Jahre; mittlere Krankheitsdauer 3,8 Jahre; mittlerer UPDRS III Punktwert 38 Punkte) elektromyografisch untersucht. Als Hinweis auf eine Bradykinese des Schluckens fand sich eine Verlängerung der pharyngolaryngealen Muskelaktivität. Als Hauptunterscheidungsmerkmal zu IPS-Patienten zeigte sich bei den MSA-P-Patienten eine fehlende elektrische Stille in der krikopharyngealen Muskulatur.

> Der Nachweis einer anderweitig nicht erklärbaren ein- oder beidseitigen Stimmlippenparese bei einem Patienten mit diagnostisch noch nicht sicher zugeordnetem Parkinson-Syndrom kann auf das Vorliegen einer MSA hinweisen. Stimmlippenparesen sind bei MSA-Patienten aber nicht notwendigerweise mit einer neurogenen Dysphagie assoziiert.

## Kortikobasale Degeneration

Die kortikobasale Degeneration (CBD) ist eine seltene Erkrankung, sichere Daten zur Prävalenz und Inzidenz liegen nicht vor. Klinische Merkmale sind ein ausgeprägt asymmetrisches hypokinetisch-rigides Syndrom, eine einseitige ideomotorische Apraxie, ein irregulärer Halte- und Aktionstremor, fokale Dystonien sowie eine frontale bzw. subkortikale Demenz. Charakteristisch ist außerdem das sog. Alien-hand/limb-Phänomen (die eigene Hand bzw. der eigene Arm wird vom Patienten als fremd erlebt; Schwarz et al. 2007). Die Häufigkeit neurogener Dysphagien bei CBD-Patienten ist unbekannt. In einer Studie, in die 13 neuropathologisch bestätigte CBD-Fälle eingeschlossen wurden, zeigte sich, dass 31 % der CBD-Patienten nach einer durchschnittlichen Krankheitsdauer von 64 Monaten über Symptome einer Schluckstörung geklagt hatten. Die mittlere Überlebenszeit betrug nach Beginn der Dysphagie 49 Monate und war damit die längste im Vergleich zu allen anderen Parkinson-Syndromen. Als Ursache der neurogenen Dysphagie wurde bei den CBD-Patienten nicht die extrapyramidalmotorische Störung, sondern die im Verlauf auftretende bulbäre Dysfunktion angenommen (Müller et al. 2001). Nach klinischer Erfahrung der Autoren kommen bei CBD-Patienten aber auch bradykinetische Dysphagien vor, die der IPS-bedingten Dysphagie ähnlich sind. Systematische Untersuchungen der CBD-bedingten Dysphagie mittels FEES liegen bislang allerdings nicht vor.

### Radiologische Befunde

In einer VFSS-Studie wurde die Schluckfunktion von 15 klinisch diagnostizierten CBD-Patienten untersucht (acht Männer, sieben Frauen; mittleres Alter 68,1 Jahre, mittlere Krankheitsdauer 54,8 Monate). Dabei fanden sich Störungen der oralen, pharyngealen und ösophagealen Phase des Schluckaktes. Nur zwei CBD-Patienten wiesen radiologisch keinerlei Beeinträchtigungen des Schluckvorganges auf. Die häufigsten pathologischen Befunde in der oralen Phase waren fragmentiertes Schlucken (»piecemeal deglutition«), verzögerte Initiierung des Schluckreflexes, exzessive Zungenbewegungen und ein gestörter oraler Transport. In der pharyngealen Phase waren Residuen in den Valleculae der häufigste pathologische Befund, Residuen im Sinus piriformis fanden sich dagegen selten. Penetrationen wurden bei 28,6 % und Aspirationen bei 14,3 % der CBD-Patienten nachgewiesen. Als ösophageale Störungen zeigten sich bei jeweils etwa einem Drittel der CBD-Patienten Reflux sowie ösophageale Motilitätsstörungen (Frattali et al. 2000).

> Aufgrund der unzureichenden Datenlage kann derzeit nicht beurteilt werden, ob es sich bei der CBD-bedingten Schluckstörung phänomenologisch häufiger um eine bulbäre oder um eine extrapyramidalmotorische Dysphagie handelt.

## 4.3.2 Chorea

### Chorea Huntington

Die Chorea Huntington ist eine autosomal-dominant vererbte, extrapyramidalmotorische Erkrankung, bei der sich auf dem kurzen Arm von Chromosom 4 im Huntington-Gen eine pathologische Erhöhung der CAG-Trinukleotid-Wiederholungen findet. Klinisch kommt es um das 35.–50. Lebensjahr (Streubreite 1.–7. Dekade) zu choreatischen Hyperkinesen sowie psychischen und kognitiven Störungen. Im Verlauf können Athetose, Ballismus, Dystonie, Tremor, Myoklonien und Parkinsonismus hinzutreten. Die Prävalenz beträgt 4–8/100 000. Die Überlebenzeit nach Diagnosestellung wird durchschnittlich mit 15–20 Jahre angegeben (Weindl et al. 2005). Eine neurogene Dysphagie tritt im Krankheitsverlauf der Huntington-Krankheit sehr häufig auf, genaue Daten zur Prävalenz liegen allerdings bislang nicht vor (Heemskerk et al. 2011). Es ist auch unbekannt, in welchem Stadium der Huntington-Erkrankung die Dysphagie klinisch manifest wird; es sind jedoch Einzelfälle beschrieben, in denen die Dysphagie sogar das Initialsymptom war (Mochizuki et al. 1999). Die fortgeschrittene huntington-bedingte Dysphagie kann zu akuter Atemnot sowie zu Aspirationspneumonien führen, welche die häufigste Todesursache darstellen (Edmonds 1966). Darüber hinaus trägt die

Dysphagie wahrscheinlich wesentlich zu Malnutrition und Gewichtsverlust der Huntington-Patienten bei (Trejo et al. 2004). Huntington-Patienten neigen dazu, ihre Beeinträchtigungen beim Schlucken zu unterschätzen (Kagel et al. 1992). Deshalb ist eine ausführliche klinische Untersuchung sowie eine apparative Zusatzdiagnostik von großer Bedeutung und sollte in regelmäßigen Intervallen wiederholt werden. Laryngoskopisch wurden bei einigen Huntington-Patienten irreguläre Stimmlippenbewegungen während der Atmung nachgewiesen (sog. Stimmlippen-Chorea; Leopold et al. 1985). Eine systematische Untersuchung zum endoskopischen Störungsmuster der huntingtonbedingten Dysphagie liegt bislang nicht vor.

### Radiologische Befunde

In zwei Beobachtungsstudien und zwei Fallberichten wurde die huntingtonbedingte Dysphagie mittels VFSS untersucht (Leopold et al. 1985, Kagel et al. 1992, Mochizuki et al. 1999, Hamakawa et al. 2004). Es fanden sich Störungen der oralen Vorbereitungsphase, der oralen sowie auch der pharyngealen Phase. In der oralen Vorbereitungsphase waren die häufigsten pathologischen Befunde schnelle und impulsive Nahrungszerkleinerung sowie verminderte Zungenkontrolle. In der oralen Phase zeigten sich vor allem ein unkoordinierter Bolustransport, repetitives Schlucken sowie orale Residuen nach dem Schlucken. In der pharyngealen Phase waren die häufigsten Symptome Husten, Würgen und Aspirationen. Ösophageale Motilitätsstörungen scheinen bei Huntington-Patienten dagegen nur selten vorzukommen (Heemskerk et al. 2011). In einer 16-jährigen Beobachtungsstudie konnten zwei unterschiedliche Störungsmuster der huntingtonbedingten Dysphagie identifiziert werden: (1) Die hyperkinetische Dysphagieform war vor allem gekennzeichnet durch unkontrollierte Ta-

chyphagie, überschießende linguale Chorea (= »Chamäleonzunge«), enthemmte Initiierung des Schluckreflexes und gestörte Unterdrückung der Atmung während des Schluckens. (2) Dagegen ähnelte die hypokinetische Dysphagie der parkinsonbedingten Dysphagie. Die wesentlichen Charakteristika dieser Dysphagieform waren mandibuläre Rigidität, ineffizientes Kauen sowie ein erheblich verlangsamter oraler Transport (Kagel et al. 1992).

> Die huntingtonbedingte Schluckstörung kann sich phänomenologisch entweder als hyper- oder als hypokinetische neurogene Dysphagie manifestieren.

### Chorea infolge anderer neurodegenerativer Erkrankungen

Weitere neurodegenerative Erkrankungen, die mit einer Chorea einhergehen können und Differenzialdiagnosen zur Huntington-Krankheit darstellen, sind die Chorea-Akanthozytose und das McLeod-Syndrom (= Unterformen der Neuroakanthozytose). Für diese Erkrankungen wird in der Literatur die Häufigkeit neurogener Dysphagien mit 62 % und 10 % der betroffenen Patienten angegeben (Danek 2002).

## 4.3.3 Dystonien

Dystonien sind klinisch durch unwillkürliche repetitive Muskelkontraktionen charakterisiert, die zu abnormen Haltungen (tonische Dystonie) von Armen, Beinen und/oder Rumpf oder zu abnormen Bewegungen (phasische Dystonie) führen. Durch sensorische Tricks, sog. geste antagoniste, können Dystonien in manchen Fällen unterdrückt werden. Die Prävalenz aller Dystonien beträgt etwa 40/100 000. Dystonien werden klassifiziert nach Ätiologie, topischer Verteilung, Bewegungsart und Genetik (Ceballos-Baumann 2005). Insbesondere Dystonien, welche die Gesichts-, Schlund- und/oder Halsmuskulatur betreffen, können mit einer Dysphagie einhergehen. Dabei kann die Schluckstörung aus der abnormen Haltung resultieren (= posturale oder mechanische Dysphagie) oder durch eine dystone Bewegungsstörung des Schluckaktes bedingt sein (= dystone neurogene Dysphagie; Riski et al. 1990). Diese beiden unterschiedlichen Störungsmuster können nach Erfahrung der Autoren endoskopisch gut voneinander differenziert werden.

## Zervikale Dystonie (Torticollis spasmodicus)

Die zervikale Dystonie weist eine Prävalenz von 5,4/100 000 auf und ist damit die häufigste fokale Dystonie. Oft ist die zervikale Dystonie mit anderen fokalen Dystonien, wie oromandibuläre, pharyngeale oder spasmodische Dysphonie, assoziiert (Ceballos-Baumann 2005). Sichere Daten zur Häufigkeit von Schluckstörungen liegen nicht vor, in den verfügbaren Publikationen schwankt die Inzidenz zwischen 22 und 100 % (zumeist > 50 %; Ertekin et al. 2002). Die Dysphagie ist meist nicht so schwer ausgeprägt, dass eine Kostadaptation notwendig wird (Riski et al. 1990).

## Radiologische Befunde

In einer Studie von Riski und Mitarbeitern (1990) wurde die Schluckfunktion mittels VFSS untersucht. Bei 22 von 43 eingeschlossenen Patienten (= 51,2 %) wurde eine Dysphagie diagnostiziert. Subjektiv hatten nur 15 Patienten (= 34,9 %) eine Störung des Schluckaktes bemerkt. Die beiden häufigsten pathologischen Befunde waren eine verzögerte Initiierung des Schluckreflexes (68,2 %)

sowie Residuen in den Valleculae (59,1 %). Seltener zeigten sich ein asymmetrischer Bolustransport (27,3 %) sowie Residuen in den Sinus piriformes (22,7 %). Nur bei zwei Patienten wurden Aspirationen von Flüssigkeit nachgewiesen. Bei einem der beiden Patienten zeigten sich zusätzlich postdeglutitive Aspirationen einer festeren Nahrungskonsistenz (Überlauf aus Valleculae und Sinus piriformes). Insgesamt wiesen 16 Patienten (~ 72 %) das Störungsmuster einer dystonen neurogenen Dysphagie, drei Patienten (~ 14 %) das einer posturalen Dysphagie und drei Patienten (~ 14 %) ein Mischbild beider Formen auf (Riski et al. 1990).

## Elektromyografische Befunde

Ertekin und Mitarbeiter (2002) haben die Schluckfunktion von 25 Patienten mit zervikaler Dystonie mittels EMG untersucht und die Ergebnisse mit einem altersgematchen Normalkollektiv verglichen. Während anamnestisch und klinisch bei 36 % der Patienten Zeichen einer Dysphagie gefunden wurden, zeigte sich im EMG bei 72 % aller Patienten eine pharyngeale Störung der Schluckfunktion. Der häufigste pathologische Befund war eine Verlängerung der Aktivität der submentalen Muskulatur (68 %). Außerdem zeigten sich bei einigen Patienten eine verlängerte Larynxbewegung (42 %) sowie eine verzögerte Triggerung des Schluckreflexes (31 %). Ein EMG der Muskulatur des oberen Ösophagussphinkters konnte bei neun Patienten durchgeführt werden. Sieben dieser Patienten wiesen Abnormitäten auf, insbesondere spontane Bursts motorischer Einheiten in der Ruhephase, die auf eine Hyperreflexie bzw. Hypertonie der Sphinktermuskulatur hindeuteten. Insgesamt sprechen die Ergebnisse dieser Studie dafür, dass für die Entstehung von Dysphagien bei Patienten mit zervikaler Dystonie permanenten neurogenen Veränderungen eine größere Bedeutung zukommt als den oft nur transienten mechanischen bzw. posturalen Mechanismen.

> Die durch zervikale Dystonien bedingten Dysphagien sind in der Mehrzahl der Fälle durch eine dystone Bewegungsstörung des Schlucktrakts (= neurogene Dysphagie) gekennzeichnet, seltener führen auch die abnormen Haltungen zu Schluckstörungen (= posturale oder mechanische Dysphagie) oder es liegen Mischbilder vor.

### Oromandibuläre Dystonie

Die oromandibuäre Dystonie ist durch unwillkürliches, krampfhaftes Öffnen oder Schließen von Mund und Kiefer gekennzeichnet. Wenn gleichzeitig ein beidseitiger Blepharospasmus vorliegt, wird das Krankheitsbild als Meige-Syndrom bezeichnet. An die Gesichtsmuskulatur angrenzende Körperregionen (zervikale Dystonie, spasmodische Dysphonie, pharyngeale Dystonie) können mitbetroffen sein (= kraniozervikale Dystonie; Ceballos-Baumann 2005). In einer 10-jährigen Beobachtungsstudie gaben 15,6 % der Patienten mit oromandibulärer Dystonie eine Ess- oder Schluckstörung an. Drei dieser Patienten wiesen einen signifikanten Gewichtsverlust auf (Papapetropoulos et al. 2006). Wahrscheinlich sind Dysphagien bei oromandibulärern Dystonie häufiger als allgemein angenommen. In einer VFSS-Studie wiesen 90 % der eingeschlossenen Patienten, die an einem Meige-Syndrom litten, eine objektive Störung des Schluckaktes auf. Die häufigsten Befunde waren ein vorzeitiges Abgleiten des Nahrungsbolus sowie Residuen in den Valleculae (Cersosimo et al. 2005). Studien, in denen systematisch endoskopische Charakteristika der durch eine pharyngeale Dystonie bedingten Dysphagie evaluiert wurden, liegen bislang nicht vor. Nach Erfahrung der Autoren können endoskopisch bei dysphagischen Patienten mit Blepharospasmus oder oromandibulärer Dystonie gelegentlich myoklonische oder dystone Bewegungen der Pharynxwände detektiert werden, aus denen eine Koordinationsstörung der pharyngealen Schluckphase resultiert.

### Elektromyografische Befunde

In einer Studie von Mascia et al. (2005) wurde bei sieben Patienten mit Meige-Syndrom während des Schluckens eine Elektromyografie des M. masseter und des M. orbicularis oris durchgeführt. Als wesentliche Befunde fanden sich eine verlängerte Dauer der Muskelaktivität, häufige Ko-Kontraktionen, ein Verlust der Rhythmizität während des Kauens, eine Verlängerung des freien Intervalls zwischen Kauen und Schlucken sowie eine Verzögerung beim Übergang vom Kauen zum Schlucken.

### Schluckkrampf (»Preswallow Dystonia«)

Ertekin und Mitarbeiter (2005) berichteten über einen 47-jährigen Patienten, der seit seinem 15. Lebensjahr eine nichtprogrediente Beeinträchtigung des Schluckens beklagte. Für das Essen benötigte er länger als andere Familienmitglieder. Zum Schlucken hat er feste Nahrungsboli zerkleinert. Flüssigkeiten musste er sehr langsam und vorsichtig in kleinen Portionen trinken. Ein Gewichtsverlust oder Aspirationspneumonien traten nicht auf. Mittels Elektromyografie wurde bei diesem Patienten während des Versuchs zu schlucken (kurz vor dem eigentlichen Schluckakt) für 200–300 ms eine repetitive und stereotype elektrische Aktivität (Bursts) in der perioralen und submentalen Muskulater sowie im M. masseter und der krikopharyngealen Muskulatur nachgewiesen. Diese elektrische Aktivität ähnelte der von myoklonischen oder dystonen Bewegungen. Manometrisch wurde außerdem kurz vor dem Schlucken ein erheblich erhöhter Druck im oberen Ösophagussphinkter registriert. In Ruhe, während des Kauens und unmittelbar nach dem Schluckakt fanden sich dagegen keine Auffälligkeiten. Diese Beobachtungen wurden als Ausdruck einer aufgabenspezifischen, in diesem Fall also einer nur beim Schlucken auftretenden Dystonie (»Schluckkrampf«) interpretiert.

## Neuroleptikainduzierte Dysphagie

Eine sekundäre (= symptomatische) Dystonieform stellt die neuroleptikainduzierte Dysphagie dar, deren Auftreten mit schwerwiegenden Komplikationen, wie Aspirationspneumonie, Gewichtsverlust und Tod, assoziiert sein kann (Bazemore et al. 1991). Daten zur Häufigkeit der neuroleptikainduzierten Dysphagie liegen nicht vor, da in den publizierten Studien zu extrapyramidalmotorischen Nebenwirkungen von Neuroleptika meist nicht gezielt nach Schluckstörungen gesucht wurde. Unterschieden werden eine bradykinetische und eine dyskinetische Dysphagie. Die bradykinetische Dysphagie ähnelt phänomenologisch der »Parkinson-Dysphagie« und kann mit und ohne zusätzliche extrapyramidalmotorische Symptome beobachtet werden. Diese Dysphagieform tritt typischerweise innerhalb von drei Monaten nach Beginn der neuroleptischen Medikation, meist sogar im ersten Behandlungsmonat auf (»neuroleptische Früh-Dysphagie«). Dagegen ähnelt die dyskinetische Dysphagie phänomenologisch eher der »Huntington-Dysphagie« und kann mit und ohne zusätzliche choreatiforme orolinguale Bewegungen auftreten. Ursache ist meist eine neuroleptische Langzeitbehandlung für mindestens 3–6 Monate (»neuroleptische Spät-Dysphagie«). Sowohl die bradykinetische wie auch die dyskinetische Dysphagie führt vorwiegend zu Störungen der oralen und pharyngealen Phase des Schluckaktes, seltener wurden aber auch ösophageale Störungen beschrieben. Insbesondere die isolierte bradykinetische Dysphagie kann ein erhebliches diagnostisches Problem darstellen, da klinische Zeichen oft fehlen (Bazemore et al. 1991, Dziewas et al. 2007). In einer rezenten Studie konnte mittels VFSS gezeigt werden, dass eine neuroleptische Medikation bei älteren stationären Patienten im Vergleich zu einem alterskorrelierten Normalkollektiv die Schluckfunktion verschlechtert und die Aspirationsgefahr erhöht (Rudolph et al. 2008). ► Tabelle 4.2 gibt einen Überblick über die klassischen und atypischen Neuroleptika, für die Fallberichte über eine Dysphagie als Nebenwirkung vorliegen (Dziewas et al. 2007).

**Tab. 4.2:** Neuroleptika, für die neurogene Dysphagien als Nebenwirkung beschrieben wurden.

| klassische Neuroleptika | Haloperidol |
| | Fluphenazin |
| | Flupentixol |
| atypische Neuroleptika | Clozapin |
| | Olanzapin |
| | Quetiapin |
| | Risperidon |

## Endoskopische Befunde

Bei einem Patienten mit paranoider Schizophrenie, der 14 Tage nach Beginn einer Behandlung mit Haloperidol, 15 mg pro Tag, über eine Schluckstörung klagte, fanden sich in der FEES als Ausdruck einer bradykinetischen pharyngolaryngealen Kontraktion ein verlängertes Whiteout, eine verlängerte Epiglottisinversion (vgl. ► Abb. 4.4) und eine verlängerte Adduktion der Taschenfalten. Zudem wurden ein intermittierender Epiglottis-Tremor, eine verspätete Auslösung des Schluckreflexes mit prädeglutitiver Penetration von Flüssigkeit sowie ausgeprägte Residuen fester Nahrungskonsistenten in Valleculae und Sinus piriformes beobachtet.

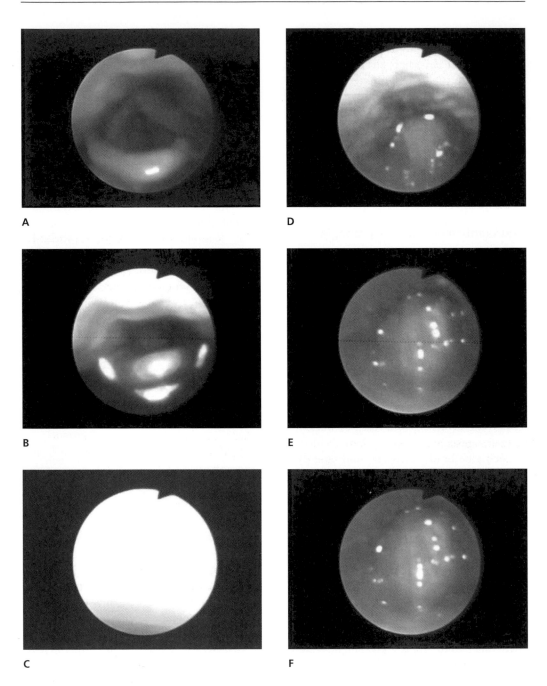

**Abb. 4.4 A**: Ruheposition der Epiglottis kurz vor dem Schluckakt; **B**: verspätete Auslösung des Schluckreflexes mit prädeglutitiver Penetration von Flüssigkeit; **C**: Whiteout.

**Abb. 4.4 D–F**: verlängerte Epiglottisinversion

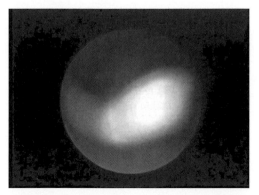

G

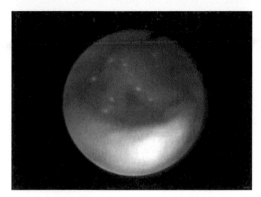

H: Neuroleptikainduzierte Dysphagie.

**Abb. 4.4 G – H:** Rückkehr der Epiglottis in die Ausgangsposition.

Anhand dieser Befunde wurde die Diagnose einer neuroleptikainduzierten bradykinetischen Dysphagie gestellt und die neuroleptische Therapie auf Risperidon, 6 mg pro Tag, umgestellt. In einer vier Wochen später zur Verlaufskontrolle durchgeführten FEES wurde eine vollständige Rückbildung der bradykinetischen Dysphagie nachgewiesen (Dziewas et al. 2007).

**Radiologische Befunde**

In mehreren Fallberichten wurden Patienten mit neuroleptikainduzierter Dysphagie mit-

tels VFSS untersucht. Aspirationen wurden bei 75 % der Patienten nachgewiesen. Andere häufige pathologische Befunde waren ein verlängerter oraler Transport, verminderte orale Boluskontrolle, reduzierte Zungenbewegung, Pumpbewegungen der Zunge, verlängerter pharyngealer Transport sowie Residuen in den Valleculae und Sinus piriformes (Dziewas et al. 2007).

**Manometrische Befunde**

In wenigen Fallberichten wurde zur Evaluation der neuroleptikainduzierten Dysphagie eine Ösophagusmanometrie eingesetzt. Es fanden sich als Hauptbefunde abnorme ösophageale Kontraktionen, eine abgeschwächte primäre Peristaltik sowie ein erhöhter Druck im unteren Ösophagussphinkter mit inkompletter Relaxation (Dziewas et al. 2007).

> Es können zwei Formen neuroleptikainduzierter Dysphagien unterschieden werden: (1) bradykinetische Dysphagie (»Frühdysphagie«) und (2) dyskinetische Dysphagie (»Spätdysphagie«).

### 4.3.4 Morbus Wilson

Der Morbus Wilson ist eine autosomal-rezessive Erkrankung des Kupferstoffwechsels, die zu Schädigungen vor allem in Leber, Basalganglien und Kleinhirn führt (= hepatolentikuläre Degeneration). Die Inzidenz beträgt 15 – 30/100 000 pro Jahr. Durchschnittlich manifestiert sich die Erkrankung im 19. Lebensjahr (vom 7. bis zum 37. Lebensjahr). Zu den neurologischen Symptomen, die im Unterschied zu hepatischen Symptomen meist erst nach der Pubertät auftreten, zählen Dysarthrie, Dysphagie, Ataxie, akinetisch-rigides Syndrom, Dyskinesie, Dystonie und Hypersalivation. Kupferablagerungen in der Hornhaut des Auges führen zu dem fast obligat vorhandenen Kayer-Fleischer-Kornealring. Die Diagnose kann u. a. durch den Nachweis einer vermehrten Kupferausscheidung im 24-Stunden-Urin gestellt werden (Conrad 2005). Machado und Mitarbeiter (2006) untersuchten in einer großen Beobachtungsstudie zwischen 1963 und 2004 insgesamt 119 Patienten mit Morbus Wilson. Eine neurogene Dysphagie fand sich in 50 % der Fälle. In einer anderen Studie wurde bei acht Patienten mit Morbus Wilson im Alter von 27 – 45 Jahren eine szintigrafische Schluckuntersuchung durchgeführt und die Ergebnisse mit denen von 15 gesunden Kontrollprobanden verglichen. Zwei der acht Patienten wiesen keine neurologischen Symptome auf. Als pathologische Hauptbefunde fanden sich in der Gruppe der Patienten mit Morbus Wilson eine verlängerte orale Transitzeit sowie orale Residuen. In der pharyngealen und ösophagealen Phase des Schluckaktes wurden dagegen keine signifikanten Unterschiede im Vergleich zur Kontrollgruppe nachgewiesen (da Silva-Junior et al. 2008). Dagegen beschrieben zwei Fallberichte, in denen dysphagische Patienten mit Morbus Wilson vorgestellt wurden, auch Störungen der pharyngealen und ösophagealen Phase des Schluckaktes (Haggstrom et al. 1980, Gulyas et al. 1988).

## 4.4 Entzündliche und infektiöse ZNS-Erkrankungen

### 4.4.1 Multiple Sklerose

Die Multiple Sklerose (MS) ist eine chronisch-entzündliche, demyelinisierende ZNS-Erkrankung, deren typisches Manifestationsalter zwischen dem 20. und 40. Lebensjahr liegt. Nach aktuellen Schätzungen ist die Prävalenz in Deutschland auf 150/100 000 Einwohner zu beziffern, die jährliche Inzidenz beträgt etwa 4 – 8/100 000 Einwohner (Wiendl et al. 2010). Zu Beginn der Erkrankung werden schubförmig remittierende und primär progrediente Verlaufsformen unterschieden. Die schubförmigen Verläufe können später in eine Phase chronischer Progression übergehen, die sog. sekundär chronisch progrediente Verlaufsform. Da die MS als disseminierte entzündliche Erkrankung alle Regionen des ZNS betreffen kann, ist das klinisch Bild oft bunt und kann verschiedene neurologische Symptome, wie z. B. Paresen, Sensibilitätsstörungen, Visus-

störungen oder Ataxie, umfassen (Wiendl et al. 2010). Zwischen 32 und 43 % aller MS-Patienten leiden nach den publizierten Daten an Schluckstörungen. Diese werden jedoch sowohl von Ärzten als auch Patienten häufig nicht bemerkt bzw. unterschätzt (Thomas et al. 1999, Calcagno et al. 2002, Prosiegel et al. 2004, Bergamaschi et al. 2008, Poorjavad et al. 2010). Eine isolierte neurogene Dysphagie tritt bei MS-Patienten nur sehr selten auf, meistens ist sie mit anderen Symptomen assoziiert; häufig handelt es sich dabei um Kleinhirn- und Hirnstammsymptome oder kognitive Störungen (Prosiegel et al. 2004). Neben permanenten Schluckstörungen können bei MS-Patienten transiente Dysphagiesymptome auftreten (De Pauw et al. 2002). Die neurogene Dysphagie ist auch bei MS-Patienten ein anerkannter Risikofaktor für die Entstehung von Pneumonien. Solche Aspirationspneumonien stellen die häufigste Todesursache MS-Kranker dar (Adams 1989). Je schwerer die MS-bedingte Behinderung (gemessen durch den Expanded Disability Status Scale, EDSS), desto höher die Wahrscheinlichkeit des Auftretens einer neurogenen Dysphagie. Spezifische Fragebögen oder klinische Tests zur Diagnostik einer MS-bedingten Dysphagie sind bislang nicht ausreichend evaluiert (Bergamaschi et al. 2008).

## Radiologische Befunde

In eine VFSS-Studie wurden 13 MS-Patienten mit Schluckstörungen im Alter von 27 bis 69 Jahre eingeschlossen (neun Frauen, vier Männer). Der EDSS lag zwischen 2 und 9. Zwölf Patienten wiesen videofluoroskopisch vorwiegend eine Störung der pharyngealen Phase des Schluckaktes auf, nur ein Patient zeigte als Hauptbefund eine Störung der oralen Phase. Bei neun Patienten (69 %) konnten Penetrationen von Flüssigkeit nachgewiesen werden. Eine Penetration festerer Nahrungskonsistenzen fand sich lediglich bei einem Patienten. Am häufigsten traten intradeglutitive Penetrationen infolge eines verlangsamten oder inkompletten Larynxverschlusses auf. Seltener kam es zu intradeglutitiven Penetrationen aufgrund eines verzögerten Schluckreflexes oder zu postdeglutitiven Penetrationen aufgrund eines Überlaufs von Residuen aus den Valleculae. Bei einem Patienten (8 %) wurde eine postdeglutitive Aspiration nachgewiesen. Es bestand eine positive Korrelation zwischen Penetrationen und Hirnstammsymptomen (Abraham et al. 2002).

De Pauw und Mitarbeiter (2002) untersuchten die Schluckfunktion von 30 MS-Patienten mit einem EDSS zwischen 3,5 und 9,5 mittels VFSS. Die häufigsten pathologischen Befunde waren (in absteigender Reihenfolge) eine verzögerte Schluckreflexauslösung, eine gestörte orale Bolusformation, Residuen in den Valleculae, multiple Zungenbewegungen, Residuen in den Sinus piriformes sowie eine hypopharyngeale Hypokontraktiliät. Prädeglutitive Aspirationen wurden insgesamt bei drei Patienten, intra- und postdeglutitive Aspirationen bei jeweils einem Patienten nachgewiesen. Pathologische Befunde fanden sich bei MS-Patienten mit einem EDSS von 8 und höher (= rollstuhlpflichtig oder bettlägerig) wesentlich häufiger als bei den MS-Patienten mit einem EDSS bis max. 7,5.

## Manometrische Befunde

In der Studie von De Pauw und Mitarbeitern (2002) wurde die VFSS mit einer Manometrie kombiniert (sog. Videomanometrie). Als Hauptbefund fand sich bei sechs von 18 Patienten mit einem EDSS von 8 oder höher eine verminderte manometrische Erschlaffung des oberen Ösophagussphinkters, wohingegen die zwölf Patienten mit einem EDSS von max 7,5 alle eine normale Er-

Das Störungsbild der MS-bedingten Dysphagie ist variabel und abhängig vom Verteilungsmuster der zerebralen Läsionen. Am häufigsten sind Beeinträchtigungen der pharyngealen Phase des Schluckaktes, diese sind meist mit anderen Hirnstamm- oder Kleinhirnsymptomen assoziiert. Es können permanente von transienten Dysphagiesymptomen unterschieden werden. Eine isolierte MS-bedingte Dysphagie ohne zusätzliche neurologische Symptome ist selten.

schlaffung des oberen Ösophagussphinkters zeigten.

## 4.4.2 Bakterielle und virale Meningoenzephalitiden

Abhängig vom Befallsmuster können auch die verschiedenen bakteriellen und viralen Infektionskrankheiten des ZNS zu einer neurogenen Dysphagie führen. Für die Herpes-Enzephalitis sowie die Pneumokokken- und Meningokokken-Meningitis/Meningoenzephalitis sind neurogene Dysphagien untypisch, da üblicherweise schluckrelevante Strukturen des zentralen Nervensystems von diesen Erkrankungen nicht betroffen sind. Allerdings gibt es Einzelfallberichte, in denen ein bilaterales vorderes Operkulum-Syndrom (Foix-Chavany-Marie-Syndrom), bei dem es zu einer schweren Dysarthrie und oralen Dysphagie kommt (▶ Kap. 4.1), durch eine akute oder chronische Herpes-Enzephalitis verursacht wurde (McGrath et al. 1997, Sasaguri et al. 2002). Insbesondere wenn bakterielle oder virale Erreger eine Hirnstammenzephalitis verursachen, können schwere neurogene Dysphagien auftreten. Solche Fälle sind z. B. für die Neuroborreliose beschrieben (Kawano et al. 2010).

## 4.4.3 ZNS-Listeriose

Das grampositive Bakterium Listeria monocytogenes verursacht die ZNS-Listeriose. Betroffen sind insbesondere immunsupprimierte, alte oder chronisch kranke Patienten sowie Schwangere. In etwa 90 % der Fälle verläuft die ZNS-Listeriose als Meningitis oder Meningoenzephalits. In etwa 10 % der Fälle kommt es zu einer Hirnstammenzephalitis (Rhombenzephalitis), die mit Abszessen einhergehen kann. Typisch ist ein zweiphasiger Verlauf: Zunächst besteht für 3–10 Tage ein febriles Prodromalstadium mit Fieber,

Kopfschmerzen, Übelkeit und Erbrechen. In der zweiten Phase treten Doppelbilder, Ptose, Dysarthrie, Dysphagie, Fazialisparesen, Hemiparesen und Vigilanzminderungen hinzu. Betroffen sind am häufigsten die Hirnnerven III, IV, VI, VII, IX und XII (Prange et al. 2001). Die neurogene Dysphagie kann sehr schwer ausgeprägt sein und trotz antibiotischer Behandlung eine Langzeittracheotomie mit geblockter Trachealkanüle als Aspirationsschutz notwendig werden lassen (Smiatacz et al. 2006). Dysphagie oder Singultus können auch als Initialsyndrom auftreten (Uldry et al. 1993, S. 618). Studien zur Charakterisierung des Störungsmusters der listerienbedingten Dysphagie mittels apparativer Dysphagiediagnostik liegen bislang nicht vor.

> Ein klinisch und/oder liquoranalytisch diagnostiziertes meningitisches Syndrom mit prominenter Dysphagie ist verdächtig auf eine Listerien-Rhombenzephalitis. Eine wichtige Differenzialdiagnose ist die paraneoplastische Rhombenzephalitis.

## 4.4.4 Poliomyelitis und Post-Polio-Syndrom

Die Poliomyelitis (»Kinderlähmung«) wird durch das Poliovirus hervorgerufen. Das Virus gelangt hämatogen ins ZNS und befällt hier bevorzugt die Vorderhornzellen des Rückenmarks sowie die motorischen Hirnnervenkerne, wodurch es zu schlaffen Paresen der entsprechenden Muskelgruppen kommt (Poliomyelitis acuta anterior). Insbesondere bei Kindern kann auch nur der Hirnstamms befallen werden (= bulbäre Poliomyelitis). Besonders oft sind die Hirnnerven VII, IX und X betroffen, seltener auch die Hirnnerven V und XII. Das erklärt, weshalb neurogene Dysphagien infolge schlaffer Paresen der Schluckmuskulatur bei der Polimyelitis häufig auftreten. Durch die flächendeckenden Impfungen spielen Poliomyelitiden in Europa – anders als in den Entwicklungsländern – heute aber eine untergeordnete Rolle (Prange et al. 2001).

Bei bis zur Hälfte aller Poliomyelitis-Patienten kommt es 20–40 Jahre nach Ablauf der Akuterkrankung zu einem Post-Polio-Syndrom. Es treten neue Paresen in zuvor betroffenen und/oder nicht betroffenen Muskeln auf, die von Fatigue sowie Muskel- und Gelenkschmerzen begleitet sein können. Etwa ein Drittel der Patienten mit Post-Polio-Syndrom klagt über Dysphagiesymptome (Soderholm et al. 2010). Patienten, bei denen eine bulbäre Poliomyelitis vorlag, weisen im Vergleich mit Patienten ohne bulbäre Beteiligung der Poliomyelitis häufiger neue und auch schwere Schluckstörungen auf (Sonies et al. 1991). Allerdings kann die durch das Post-Polio-Syndrom bedingte Dysphagie potenziell alle Phasen des Schluckaktes beeinträchtigen, unabhängig davon, ob initial eine bulbäre Poliomyelitis bestand (Sonies 1996). In einer Studie wurde die Schluckfunktion von 32 Patienten mit Post-Polio-Syndrom mittels VFSS und Ultraschall untersucht (durchschnittliches Patientenalter 48,9 Jahre). Während nur 14 Patienten subjektiv über Schluckstörungen klagten, fanden sich bei 31 Patienten in der apparativen Dysphagiediagnostik Abnormitäten der oropharyngealen Schluckfunktion. Häufige Befunde in der VFSS waren gestörte Zungenbeweglichkeit, unilateraler Bolustransport durch den Pharynx, Residuen in den Valleculae und Sinus piriformes, unkontrollierter Bolusübertritt in den Pharynx, verzögerte pharyngeale Kontraktion und verzögerte ösophageale Motilität. Bei zwei Patienten wurden Aspirationen nachgewiesen. Die Ultraschalluntersuchungen erbrachten bei den symptomatischen Patienten im Vergleich zu den nicht über Schluckstörungen klagenden Patienten eine signifikante Verlängerung von einzelnen trockenen Schlucken (2,67

vs. 1,65 Sekunden; Sonies et al. 1991). Elf der 32 Patienten wurden in einer Follow-Up-Studie vier Jahre später erneut untersucht. Es fand sich eine Verschlechterung mehrerer Parameter der oralen und pharyngealen Phase des Schluckaktes: reduzierte Zungenbeweglichkeit, verzögerte Initiierung der pharyngealen Phase, abnorme Hyoidelevation, unilateraler Bolustransport durch den Pharynx und Residuen in der krikopharyngealen Region. Außerdem wurde bei einigen Patienten ein ösophagealer Reflux nachgewiesen. Insgesamt konnte damit eine langsame Progredienz der Post-Polio-bedingten Dysphagie belegt werden (Sonies et al. 1995).

> Kommt es bei einem Patienten mit einer abgelaufenen Poliomyelitis in der Anamnese zu einer langsam progredienten neurogenen Dysphagie, so muss als Differenzialdiagnose immer auch ein Post-Polio-Syndrom in Betracht gezogen werden.

## 4.4.5 Tetanus

Tetanus ist eine in Deutschland seltene Erkrankung (15–20 Fälle pro Jahr). In den Entwicklungsländern erkranken dagegen pro Jahr etwa eine Millionen Menschen an Tetanus. In Wunden unter Luftabschluss keimen Sporen des anaeroben, sporenblidenden Bakteriums Clostridium tetani aus, die in der Folge das Toxins Tetanospasmin produzieren. Über einen retrograden Transport gelangt das Toxin ins Rückenmark und den Hirnstamm und blockiert dort die inhibitorischen Transmitter Glycin und GABA. Nach einer Inkubationszeit von wenigen Stunden bis mehreren Wochen entwickeln sich motorische Spasmen, die beim Vollbild zu einem generalisierten Tetanus mit Muskelrigidität führen (Prange et al. 2001). Beim seltenen kraniozervikalen Tetanus (~3 % der Fälle) bleiben die Spasmen auf die Ge-

Bei neurogenen Dysphagien, die mit einseitigen Paresen kaudaler Hirnnerven einhergehen, sollte differenzialdiagnostisch immer auch ein Schädelbasistumor (insbesondere im oder am Foramen jugulare) als Ursache in Betracht gezogen werden.

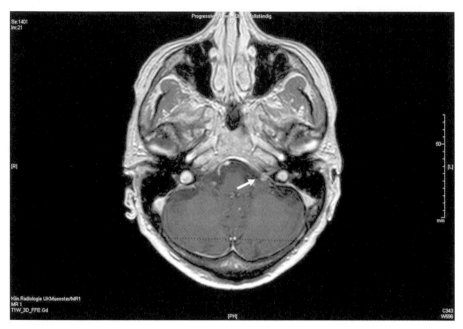

**Abb. 4.5:** MR-tomografische Darstellung eines Meningeoms im linken Foramen jugulare. Abdruck mit freundlicher Genehmigung des Instituts für Klinische Radiologie des Universitätsklinikums Münster (Direktor: Prof. Dr. W. Heindel).

## 4.5.2 Meningeosis neoplastica

Eine Meningeosis neoplastica entsteht durch einen Befall der Hirnhäute (= Meningen) mit Tumorzellen (Karzinom = Meningeosis carcinomatosa; Lymphom = Meningeosis lymphomatosa; Leukämie = Meningeosss leucaemica). Auch uni- oder bilaterale Hirnnervenparesen können in diesen Fällen entstehen, besonders häufig sind die Hirnnerven III und VI betroffen. Seltener kommt es auch zu Ausfällen der Hirnnerven IX und X, woraus neurogene Dysphagien resultieren können (Wasserstrom et al. 1982).

## 4.5.3 Paraneoplastische Syndrome

Paraneoplastische neurologische Syndrome sind Komplikationen von Tumoren, die nicht durch den Tumor selbst, seine Metastasen, eine Meningeosis oder die Tumortherapie verursacht werden. Etwa 10 % aller Tumorpatienten leiden an neurologischen Symptomen, wovon abermals 10 % durch ein paraneoplastisches Syndrom bedingt sind. Paraneoplastische Syndrome können zeitlich bereits vor dem Tumornachweis auftreten. Zwischen Beginn des paraneoplastischen Syndroms und der Tumordiagnose können mehrere Jahre liegen. Häufig lassen sich im Serum spezifische antineuronale Antikörper nachweisen. Die neurologischen Symptome zeigen sich üblicherweise mit einem subakuten Zeitverlauf (Graus et al. 2004). Verschiedene paraneoplastische neurologische Syndrome gehen mit neurogenen Dysphagien einher. Das Lambert-Eaton-Myasthenie-Syndrom wird in ▶ Kapitel 4.8.2 beschrieben, die paraneoplastische Poly-/ Dermatomyositis in ▶ Kapitel 4.9.1. Auch bei der subakuten Kleinhirndegeneration sowie der Neuromyotonie wurde in Einzelfällen über Schluckstörungen berichtet (Geomini et al. 2001, Botez et al. 2010).

## Paraneoplastische Hirnstammenzephalitis

Die paraneoplastische Hirnstammenzephalitis oder Rhombenzephalitis kann Mesenzephalon, Pons und/oder Medulla oblongata betreffen und mit einer bulbären Dysphagie einhergehen (Vigliani et al. 2009, Berger et al. 2009). Weitere mögliche neurologische Symptome sind Schwindel, Doppelbilder, Ataxie, supranukleäre Blickparese, Okulomotoriusparese, Abduzensparese, Dysarthrie und zentrale Hypoventilation. Als ursächliche Tumoren kommen insbesondere das kleinzelliges Bronchialkarzinom, Prostatakarzinom, Seminom, Mammakarzinom, Ovarialkarzinom und Thymom in Betracht. Folgende antineuronale Antikörper können nachweisbar sein: Hu, Ta, Ma, Ri, CV2/ Anti-CRMP5, Anti-Amphiphysin, ANNA-3. In einer Fallserie mit 22 Patienten, bei denen eine Anti-Hu-Hirnstammenzephalitis diagnostiziert wurde, zählte in 50 % der Fälle eine sich über mehrere Tage bis wenige Wochen entwickelnde bulbäre Dysphagie zu den Initialsymptomen. Im weiteren Krankheitsverlauf traten auch bei fast allen der anderen Patienten bulbäre Symptome inkl. Schluckstörung auf (Saiz et al. 2009). ▶ Tabelle 4.3 fasst die wichtigsten paraneoplastischen Syndrome zusammen, die mit einer neurogenen Dysphagie einhergehen können (Voltz 2008).

**Tab. 4.3:** Paraneoplastische Syndrome, die mit einer neurogenen Dysphagie einhergehen können.

| paraneoplastisches Syndrom | antineuronale Antikörper (assoziierte Tumoren) |
|---|---|
| Rhombenzephalitis | Hu (SCLC, Prostatakarzinom, Neuroblastom)<br>Ta (Seminom)<br>Ma (Verschiedene)<br>Ri (Mammakarzinom, Ovarialkarzinom)<br>CV2/Anti-CRMP5 (SCLC, Thymom)<br>Anti-Amphiphysin (SCLC)<br>ANNA-3 (Lunge) |
| Lambert-Eaton-Myasthenie-Syndrom | Hu (SCLC, Prostatakarzinom, Neuroblastom)<br>ANti-Amphiphysin (SCLC)<br>AGNA/SOX1 (SCLC) |
| Myastenia gravis | Anti-Titin (Thymom) |
| Polymyositis | keine (Non-Hodgkin-Lymphom, Lunge, Blase) |
| Dermatomyositis | keine (Ovar, Lunge, Pankreas, Magen, Kolon, Non-Hodgkin-Lymphom) |

SCLC = kleinzelliges Bronchialkarzinom

# 4.6 Motoneuronerkrankungen

Motoneuronerkrankungen sind charaktarisiert durch die Degeneration kortikaler, bulbärer und spinaler Motoneurone. Abhängig von der Beteiligung der kortikalen oberen Motoneurone (= 1. Motoneuron, Pyramidenbahn) sowie bulbären und spinalen unteren Motoneurone (= 2. Motoneuron, Hirnstamm und spinales Vorderhorn) können verschiedene klinische Formen differenziert werden.

## 4.6.1 Amyotrophe Lateralsklerose

Die amyotrophe Lateralsklerose (ALS) ist die häufigste erworbene neuromuskuläre Erkrankung. Die Inzidenz beträgt 1 – 2/100 000 und die Prävalenz 5 – 6/100 000. In mehr als 90 % der Fälle liegt eine sporadische Erkrankung vor, etwa 5 – 10 % sind genetisch bedingt (z. B. durch Mutationen des Kupfer-Zink-Superoxid-Dismutase [SOD1]-Gens). Bei der ALS kommt es zu einer rasch progredienten Degeneration des 1. und 2. Motoneurons. Die durchschnittliche Lebenserwartung beträgt 3 Jahre. Todesursachen sind eine respiratorische Insuffizienz nach Befall der Atemmuskulatur sowie dysphagie-assoziierte Aspirationspneumonien (Sieb et al. 2009). Bulbäre Symptome inkl. einer neurogenen Dysphagie finden sich bei bis zu 30 % aller ALS-Patienten bereits bei Krankheitsbeginn. In späteren Krankheitsstadien leiden nahezu alle ALS-Patienten an bulbären Symptomen (Kuhnlein et al. 2008). Mangelernährung, Gewichtsverlust und schwere Dysphagie sind bei ALS-Patienten mit einer verkürzten Überlebenszeit assoziiert (Rio et al. 2010). In einer großen japanischen Beobachtungsstudie (n = 3428, neu registrierte Fälle zwischen 2003 und 2006) wiesen zum Zeitpunkt der Aufnahme in die landesweite Datenbank 57,8 % aller sporadischen ALS-

Patienten eine neurogene Dysphagie auf, 21,1 % der Patienten hatten eine Dysphagie bereits als Initialsymptom. Bei Patienten, bei denen die Erkrankung in einem höheren Lebensalter begann, trat signifikant häufiger eine Dysphagie als eines der ersten Symptome im Vergleich zu ALS-Patienten mit Krankheitsbeginn in jüngerem Lebensalter auf. Auch im weiteren Krankheitsverlauf blieb die Dysphagie in dieser Patientengruppe eines der vorherrschenden klinischen Zeichen (Atsuta et al. 2009). Prinzipiell kann die ALS-bedingte Schluckstörung als pseudobulbäre »zentrale« Dysphagie oder als bulbäre »periphere« Dysphagie auftreten (Kraft et al. 2010), häufig finden sich im Krankheitsverlauf jedoch Mischbilder. Eine prospektive Studie fand eine gute Korrelation der schluckrelevanten Items des zur Dokumentation der ALS-relevanten Einschränkungen und des Krankheitsverlaufs gebräuchlichen, »ALS Functional Rating Scale (ALSFRS-R)« mit der objektiven Schluckfunktion (gemessen mittels VFSS; Kidney et al. 2004). Die ALSFRS-R liegt in deutscher Übersetzung vor und hat sich insbesondere in Therapiestudien bewährt (Sieb et al. 2009). Item 3 des ALSFRS-R fragt direkt die Schluckfunktion ab: 4: normale Essgewohnheiten; 3: frühe Essprobleme, gelegentliches Verschlucken; 2: Änderung der Nahrungskonsistenz; 1: zusätzliche Sondenkost erforderlich; 0: Ernährung ausschließlich über die Sonde. Um den klinischen Schweregrad der ALS-bedingten Dysphagie zu dokumentieren, wurde die »ALS Swallowing Severity Scale (ALSSSS)« von Hillel und Mitarbeitern (1989) entwickelt (▶ Tab. 4.4), die im klinischen Alltag allerdings kaum verwendet wird, eine validierte deutsche Übersetzung existiert bislang nicht.

Aspirationen wurden besonders oft ab einem Score 6 und niedriger gefunden, sodass Patienten, die bereits eine Kostadap-

**Tab. 4.4:** ALS Swallowing Severity Scale (ALSSSS; Hillel et al 1989, Goeleven 2006).

| | |
|---|---|
| ALSSSS 1 | no oral feeding, absence of reflexive swallow |
| ALSSSS 2 | no oral feeding with presence of reflexive swallow |
| ALSSSS 3 | use or need of tube feeding with < 50 % oral intake |
| ALSSSS 4 | use or need to tube feeding with > 50 % oral intake |
| ALSSSS 5 | dietary consistency changes to liquified diet |
| ALSSSS 6 | dietary consistency changes to soft diet |
| ALSSSS 7 | prolonged feeding time, smaller bite sites, higher concentration |
| ALSSSS 8 | early eating problems with isolated choking episodes |
| ALSSSS 9 | nominal abnormalities |
| ALSSSS 10 | normal swallowing |

tation erhalten, in jedem Fall mittels apparativer Dysphagiediagnostik evaluiert werden sollten (Goeleven et al. 2006). Allerdings zeigten sich auch bei ALS-Patienten ohne subjektive Beeinträchtigung des Schluckens und mit normalen Essgewohnheiten in der apparativen Dysphagiediagnostik bereits Störungen von oraler und pharyngeale Phase des Schluckaktes (Higo et al. 2004). Es wurde deshalb empfohlen, bei ALS-Patienten spätestens sechs Monate nach Beginn bulbärer Symptome eine apparative Dysphagiediagnostik durchzuführen und diese in regelmäßigen Abständen, z. B. alle drei bis sechs Monate, zu wiederholen (Higo et al. 2004).

## Endoskopische Befunde

In einer von Steven B. Leder und Mitarbeitern (2004) durchgeführten FEES-Studie, in die 17 subjektiv über Schluckstörungen klagende ALS-Patienten eingeschlossen wurden, fanden sich in fast 60 % der Fälle Aspirationen von Flüssigkeit oder ein erhöhtes Aspirationsrisiko für Flüssigkeit unabhängig davon, ob die Erkrankung zunächst hauptsächlich die bulbäre Muskulatur oder die Extremitätenmuskulatur betraf. Mit fortschreitender Erkrankung nahm die Eindringtiefe von Flüssigkeiten in den Hypo-

pharynx vor Auslösung des Schluckreflexes zu, sodass diesen Patienten empfohlen wurde, Flüssigkeiten anzudicken. Initial wurden nach dem Schluckakt bei drei Patienten Residuen fester Nahrungskonsistenzen in den Valleculae, Sinus piriformes und/oder im Larynxeingang nachgewiesen. Infolge progredienter Paresen der Pharynxmuskulatur nahmen bei den im Verlauf untersuchten ALS-Patienten die Residuen zu. Bei Nachweis dieses Störungsmusters wurde geraten, die Nahrungsbolusgröße zu vermindern und den Rachen mit Hilfe von Wasserschlucken oder mehrmaligem Nachschlucken zu reinigen. Nach eigenen Daten der Autoren lassen sich in Übereinstimmung mit den Beobachtungen von Leder und Mitarbeitern endoskopisch bei ALS-Patienten drei wesentliche Störungsmuster gut voneinander abgrenzen: (1) Leaking-Typ (= vorzeitiges Ableiten des Bolus, insbesondere bei Flüssigkeiten), Residuen-Typ (= Ansammlungen festerer Konsistenzen, insbesondere in den Valleculae) und Mischtyp (Kombination von 1 + 2; Marschner-Preuth et al. 2011).

Eine weitere Studie nutzte die FEESST-Technik, um die laryngeale Sensibilität von 22 ALS-Patienten zu untersuchen. Bei mehr als der Hälfte aller ALS-Patienten (54,4 %) war eine laryngeale Sensibilitätsstörung nachweisbar, die in drei Viertel der Fälle asymmetrisch ausgeprägt war. Durch-

113

schnittlich war die Luftstromreizschwelle auf 5,0 mmHg angehoben. Es wurde keine Korrelation der Sensibilitätsstörung mit der Schwere der Erkrankung (gemessen durch den ALS Functional Rating Scale) oder der Erkrankungsdauer nachgewiesen. Ungeklärt blieb die klinische Bedeutung der Sensibilitätsstörung und damit insbesondere die Frage, ob diese mit einem erhöhten Aspirationsrisiko assoziiert war (Amin et al. 2006).

Zudem wurde beobachtet, dass Patienten mit fortgeschrittener ALS das Endoskop im Pharynx wesentlich schlechter tolerieren als andere Patientengruppen. Als Ursache hierfür wurden eine pharyngolaryngeale Hyperreflexie und die ausgeprägten frontalen Enthemmungsphänomene der ALS-Patienten postuliert (Aviv et al. 2005).

Ruhebeobachtung und Funktionsprüfungen während der FEES können bei ALS-Patienten dazu dienen, bereits frühzeitig eine Beteiligung des 1. und 2. Motoneurons in der Pharynxregion nachzuweisen. Für eine Beteiligung des 1. Motoneurons spricht z. B. das Vorhandensein einer zentralen Gaumensegelparese. Eine solche liegt vor, wenn die willkürliche Hebung des Gaumensegels bei Phonation eingeschränkt, die unwillkürliche Hebungen beim Schlucken aber intakt ist (Beobachtung unmittelbar nach Austritt des Endoskops aus dem unteren/mittleren Nasengang). Auf eine Beteiligung des 2. Motoneurons deutet der Nachweis pharyngealer Faszikulationen hin, der nach Erfahrung der Autoren am besten am oberen seitlichen Hypopharynx direkt neben dem Gaumensegel gelingt.

**Radiologische Befunde**

In mehreren Studien wurde auch die VFSS genutzt, um die ALS-bedingte Dysphagie detailliert zu untersuchen. Wesentliche Befunde waren eine verminderte orale Boluskontrolle, ein beeinträchtigter oraler Transport, fragmentiertes Schlucken, verzögerte Triggerung des Schluckreflexes sowie Residuen in Valleculae und Sinus piriformes mit häufigem Nachschlucken (Higo et al. 2002, Goeleven et al. 2006). Aspirationen wurden bei etwa 20–50 % aller dysphagischen ALS-Patienten nachgewiesen, etwa die Hälfte dieser Aspirationen verliefen still (Higo et al. 2004, Goeleven et al. 2006). Störungen der oralen Phase, insbesondere ein gestörter oraler Transport, traten im Krankheitsverlauf zeitlich früher auf als Störungen der pharyngealen Phase (Higo et al. 2002, Kawai et al. 2003, Higo et al. 2004, Goeleven et al. 2006).

**Manometrische Befunde**

Einige Arbeitsgruppen setzten die pharyngeale Manometrie (z. T. als Videomanometrie) zur Evaluation der ALS-bedingten Dysphagie ein. Häufige pathologische Befunde waren eine verringerte Zungenschubkraft mit verminderten Schluckdrücken im Oropharynx sowie eine verminderte Amplitude pharyngealer Kontraktionen mit verminderten Schluckdrücken im Hypopharynx (Higo et al. 2002, Goeleven et al. 2006). Dabei traten die verminderten Schluckdrücke im Oropharynx zeitlich vor den verminderten Schluckdrücken im Hypopharynx auf (Higo et al. 2002). Dagegen war auch in späten Krankheitsstadien meist eine normale Erschlaffung des oberen Ösophagussphinkters zu beobachten. Nur bei wenigen ALS-Patienten wurde ein Spasmus des oberen Ösophagussphinkters nachgewiesen, der dann allerdings mit einem erhöhten Aspirationsrisiko assoziiert war (Higo et al. 2002, Higo et al. 2004).

**Elektromyografische Befunde**

Ertekin und Mitarbeiter (2000) untersuchten den Schluckakt von 43 ALS-Patienten mittels EMG und verglichen die Ergebnisse mit 50 gesunden Kontrollprobanden. Die Hauptbefunde waren eine Verlängerung der submentalen Muskelaktivität, eine verkürzte Öffnung des oberen Ösophagussphinkters mit irregulären Entladungen motorischer Einheiten sowie eine mangelnde Koordination von Larynxelevation und Öffnung des oberen Ösophagussphinkters. In einer weiteren Studie zu neurogenen Dysphagien fanden Ertekin und Mitarbeiter (2001) bei sechs ALS-Patienten elektromyografisch eine Hyperreflexie der Muskulatur des oberen Ösphagussphinkters. Jüngst wurde außerdem eine EMG-Studie publiziert, in der 43 % der 58 eingeschlossenen ALS-Patienten ein irreguläres und arrhythmisches Schluckmuster während des Trinkens von 100 ml Wasser aufwiesen. Dies wurde als elektrophysiologischer Hinweis auf eine Störung des bulbären »Central Pattern Generator (CPG)« gewertet (Aydogdu et al. 2011).

> Die ALS-bedingte Dysphagie kann prinzipiell in eine pseudobulbäre »zentrale« und eine bulbäre »periphere« Dysphagie unterteilt werden. Für die Entscheidung über das weitere schlucktherapeutische Vorgehen ist aber die aus der apparativen Diagnostik ableitbare, phänotypische Differenzierung in einen Leaking-, einen Residuen- sowie einen Mischtyp wesentlich hilfreicher.

## 4.6.2 Hereditäre spastische Spinalparalyse

Die hereditäre spastische Spinalparalyse (HSP) ist eine seltene neurologische Erkrankung, bei der es zu einer Degeneration des ersten Motoneurons und daraus resultierender spastischer Paraparese der Beine kommt. Oft treten bei den einfachen Formen der HSP neurogene Blasenentleerungsstörungen hin-

zu. Die komplizierten Formen der HSP sind klinisch durch zusätzliche Symptome, wie z.B. Demenz, Sehstörungen, Dysarthrie, Sensibilitätsstörungen, Muskelatrophie, epileptische Anfälle und/oder Dysphagie, charakterisiert. Es werden autosomal-dominant, autosomal-rezessiv und X-chromosomal vererbte Formen unterschieden. Bis zum Jahr 2008 waren bereits 41 verschiedene genetische Loci (SPG1 bis SPG41) bekannt, die für eine HSP codieren. Die Prävalenz der HSP wird in Europa auf 3–10/100 000 Einwohner geschätzt (Salinas et al. 2008). Neurogene Dysphagien scheinen bei der HSP insgesamt eher selten vorzukommen und sind dann meist nur leichtgradig ausgeprägt. Nach einer eigenen Übersichtsarbeit der Autoren beträgt die Häufigkeit von neurogenen Dysphagien bei der einfachen HSP etwa 5 % und bei der komplizierten HSP bis zu 30 %. Insbesondere für die genetischen Formen SPG 5, 7 und 11 sind neurogene Dysphagien häufiger beschrieben worden (Warnecke et al. 2011 b).

### Endoskopische Befunde

Eine neurogene Dysphagie kann bei der komplizierten HSP als Folge einer Pseudobulbärparalyse auftreten. Die Autoren fanden bei einer 22-jährigen Patientin mit genetisch nachgewiesener SPG11-HSP mittels FEES eine neurogene Dysphagie mit leicht- bis mittelgradigen Residuen in den Valleculae, die durch eine beidseitige pharyngeale Spastizität hervorgerufen wurde (Warnecke et al. 2011 b).

Bei zwei anderen Patienten aus einer Familie mit genetisch nachgewiesener SPG7-HSP zeigte sich endoskopisch dagegen eine leichtgradige, in der alleinigen klinischen Untersuchung nicht nachweisbare neurogene Dysphagie, durch ein Leaking von Flüssigkeit bis in die Sinus piriformes mit der Gefahr der prädeglutitiven Aspiration gekennzeichnet war und zu der klinischen Empfehlung führte, Flüssigkeiten nur in kleinen Bolusmengen zu schlucken (Warnecke et al. 2010 a). Diese Form der SPG7-HSP-bedingten Dysphagie war assoziiert mit Störungen der Aufmerksamkeits- und Exekutivfunktionen sowie bilateralen frontalen Läsionen der weißen Substanz, die mithilfe der Diffusions-Tensor-Bildgebung (DTI) detektiert werden konnten. Interessanterweise zeigten sich damit phänomenologische und pathoanatomische Parallelen zur progressiven supranukleären Paralyse und den frontotemporalen Lobärdegenerationen (▶ Kap. 4.2.3). Bei diesen beiden neurodegenerativen Erkrankungen können Störungen der Aufmerksamkeit und der Exekutivfunktionen ebenfalls mit einer durch ein ausgeprägtes Leaking charakterisierten neurogenen Dysphagie assoziiert sein (Warnecke et al. 2010 a, Langmore et al. 2007). Als gemeinsames pathoanatomisches Korrelat kann eine Störung frontaler kortikal-subkortikaler Schaltkreise vermutet werden, die an der Steuerung des willkürlichen Schluckens beteiligt sind (Warnecke et al. 2010 a).

---

Insbesondere die komplizierten Formen SPG5, SPG7 und SPG11 der hereditären spastischen Spinalparalyse können mit neurogenen Dysphagien einhergehen. Diese sind nach der bisherigen Datenlage jedoch meist nur leichtgradig ausgeprägt und führen eher selten zu Aspirationsereignissen.

---

## 4.6.3 Spinobulbäre Muskelatrophie (Kennedy-Syndrom)

Die spinobulbäre Muskelatrophie (Kennedy-Syndrom) ist mit einer Prävalenz von 1,6/100 000 eine seltene, X-chromosomal rezessiv vererbte Erkrankung, bei der es zu einer

Degeneration der bulbären und spinalen Motoneurone kommt, wohingegen das erste Motoneuron nicht betroffen ist. Die Mehrzahl der Patienten entwickelt im Krankheitsverlauf eine neurogene Dysphagie (Atsuta et al. 2006).

Warnecke und Mitarbeiter (2009) untersuchten in einer Studie endoskopisch die Schluckfunktion von zehn Patienten mit genetisch gesichertem Kennedy-Syndrom (Durchschnittsalter: 54,1 +/– 10,3 Jahre). Die FEES wurde anhand einer ordinalen Bewertungsskala, die 25 Items mit je vier bis fünf Schweregraden umfasste, analysiert sowie bei allen Probanden die Dauer der pharyngealen Schluckphase gemessen. Die Ergebnisse der Kennedy-Patienten wurden mit einem altersgematchen Normalkollektiv (n = 10) verglichen. Acht Patienten mit Kennedy-Syndrom wiesen in der FEES eine neurogene Dysphagie auf. Das Hauptmerkmal der gestörten Schluckfunktion war eine inkomplette pharyngeale Bolusreinigung von festen Nahrungskonsistenzen. Daraus resultierten Residuen in den Valleculae, die bei einigen Patienten im Verlauf der Untersuchung über die apikale Epiglottis in den Larynxeingang penetrierten und teilweise aspiriert wurden. Flüssigkeiten wurden von allen Kennedy-Patienten ohne pathologische Befunde geschluckt. Im Vergleich zur Kontrollgruppe fand sich bei den Kennedy-Patienten eine signifikante Verkürzung der pharyngealen Phase des Schluckaktes (0,75 vs. 0,96 Sekunden; p < 0,001). Insgesamt wurde die neurogene Dysphagie bei den meisten Patienten als leichtgradig eingestuft. Spezielle Kostanpassungen waren nicht notwendig. Nur bei einem Kennedy-Patienten war aufgrund einer hochgradigen Dysphagie die Anlage einer perkutanen endoskopischen Gastrostomie (PEG) erforderlich.

Die Ergebnisse der Studie zeigen, dass die neurogene Dysphagie beim Kennedy-Syndrom vorwiegend durch eine Störung der pharyngealen Phase des Schluckaktes cha-

rakterisiert ist. Ursächlich für das Störungsmuster sind eine reduzierte Zungengrundbeweglichkeit sowie bilaterale Paresen der
pharyngealen und laryngealen Muskulatur.

> Die neurogene Dysphagie beim Kennedy-
> Syndrom ist vorwiegend durch eine Stö-
> rung der pharyngealen Phase des
> Schluckaktes mit Residuen in den Valle-
> culae gekennzeichnet. Im Gegensatz zur
> ALS-bedingten Dysphagie ist Leaking
> von Flüssigkeit dagegen untypisch.

## 4.7 Neuropathien

(Poly-)Neuropathien sind Erkrankungen,
bei denen mehrere periphere Nerven durch
einen systemischen Prozess geschädigt werden. Die häufigsten Ursachen sind Diabetes
mellitus und toxischer Alkoholkonsum.
Weil die Nerven üblicherweise distal- und
beinbetont betroffen sind (= distal-sym-
metrischer Verteilungstyp), bleibt die von
den kaudalen Hirnnerven innervierte, proximal gelegene Schluckmuskulatur oft aus-
gespart und neurogene Dysphagien zählen
nicht zu den typischen Symptomen (Kiefer
2011). Dennoch wurden bei einigen Patienten mit diabetischer Polyneuropathie Störungen von oraler, pharyngealer und/oder
ösophagealer Phase des Schluckaktes beobachtet, ohne dass der pathophysiologische
Mechanismus bislang eindeutig geklärt werden konnte. Der häufigste pathologische
Befund war eine mittels EMG detektierte
Hyperaktivität der krikopharyngealen Muskulatur des oberen Ösophagussphinkters
(Restivo et al. 2006). In einer prospektiven
Studie wurden mittels Ösophagusmanometrie bei etwa 60 % der Patienten mit diabetischer Polyneuropathie Abnormitäten
des oberen und/oder unteren Ösophagussphinkters nachgewiesen (Huppe et al. 1992).
Eine Kombination aus Polyneuropathie,
Dysphagie und Makroglossie kann bei einer
Amyloidose beobachtet werden (Kiefer
2011). Klinisch relevante Dysphagien kommen häufiger vor, wenn es bei Polyneuro-
pathien zu einer Hirnnervenbeteiligung
kommt oder eine kraniale Neuropathie vorliegt, bei der ausschließlich Hirnnerven-
symptome auftreten.

### 4.7.1 Guillain-Barré-Syndrom

Das Guillain-Barré-Syndrom (GBS) ist eine
immunvermittelte Polyneuroradikulitis, die
klassischerweise mit demyelinisierenden,
motorisch betonten, symmetrisch von distal
nach proximal fortschreitenden Nervenlä-
sionen einhergeht. Die Inzidenz beträgt
0,8–2/100 000. In etwa 70 % der Fälle
geht dem GBS ein bis drei Wochen zuvor
ein akuter Infekt voraus (40 % Atemwegs-
infekte, 20 % gastrointestinale Infekte).
GBS-Patienten leiden an schlaffen, meist
symmetrisch aufsteigenden Paresen, bei einer Beteiligung der Atemmuskulatur kommt
es zu respiratorischer Insuffizienz mit Beatmungspflichtigkeit. Das Krankheitsmaxi-
mum wird innerhalb weniger Tage bis maximal vier Wochen erreicht. Der am häufigsten
betroffene Hirnnerv ist der N. facialis
(~ 50 % der Patienten, oft beidseitig), es
können aber auch Läsionen anderer Hirnnerven auftreten (Kiefer 2011). Daten zur
Häufigkeit der GBS-assoziierten Dysphagie
liegen nicht vor, bei sehr schweren Krank-
heitsverläufen tritt jedoch immer eine neurogene Dysphagie auf (de Jager et al. 1991).

Es sind mehrere GBS-Varianten bekannt, die bevorzugt oder ausschließlich zu (meist symmetrischen) kaudalen Hirnnervenparesen führen und dadurch besonders oft mit neurogenen Dysphagien einhergehen: Polyneuritis cranialis, oropharyngeale GBS-Variante, pharyngeal-zervikal-brachiale GBS-Variante und Miller-Fisher-Syndrom. Das Miller-Fisher-Syndrom (~5 % der GBS-Fälle) ist durch die klinische Trias Ophthalmoplegie, sensible Ataxie und Areflexie gekennzeichnet. Eine Beteiligung kaudaler Hirnnerven mit bulbären Symptomen wurde in zwei größeren Fallserien bei 26 bzw. 59 % der Patienten gefunden (Lo 2007). In der Differenzialdiagnostik von GBS-Varianten mit neurogener Dysphagie kann der Nachweis spezifischer Antikörper gegen Ganglioside hilfreich sein: GQ1 b- und GT1 a-Antikörper finden sich beim Miller-Fisher-Syndrom, GT1 a-Antikörper und GM1 b-Antikörper bei GBS-Varianten mit bulbären Symptomen, GM1 b- und GD1 a-Antikörper bei einer axonalen pharyngeal-zervikal-brachialen GBS-Variante, GQ1 b-Antikörper bei der Polyneuritis cranialis (O'Leary et al. 1996, Yoshino et al. 2000, Onodera et al. 2002, Arai et al. 2003, Lo 2007, Edvardsson et al. 2009). Zum Verlaufsmonitoring der GBS-bedingten Dysphagie während der intensivmedizinischen Behandlung ist die endoskopische Schluckuntersuchung besonders gut geeignet. Systematische Untersuchungen zum endoskopischen oder radiologischen Störungsmuster der GBS-bedingten Dysphagie liegen bislang nicht vor. Chen und Mitarbeiter (1996) untersuchten jedoch den Schweregrad der oropharyngealen Dysphagie von 14 GBS-Patienten im Alter von 19 – 78 Jahren mittels klinischer Schluckdiagnostik sowie VFSS. Sechs Patienten wiesen etwa gleich schwere Störungen von oraler und pharyngealer Phase auf, bei sieben Patienten überwogen Störungen der pharyngealen Phase, nur bei einem Patienten zeigte sich eine vorwiegende Störung der oralen Phase. Bei fünf Patienten wurden mehrere VFSS-Verlaufsuntersuchungen durchgeführt. Nach 4 – 8 Wochen hatte sich die neurogene Dysphagie bei keinem der Patienten vollständig zurückgebildet, war aber in allen Fällen weniger schwer ausgeprägt (Chen et al. 1996).

> Tritt eine isolierte oder klinisch ganz im Vordergrund stehende, progrediente neurogene Dysphagie in Verbindung mit dem Nachweis einer zytoalbuminären Dissozation im Liquor cerebrospinalis auf, so muss differenzialdiagnostisch immer eine GBS-Variante mit bevorzugtem Befall kaudaler Hirnnerven erwogen und eine entsprechende Antikörperbestimmung durchgeführt werden.

## 4.7.2 Critical-Illness-Polyneuropathie/-Myopathie

Bei etwa 70 – 80 % aller intensivmedizinischen Patienten mit Langzeitbeatmung tritt als Komplikation eine schlaffe Tetraparese mit Befall distaler und proximaler Muskelgruppen auf. Klinisch und elektrophysiologisch kann die Abgrenzung einer Critical-Illness-Polyneuropathie (CIP) von einer Critical-Illness-Myopathie (CIM) als Ursache der schlaffen Tetraparese schwierig sein; oft liegen wahrscheinlich Mischbilder vor (CIPMN). Risikofaktoren sind eine bestehende Sepsis oder ein Multiorganversagen. Folgen von CIP/CIM sind eine erschwerte Entwöhnung vom Respirator (Weaning), erhöhte Mortalität, eine Verlängerung des Aufenthalts auf der Intensivstation, höhere Behandlungskosten sowie eine prolongierte Rehabilitation. Innerhalb von mehreren Wochen oder Monaten erholen sich jedoch mehr als 50 % der Patienten vollständig (Zink et al. 2009). Sichere Daten zur Inzidenz einer CIP-/CIM-assoziierten neurogenen Dysphagie liegen nicht vor, sie wird aber als sehr hoch eingeschätzt (Prosiegel 2008). Die FEES ist die bevorzugte apparative Methode zur Evaluation von Dysphagien bei kritisch kranken Intensivpatienten (Leder et al. 1998). In keiner der bislang publizierten FEES- oder VFSS-Studien zur Dysphagie kritisch kranker Intensivpatienten (s. u.) wurden die Patienten speziell klinisch und elektrophysiologisch im Hinblick auf eine CIP oder CIM untersucht. Es ist deshalb derzeit ungeklärt, ob eine CIP oder CIM (mit)ursächlich für das Auftreten dieser »Critical-Illness-Dysphagien« war. Zu vermuten ist, dass für die Entstehung einer Critical-Illness-Dysphagie im individuellen Fall mehrere der folgenden Faktoren ätiologisch bedeutsam sind: Alter des Patienten, prämorbider Status der Schluckfunktion, Komorbiditäten (insbesondere neurologische Erkrankungen), intubationsbedingte Verletzungen pharyngolaryngealer Strukturen, tracheotomiebedingte Beeinträchtigung der Schluckfunktion, verabreichte Medikamente (z. B. Kortikosteroide oder Sedativa), Inaktivität der Schluckmuskulatur während der intensivmedizinischen Behandlung und Auftreten einer CIP/CIM (Tolep et al. 1996). Möglicherweise kann eine präventive Schlucktherapie bei langzeitbeatmeten Patienten das Ausmaß einer Critical-Illness-Dysphagie verringern (Hwang et al. 2007).

**Endoskopische Befunde**

In einer Studie wurden 48 internistische und chirurgische Patienten ohne vorbestehende Schluckstörungen, die mindeststens für 48 Stunden intubiert waren, innerhalb von 48 Stunden nach Extubation mittels FEES untersucht. Eine Dysphagie wurde bei 56 % der Patienten nachgewiesen, 25 % der Patienten wiesen stille Aspirationen auf. Aspirationen von Flüssgkeiten (70 %) waren wesentlich häufiger als Aspirationen halbfester Konsistenzen (30 %; Ajemian et al. 2001). In weiteren vergleichbaren FEES-Studien an chirurgischen und internistischen Patienten (Intubation für mindestens 48 Stunden) lagen die Aspirationsraten post Extubation zwischen 10 und 52 % (Leder et al. 1998, Barquist et al. 2001, El Solh et al. 2003). Aspirationen nach Extubation traten besonders häufig bei älteren Patienten (ab dem 65. Lebensjahr) mit einem prämorbid niedrigeren Aktivitätsgrad im täglichen Leben auf. Im Gegensatz zu den bislang aufgeführten Publikationen untersuchten Romero und Mitarbeiter (2010) in einer prospektiven Studie 40 nichtneurologische Patienten (mittleres Alter 65 +/− 10,3 15 Jahre) mittels FEES, die nicht extubiert werden konnten, sondern eine Dilatations-Tracheotomie zur Langzeitbeatmung erhielten. Die FEES wurde 3 – 5 Tage nach Beatmungsende bei den noch tracheotomierten Patienten durchgeführt (mittlere Beatmungsdauer 38 +/− 10,3 16 Tage). Eine Schluckstörung wurde diagnostiziert, wenn Penetration und/oder Aspiration während der FEES nachgewiesen wurde. Insgesamt fand sich entsprechend dieser Definition bei 38 % der Patienten eine Dysphagie. Eine Schluckstörung für Flüssigkeiten war wesentlich häufiger als eine Schluckstörung für halbfeste (Püree) oder feste (Keks) Nahrungskonsistenzen. Die Zeit bis zur Dekanülierung nach der FEES war bei den dysphagischen Patienten signifikant länger verglichen mit der Gruppe der nichtdysphagischen Patienten (19 +/− 10,3 11  vs. 2 +/− 10,3 4 Tage).

**Radiologische Befunde**

In einer Studie wurden 23 Patienten, die mindestens drei Wochen beatmet wurden, nach Verlegung in eine Rehabilitationseinheit mittels VFSS untersucht. Voraussetzung war, dass die Patienten in der Lage waren, für mindestens 30 – 60 Minuten spontan zu atmen. Dreizehn dieser Patienten litten an neurologischen, zehn an nichtneurologischen Erkrankungen. Bei 83 % der Patienten wurden pathologische Befunde in oraler und/oder pharyngealer Phase des Schluckaktes nachgewiesen, 43,5 % wiesen Aspirationen auf. Bei zwei Patienten ohne neurologische Erkrankung zeigten sich nach mehr als einem Monat eine signifikante Verbesserungen der Schluckfunktion (Tolep et al. 1996).

> Kritisch kranke, beatmete Patienten entwickeln häufig eine Critical-Illness-Dysphagie, die zu erheblichen Komplikationen nach Extubation bzw. Dekanülierung führen kann. Die FEES ist die am besten geeignete Methode zur frühzeitigen Diagnostik solcher Critical-Illness-Dysphagien.

## 4.8 Erkrankungen der neuromuskulären Erregungsübertragung

### 4.8.1 Myasthenia gravis

Die Myasthenia gravis (MG) ist eine Autoimmunnerkrankung, deren Leitsymptom eine belastungsabhängige Muskelschwäche darstellt, die durch Autoantikörper gegen den Acetylcholin-Rezeptor (Anti-AChR-AK) der Muskelzellmembran verursacht wird. Die Inzidenz der Myasthenia gravis beträgt 0,25–2/100 000, die Prävalenz maximal 20/100 000 (Sieb et al. 2009). Es werden okuläre von generalisierten MG-Verlaufsformen unterschieden. Bei etwa 15 % aller MG-Patienten ist eine Dysphagie das Initialsymptom, im Verlauf der Erkrankung entwickeln 50 % aller Patienten eine Schluckstörung (Grob et al. 1987). In mehr als 50 % aller Fälle ist die Dysphagie das erste Symptom einer myasthenen Krise und sowohl mit dem Auftreten von Aspirationspneumonien als auch einer schlechten Prognose assoziiert (Cohen et al. 1981).

Anti-AchR-AK sind bei etwa 50 % der okulären und etwa 90 % der generaliserten MG-Verlaufsformen nachweisbar. Patienten mit generalisierter MG ohne Nachweis von Anti-AChR-AK (seronegative MG) können in 40–60 % der Fälle Antikörper gegen eine muskelspezifische Rezeptor-Tyrosinkinase (Anti-MuSK-AK) aufweisen (Guptill et al. 2010). Patienten mit positiven Anti-MuSK-AK sind häufig durch die folgenden klinischen Merkmale charakterisiert: prominente faziopharyngeale Beteiligung mit schwerer Dysphagie, Atrophie betroffener Muskeln (insbesondere Zungenatrophie) und Auftreten von schweren myasthenen Krisen bereits früh im Krankheitsverlauf (Deymeer et al. 2007). Jüngst wurde ein Fall publiziert, bei dem die Zungenatrophie eines Patienten mit Anti-MuSK-AK-positiver Myasthenie im Verlauf der immunsuppressiven Behandlung rückläufig war (Takahashi et al. 2010). Anti-MuSK-AK-positive MG-Patienten können darüber hinaus zusätzlich bilaterale Stimmbandlähmungen aufweisen (Hara et al. 2007).

Zur Verbesserung der klinischen Diagnostik der myasthenen Dysphagie wurde ein spezieller Fragebogen entwickelt und in einer Pilotstudie an 20 MG-Patienten getestet. Eingang in die klinische Praxis hat dieser Fragebogen bislang allerdings nicht gefunden (Koopman et al. 2004). Die klinische Diagnostik sowie Graduierung einer myasthenen Dysphagie, insbesondere wenn sie das vorherrschende oder alleinige Symptom der Erkrankung ist, gestaltet sich weiterhin oft schwierig (Llabres et al. 2005).

Der sog. Besinger-Score, der zur semiquantitativen Schweregradbestimmung und Verlaufsbeurteilung bei MG-Patienten eingesetzt wird, beinhaltet nur eine sehr grobe Klassifizierung der Schluckfunktion (Besinger et al. 1983): 0: normal; 1: leichte Störung bei festen Speisen; 2: nur Flüssigkeiten, z. T. Regurgitationen; 3: Magensonde. Außerdem betragen Sensitivität und Spezifität der klinisch-neurologischen Untersuchung für die Einschätzung des Aspirationsrisikos bei der Myasthenia gravis weniger als 80 % (Koopman et al. 2004). Der apparativen Diagnostik der MG-bedingten Dysphagie kommt daher große klinische Bedeutung zu.

## Endoskopische Befunde

In einer kleinen Fallserie wurde über Patienten mit einer schweren generalisierten Myasthenia gravis oder in einer myasthenen Krise berichtet, die auf der neurologischen Intensivstation mittels FEES untersucht worden waren. Bei diesen Patienten waren sämtliche Hauptbefunde einer gestörten oralen und pharyngealen Phase des Schluckaktes nach-

weisbar: Speichelaufstau mit stiller Speichelaspiration, stille Aspiration sämtlicher Nahrungskonsistenzen, ausgeprägtes Leaking, hochgradige Residuen sowie ein massiv verzögerter Schluckreflex (Warnecke et al. 2008 b). Myasthenie-Patienten mit leichteren, generalisierten oder bulbären Verlaufsformen wiesen dagegen in der FEES häufiger eine isolierte, belastungsabhängige Störung der pharyngealen Phase des Schluckaktes auf, die im Untersuchungsverlauf durch eine zunehmende Ansammlung von Residuen gekennzeichnet war (Dziewas et al. 2006, Warnecke et al. 2008 b). Zum Nachweis solcher belastungsabhängiger Dysphagien wurde ein standardisierter FEES-Belastungstest (engl. Fatigable Swallowing Test, FST) entwickelt (Dziewas et al. 2006). Bei einer belastungsabhängigen myasthenen Dysphagie können endoskopisch nach etwa fünf bis zehn Schluckakten zunehmende Residuen beobachtet werden (▶ Kap. 3.1.4; Dziewas et al. 2006, Warnecke et al. 2008 b). Darüber hinaus gibt es MG-bedingte Dysphagien, die insbesondere durch ein vorzeitiges Ermüden der Kau- und/oder Zungenmuskulatur gekennzeichnet sind. Hier kommt es zu Stö-

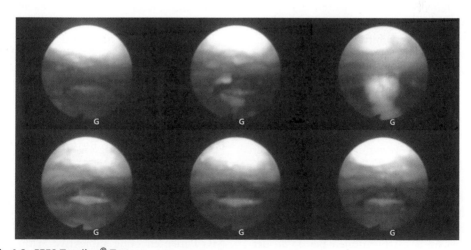

**Abb. 4.6:** FEES-Tensilon®-Test:
Obere Reihe (von links nach rechts): belastungsabhängig zunehmende hypopharyngeale Residuen während drei konsekutiver Schluckakte; untere Reihe (von links nach rechts): nach i. v.-Gabe von 10 mg Edrophoniumchlorid (Tensilon®) drei konsekutive Schluckakte ohne Residuen.

rungen der oralen Vorbereitungsphase und der oralen Phase des Schluckaktes, während sich endoskopisch eine weitgehend intakte pharyngeale Phase zeigt.

Ein weiteres, endoskopisch gut nachweisbares Merkmal der myasthenen Dysphagie ist das positive Ansprechen auf die Gabe von Edrophoniumchlorid (Tensilon®). Nach einem standardisierten Schema wird im FEES-Tensilon®-Test geprüft, ob sich nach intravenöser Applikation einer kumulativen Dosis von bis zu 10 mg Edrophoniumchlorid (Tensilon®) die Dysphagie bessert (▶ Kap. 3.1.4; Warnecke et al. 2008 b). In ▶ Abbildung 4.6 wird der FEES-Tensilon®-Test eines 73-jährigen Patienten mit seit acht Wochen zunehmender Dysphagie gezeigt. Insbesondere bei Myasthenie-Patienten mit isolierter, neurogener Dysphagie und negativen Acetylcholin-Rezeptor-Antikörpern kann der FEES-Tensilon®-Test entscheidend zur Diagnosesicherung beitragen (Llabres et al. 2005, Warnecke et al. 2008 b).

### Radiologische Befunde

Colton-Hudson und Mitarbeiter (2002) untersuchten prospektiv Patienten mit leicht- bis mittelgradiger MG, die über Schluckstörungen klagten, mittels VFSS (zehn Männer, zehn Frauen; mittleres Alter 58 Jahre, mittlere Krankheitsdauer 31,9 Monate). Häufige pathologische Befunde waren: gestörte orale Bolusformation, verlangsamter oraler Transport, fragmentiertes Schlucken, Residuen an der Zungenbasis und dem weichen Gaumen, verminderter velolingualer Abschluss, verzögerte Initiierung der pharyngealen Phase, verminderte Zungenbasisretraktion, verminderte Beweglichkeit der Epiglottis sowie Residuen in Valleculae und Sinus piriformes. Penetrationen fanden sich bei 65 %, Aspirationen bei 35 % der Patienten. Mehr als die Hälfte der Aspirationen verlief still. Zudem wurden zwei Fallberichte publiziert, in denen ein positives Ansprechen der myasthenen Dysphagie

auf intravenöse Edrophoniumchlord (Tensilon®)-Applikation in VFSS-Untersuchungen dokumentiert wurde (Schwartz et al. 2005, McIntyre et al. 2006).

### Manometrische und szintigrafische Befunde

In manometrischen Studien konnte gezeigt werden, dass bei MG-Patienten auch die ösophageale Phase des Schluckaktes gestört sein kann, nicht nur im Bereich der proximalen quergestreiften Muskulatur, sondern auch weiter distal im mittleren und unteren Drittel des Ösophagus, wo typischerweise glatte Muskulatur zu finden ist. Als pathologische Befunde zeigten sich ein verminderter Druck im oberen Ösophagussphinkter, peristaltische Wellen mit niedriger Amplitude sowie spontane und simultane Kontraktionen (Huang et al. 1988, Llabres et al. 2005). Mittels Ösophagus-Szintigrafie wurde darüber hinaus von Linke und Mitarbeitern (2003) an einer Guppe von 15 MG-Patienten eine verzögerte und unvollständige Ösophagusentleerung im Vergleich zu gesunden Kontrollprobanden nachgewiesen. Durch die intravenöse Applikation von 10 mg Edrophoniumchlorid (Tensilon®) konnte bei 14 Patienten der ösophageale Transport verbessert werden, bei sechs Patienten normalisierte er sich sogar vollständig.

### Elektromyografische Befunde

Ertekin und Mitarbeiter (1998) untersuchten die Schluckfunktion von 15 dysphagischen MG-Patienten mittels Elektromyografie und verglichen die Ergebnisse mit zehn MG-Patienten ohne subjektive Schluckstörung. Bei den dysphagischen Patienten wurden eine signifikant verlängerte Larynxbewegung sowie eine verlängerte Aktivität der submentalen Muskulatur während des

Schluckens nachgewiesen. Die EMG-Aktivität in der krikopharyngealen Muskulatur war dagegen normal. Diese Befunde wurden als Kompensationsmechanismus interpretiert, der dazu dient, trotz der schwachen Pharynxmuskulatur ein aspirationsfreies Schlucken durch einen länger geschlossen gehaltenen und angehobenen Larynx zu ermöglichen.

---

Die MG-bedingte oropharyngeale Dysphagie kann bei leichteren Verlaufsformen zu einer vorwiegend oralen oder – häufiger – vorwiegend pharyngealen Störung des Schluckaktes führen. Bei schweren Verlaufsformen sind fast immer beide Schluckphasen gestört. Darüber hinaus können MG-bedingte ösophageale Dysphagien auftreten. Die MG-bedingte Dysphagie muss klinisch nicht notwendigerweise mit einer eindeutigen belastungsabhängigen Verschlechterung der Schluckfunktion einhergehen. Deshalb sollte bei allen Patienten mit isolierter neurogener Dysphagie ungeklärter Ätiologie immer auch eine MG als Diffenrenzialdiagnose in Betracht gezogen werden.

---

## 4.8.2 Lambert-Eaton-Myasthenie-Syndrom

Das Lambert-Eaton-Myasthenie-Syndrom (LEMS) ist in 60 % der Fälle mit einem malignen Tumor assoziiert (= paraneoplastisches LEMS), meist mit einem kleinzelligen Bronchialkarzinom. Durchschnittlich wird ein paraneoplastisches LEMS sechs Monate vor Nachweis des Tumors diagnostiziert. Wird kein maligner Tumor gefunden, liegt ein idiopathisches LEMS vor. IgG-Antikörper gegen spannungsabhängige präsynaptische Kalziumkanäle (voltage-gated calcium channels; VGCC) vom P/Q-Typ führen beim LEMS zu einer reduzierten Freisetzung von Acetylcholin. Klinisch kommt es zu einer abnormen proximal- und beinbetonten Ermüdbarkeit der Muskulatur, die bei 50 % der Patienten von autonomen Symptomen, wie Blasenentleerungsstörungen, Impotenz, Mundtrockenheit, Hypohidrose oder orthostatischer Hypotonie, begleitet wird (Sieb et al. 2009). Okuläre Symptome, wie Ptosis und Doppelbilder, treten anders als bei der Myasthenia gravis erst später im Verlauf hinzu (Ausbreitungsmuster von kaudal nach kranial; Wirtz et al. 2002). In einer prospektiven Beobachtungsstudie fand sich bei acht von 23 (~35 %) LEMS-Patienten eine neurogene Dysphagie (Burns et al. 2003). Auch in anderen Publikationen wird eine Häufigkeit der Dysphagie beim LEMS von 24–35 % angegeben (Payne et al. 2005). Eine Dysphagie kann auch das vorherrschende oder sogar einzige Symptom eines LEMS sein (Payne et al. 2005, Fernandez-Torron et al. 2011). Systematische endoskopische oder radiologische Untersuchungen zum Störungsmuster der LEMS-bedingten Dysphagie liegen bislang nicht vor. Nach klinischer Erfahrung der Autoren kann sich bei der LEMS-bedingten Dysphagie – ähnlich wie bei der myasthenen Dysphagie – im endoskopischen Belastungstest eine vorzeitige Ermüdbarkeit der Schluckmuskulatur mit Residuen in den Vallculae zeigen. Im FEES-Tensilon®-Test kann eine zumindest partielle Verbesserung der Schluckfunktion nachweisbar sein.

## 4.8.3 Botulismus

Unter Luftabschluss produziert das anaerobe, sporenbildende Bakterium Clostridium botulinum Toxine, welche die Acetylcholinausschüttung an der motorischen Endplatte sowie an den autonomen Nervenendigungen hemmen. Ursachen für den Botulismus beim Erwachsenen sind Lebensmittelintoxikationen durch verdorbene Konserven und Wurstwaren sowie Infektion von Weichteilwunden, insbesondere bei i. v.-Drogenabhängigen. Etwa 4–14 Tage nach der Infektion tritt eine rasch progrediente, absteigende, schlaffe Tetraparese mit cholinerger autonomer Dysfunktion auf (Mydriasis, Blasen-, Darmlähmung, Tachykardie, Mundtrockenheit, Erbrechen, Diarrhoe). Schließlich kann sich eine lebensbedrohliche respiratorische Insuffizienz mit langdauernder Beatmungspflichtigkeit entwickeln. Typischerweise kommt es beim Botulismus bereits initial zu Hirnnervenausfällen (Akkomodationsstörung, Doppelbilder, Ptose, Kaumuskelparese, Gaumensegelparese; Sieb et al. 2009). Auch eine neurogene Dysphagie tritt früh im Krankheitsverlauf auf und kann sogar das vorherrschende Initialsymptom sein (Preuss et al. 2006, Kakati et al. 2011). Die botulismusbedingte oropharyngeale Dysphagie kann sich nach der

Akutbehandlung vollständig zurückbilden oder in eine chronische Dysphagie übergehen, die einer längeren Rehabilitationsbehandlung bedarf (Preuss et al. 2006, Teismann et al. 2008, Kakati et al. 2011). Die Autoren führten in ihrer Klinik bei einer 27-jährigen, heroinabhängigen Patientin, die an Botulismus erkrankte, während der Akutbehandlung an den Tagen 16 (unmittelbar nach der Entwöhnung vom Respirator), 19 und 25 jeweils eine endoskopische Schluckuntersuchung durch. Die initiale FEES zeigte einen hochgradigen Speichelaufstau mit stiller Speichelaspiration. In der zweiten FEES waren kein Speichelaufstau und keine Aspirationen von Speichel mehr nachweisbar, sodass die Dekanülierung erfolgte. Dennoch bestand weiterhin eine Dysphagie mit hochgradigen Residuen fester und halbfester Konsistenzen in Valleculae und Sinus piriformes. Die dritte FEES ergab schließlich eine fast vollständige Erholung der Schluckfunktion. Residuen fanden sich nicht mehr, lediglich die Schluckreflextriggerung war noch leichtgradig verzögert (Teismann et al. 2008).

## 4.9 Myopathien

Typische Symptome von Muskelerkrankungen (= Myopathien) sind Muskelschwäche (= Paresen), Muskelatrophie und/oder Muskelschmerz (= Myalgie). Die Ätiologie der Myopathien ist heterogen und umfasst enzündliche, metabolische, hereditäre, endokrine und toxische Ursachen. Je nach Symptomlokalisation werden verschiedene Verteilungstypen unterschieden, am häufigsten sind proximale Muskelgruppen betroffen (Becken- und Schultergürteltyp; Sieb et al. 2009). Wenn die Schluckmuskulatur in den Krankheitsprozess einbezogen ist, können Schluckstörungen auftreten. Schwere Dysphagien

kommen insbesondere bei folgenden Myopathien des Erwachsenenalters häufig vor: Dermato- und Polymyositis, Einschlusskörperchenmyositis, okulopharyngeale Muskeldystrophie, mitochondriale Myopathien und myotone Dystrophie Typ I. Auch bei der sich bereits im frühen Kindesalter manifestierenden, X-chromosomal vererbten Muskeldystrophie Typ Duchenne treten im Krankheitsverlauf oft neurogene Dysphagien auf. Am häufigsten sind Störungen der pharyngealen Phase, insbesondere Residuen in Valleculae und Sinus piriformes, seltener sind Störungen der oralen und ösophagealen Phase des Schluckaktes (Hanayama et al. 2008). Klinisch relevante Dysphagien kommen dagegen üblicherweise nicht vor bei der Muskeldystrophie Typ Becker-Kiener, Gliedergürteldystrophien sowie der Glykogenose Typ II (= Morbus Pompe). Allerdings wurde jüngst auch von einem Patienten mit einer Gliedergürteldystrophie Typ 2B (= Dysferlinopathie) berichtet, der an einer progressiven Dysphagie litt (Walsh et al. 2011). Öffnungsstörungen des oberen Ösophagussphinkters sind ein charakteristischer pathologischer Befund vieler myopathiebedingter Dysphagien. Um den zugrunde liegenden Pathomechanismus zu identifizieren, ist die VFSS unverzichtbar, mittels FEES ist der obere Ösophagussphinkter nur eingeschränkt beurteilbar.

## 4.9.1 Myositiden

Die Inzidenz entzündlicher Muskelerkrankungen (= Myositiden) beträgt etwa 1/ 100 000. Zu den Myositiden gehören Dermatomyositis (DM), Polymyositis (PM), Overlap-Syndrome sowie die sporadische Einschlusskörperchenmyositis (Inclusion body myositis, IBM; Sieb et al. 2009). Abhängig vom Patientenkollektiv werden Häufigkeiten myositisbedingter Dysphagien von 10–73 % angegeben (Oh et al. 2007). Aspirationspneumonien mit respiratorischer Insuffizienz sind die häufigste Todesursache (Lynn et al. 2005, Oh et al. 2007). In 21–69 % der Fälle ist die Dysphagie das Initialsymptom (Oh et al. 2007). Die von den Patienten am häufigsten beklagten Symptome myositisbedingter Dysphagien sind Steckenbleiben von Nahrung im Rachen, Husten während des Schluckens und Schwierigkeiten beim Schlucken von festen und trockenen Speisen (Oh et al. 2007). Eine myositisbedingte Dysphagie frühzeitig zu diagnostizieren, ist aufgrund der spezifischen Therapiestrategien von großer klinischer Bedeutung. Bei jeder anderweitig unerklärbaren oropharyngealen Dysphagie

sollte eine Myositis als Ursache in Betracht gezogen werden, auch bei unauffälligen laborchemischen und/oder elektrophysiologischen Untersuchungen (Williams et al. 2003). Die IBM-assoziierte Dysphagie hat eine schlechtere Prognose als die Dysphagie in Folge einer DM oder PM (Oh et al. 2007). Neben den oben genannten, typischerweise verschiedene Muskelgruppen betreffenden Muskelentzündungen gibt es auch fokale Myositiden, die isoliert die Schluckmuskulatur betreffen können und sich mit einer Hypertrophie der krikopharyngealen Muskulatur manifestieren (Bachmann et al. 2001).

### Dermato-/Polymyositis

Gemeinsame klinische Charakteristika von DM und PM sind symmetrische, proximal betonte Paresen (insbesondere Befall der Gliedergürtelmuskulatur), die sich über Wochen bis Monate entwickeln, sowie Myalgien (druckschmerzhafte Muskulatur). Bei der DM finden sich darüber hinaus typische Hautveränderungen. Die DM ist insgesamt häufiger als die PM. Beide Erkrankungen können als paraneoplastisches Syndrom verschiedener Malignome auftreten. Diagnostisch wegweisend sind deutliche CK-Wert-Erhöhungen im Serum, der elektromyografische Nachweis von pathologischer Spontanaktivität in Kombination mit myopathischen Schädigungszeichen sowie entzündliche Infiltrate in der Muskelbiopsie (Sieb et al. 2009). Neurogene Dysphagien treten bei 18–20 % der DM-Patienten und bei 30–60 % der PM-Patienten auf (Mulcahy et al. 2011). Wenn die Dysphagie das vorherrschende Symptom einer PM ist und eine CK-Erhöhung im Serum fehlt, kann eine bulbär beginnende ALS vorgetäuscht werden (Ryan et al. 2003). In seltenen Fällen kann eine Dysphagie auch einziges Symptom einer Polymyositis sein (Palace et al. 1993). Die klinische Untersuchung der oralen Boluskontrolle ist bei myositisassoziierten Dysphagien oft normal (Oh et al. 2007).

### Radiologische Befunde

In einer retrospektiven Studie wurden die VFSS-Ergebnisse von 38 schluckgestörten Patienten mit inflammatorischer Myopathie (DM, PM, IBM) ausgewertet. Es fand sich kein Unterschied im Störungsmuster der Dysphagie bei DM/PM und IBM. Die häufigsten pathologischen Befunde waren pharyngeales Pooling, gestörte Zungenretraktion, gestörte Larynxelevation und eine abnorme krikopharyngeale Funktion (Oh et al. 2007).

### Manometrische Befunde

In einer Studie wurden zwölf dysphagische DM-/PM-Patienten (und ein IBM-Patient) mittels Videomanometrie untersucht. Der Hauptbefund war ein erhöhter hypopharyngealer Bolusdruck infolge einer restriktiven Öffnungsstörung des oberen Ösophagussphinkters (Williams et al. 2003).

### Elektromyografische Befunde

Ertekin und Mitarbeiter (2004) untersuchten die Schluckfunktion von 19 DM-/PM-Patienten (sechs Männer, 13 Frauen; mittleres Alter 48,7 Jahre) mittels Elektromyografie. Zwölf dieser Patienten wurden aufgrund einer hochgradigen Dysphagie über eine nasogastrale Sonde ernährt. Während das EMG der submentalen Muskulatur eine normale Schluckreflextriggerung ergab, fand sich eine signifikante Verlängerung der pharyngealen Transitzeit. Als Ursachen wurden eine verminderte Kehlkopfelevation sowie ein insuffizientes Zungenpumpen identifiziert. Bei zehn DM-/PM-Patienten wurde auch ein EMG der krikopharyngealen Muskulatur durchgeführt. Drei dieser Patienten wiesen während des Schluckens eine verkürzte, zwei dagegen eine verlängerte EMG-Pause auf. Diese Befunde wurden als Audsruck einer Hyper- bzw. einer Hyporeflexie der krikopharyngealen Muskulatur interpretiert (Ertekin et al. 2004).

---

PM-/DM-bedingte Dysphagien führen meist zu einer Störung der pharyngealen Phase des Schluckaktes, insbesondere Öffnungsstörungen des oberen Ösophagussphinkters kommen häufig vor. Eine frühzeitige Diagnostik ist essenziell, um die spezifischen immunsuppressiven Therapiestrategien möglichst schnell einleiten zu können.

---

### Sporadische Einschlusskörperchenmyositis

Die IBM ist die häufigste entzündliche Myopathie ab dem 50. Lebensjahr. Die Prävalenz beträgt 4,3 – 9,3/1 000 000 (im Alter > 50 Jahre 35,3/1 000 000). Klinische Charakteristika sind langsam fortschreitende asymmetrische, meist schmerzlose Paresen und Atrophien. Die Primärmanifestation erfolgt bevorzugt an Fingerflexoren, Kniestreckern und der Schluckmuskulatur. Die Serum-CK kann erhöht sein, elektromyografisch finden sich sowohl myopathische als auch neurogene Veränderungen. In der Muskelbiopsie zeigen sich spaltförmige Vakuolen mit basophilem Randsaum (»rimmed vacuoles«) sowie entzündliche Infiltrate. Bei der seltenen hereditären Einschlusskörperchenmyopathie fehlt das entzündliche Infiltrat (Sieb et al. 2009). Bei 65 – 86 % der IBM-Patienten tritt eine neurogenen Dysphagie auf (Mulcahy et al. 2011). Eine Schluckstörung kann zunächst das einzige Symptom der IBM sein, eine Beteiligung der Extremitätenmuskulatur kann im Verlauf auch noch bis zu sieben Jahre später auftreten (Wintzen et al. 1988, Riminton et al. 1993). Typischerweise schreitet im Verlauf die IBM-assoziierte Dysphagie langsam fort (Oh et al. 2008) Wenn IBM-Patienten eine der folgenden beiden Fragen mit »Ja« beantworten, so ist einer rezenten Studie zufolge das Vorliegen einer Dysphagie wahrscheinlich (Cox et al. 2009):

- »Bleibt Ihnen Nahrung im Rachen stecken?«
- »Müssen Sie mehrfach nachschlucken, um Nahrung herunter zu bekommen?«

**Radiologische Befunde**

In mehreren Studien und Fallberichten wurde über die Ergebnisse der VFSS bei IBM-bedingten Dysphagien berichtet (Wintzen et al. 1988, Verma et al. 1991, Darrow et al. 1992, Riminton et al. 1993, Oh et al. 2008). Wesentliche pathologische Befunde waren eine gestörte Zungenbasisretraktion, hypopharyngeale Residuen sowie eine Dysfunktion der krikopharyngealen Muskulatur des oberen Ösophagussphinkters. Als Ausdruck der krikopharyngealen Dysfunktion zeigte sich eine Einbuchtung (engl. indentation) der Muskulatur des hinteren oberen Ösophagussphinkters, die sich bereits kontrahierte, während der Pharynx noch dilatiert und mit Kontrastmittel gefüllt war (Cox et al. 2009). In einer retrospektiven Analyse von 23 VFSS fanden sich Penetrationen bei 70 % und Aspirationen bei 35 % der IBM-Patienten (Oh et al. 2008).

**Manometrische Befunde**

Manometrisch kann bei der IBM-assoziierten Dysphagie ein erhöhter Druck im oberen Ösophagussphinkter als Hinweis auf eine primäre Öffnungsstörung nachweisbar sein (Riminton et al. 1993).

> Die IBM-bedingte Dysphagie ist durch eine Störung der pharyngealen Phase des Schluckaktes mit primärer Öffnungsstörung des oberen Ösophagussphinkters gekennzeichnet.

## 4.9.2 Okulopharyngeale Muskeldystrophie

Die okulopharyngeale Muskeldystrophie (OPMD) ist eine autosomal-dominant vererbte Erkrankung, die sich bei der Mehrzahl der Patienten in der 5. bis 6. Lebensdekade manifestiert. Klinisch ist die OPMD charakterisiert durch eine langsam progrediente, beidseitige Ptosis und Dysphagie, im Verlauf können auch Paresen der Schulter- und Beckengürtelmuskulatur hinzutreten. Der CK-Wert im Serum kann leicht erhöht sein, die Diagnose wird molekulargenetisch durch den Nachweis einer GCG-Repeatvermehrung (sog. Trinukleotiderkrankung) im PAB2-Gen auf Chromosom 14q11 gestellt (Sieb et al. 2009). Die Dysphagie ist das am meisten beeinträchtigende Symptom bei der OPDM und der entscheidende prognostische Faktor (Perie et al. 1997). Es gibt wohl keine andere vererbte Erkrankung, bei der eine neurogene Dysphagie klinisch gleichermaßen im Vordergrund steht. Die OPDM wurde deshalb auch als »hereditäre Dysphagie« bezeichnet (Ford et al. 1971). Eine Retroflexion des Kopfes zur Kompensation der beidseitigen Ptosis kann bei OPMD-Patienten zu einer weiteren mechanischen Verschlechterung der Schluckfunktion führen (de Swart et al. 2006).

Castell und Mitarbeiter (1995) untersuchten radiologisch und manometrisch die Schluckfunktion von elf OPMD-Patienten (mittleres Alter 61,7 Jahre). Fünf Patienten wiesen radiologisch eine gestörte Relaxation des oberen Ösophagussphinkters auf, die bei vier Patienten mit pharyngealen Residuen und bei zwei Patienten mit Aspirationen kombiniert war. Die häufigsten pathologischen Befunde der Manometrie waren ein verminderter Pharynxdruck, eine verringerte pharyngeale Kontraktionsrate, eine verlängerte Dauer der pharyngealen Kontraktion, eine Koordinationsstörung von pharyngealer Kontraktion und Erschlaffung des oberen Ösophagussphinkters, simultane Kontraktionen des distalen Ösophagus sowie eine unvollständige Relexation des unteren Ösophagussphinkters. Als für die OPMD charakteristischer Befund wurde die Schwäche der hypopharyngealen Kontraktion in Verbindung mit einer unvollständigen Erschlaffung des oberen Ösophagussphinkters angesehen. In einer kleinen Fallserie wurde die Schluckfunktion von vier OPMD-Patienten mittels VFSS untersucht. Die pathologischen Hauptbefunde waren ein Spasmus des oberen Ösophagussphinkters sowie Residuen in Valleculae und Sinus piriformes. Ein Patient wies schwere Aspirationen auf (Young et al. 1997). Perie und Mitarbeiter (1997) studierten ebenfalls in einer Fallserie den Verlauf der OPMD bei 22 französischen Patienten (mittleres Alter 67,9 Jahre, mittlere Beobachtungszeit 11,8 Jahre). Die Schluckfunktion wurde bei 19 Patienten mittels VFSS, bei zwölf mittels Manometrie von Pharynx und oberem Ösophagussphinkter sowie bei acht Patienten mittels FEES evaluiert. Als charakteristischer pathologischer Befund der OPMD-bedingten Dysphagie wurde auch hier eine verminderte oder fehlende pharyngeale Propulsion erkannt.

> Die OPMD-bedingte Dysphagie ist durch verminderte pharyngeale Kontraktionen in Verbindung mit einer Öffnungsstörung des oberen Ösophagussphinkters charakterisiert. Ergibt die Familienanamnese Hinweise auf eine autosomal-dominant vererbte Dysphagie, sollte eine Mutationsanalyse des PAB2-Gens hinsichtlich einer OPMD erfolgen.

### 4.9.3 Okulopharyngodistale Myopathie

Durmus und Mitarbeiter (2011) beschrieben jüngst anhand von 47 Patienten eine okulopharyngodistale Myopathie (OPDM) als eine klinisch und genetisch eigenständige Entität. Die OPDM beginnt durchschnittlich im 22. Lebensjahr und kann sowohl autosomal-dominant als auch autosomal-rezessiv vererbt werden. Klinisch ist die OPDM charakterisiert durch Ptosis, Atrophie der fazialen Muskulatur, okulopharyngeale Symptome, insbesondere Opthalmoparesen, Dysarthrophonie und Dysphagie, sowie eine distale Muskelschwäche. Außerdem kann frühzeitig eine Beteiligung der Atemmuskulatur hinzutreten. Weil bislang keine molekulargenetische Diagnostik möglich ist, kann die Diagnose nur im Ausschlussverfahren gestellt werden. Eine oropharyngeale Dysphagie war bei etwa 13 % der Patienten das initiale Symptom, nach fünf Jahren Krankheitsverlauf bestand sie bereits bei 75 % der Patienten. Die größten Schwierigkeiten hatten die Patienten beim Schlucken von Flüssigkeien, ca. 40 % der Patienten verloren aufgrund der Schluckstörung mehr als 10 kg Körpergewicht. Aspirationspneumonien waren eine häufige Todesursache. Ergebnisse von apparativen Verfahren der Dysphagiediagnostik wurden von den Autoren nicht berichtet.

## 4.9.4 Metabolische Myopathien

Metabolische Myopathien werden nach dem jeweils primär betroffenen Stoffwechselweg klassifiziert. Es werden Störungen des Lipidstoffwechsels (Lipidmyopathien), des Glukose- und Glykogenstoffwechsels (Glykogenosen), des Adenin-Nukleotid-Stoffwechsels (Myoadenylat-Desaminase-Mangel) sowie Defekte der Atmungskette (mitochondriale Myopathien) unterschieden. Vor allem mitochondriale Myopathien können mit schweren neurogenen Dysphagien einhergehen. Dies ist insbesondere bei der chronisch-progressiven externen Opthalmoplegie plus (CPEO plus) sowie dem Kearns-Sayre-Syndrom (KSS) der Fall (Sieb et al. 2009).

### Mitochondriale Myopathien

Die CPEO plus ist klinisch gekennzeichnet durch eine ab dem 20. Lebensjahr beginnende bilaterale Ptosis, progrediente Lähmungen der äußeren Augenmuskeln ohne Doppelbildwahrnehmung, muskuläre Belastungsintoleranz, proximal betonte Paresen sowie Beteiligung von fazialer und pharyngealer Muskulatur. Etwa 50 % der Patienten klagen über Schluckstörungen (Aure et al. 2007). Ausgehend von der CPEO plus besteht ein klinisches Kontinuum zum schwerer verlaufenden KSS, bei dem es bereits vor dem 20. Lebensjahr zu einer externen Ophthalmoplegie mit Ptosis und Retinopathia pigmentosa kommt. Weitere Symptome, wie zerebelläre Ataxie, kardiale Reizleitungsstörungen, Liquoreiweißerhöhung, Kleinwuchs, Schwerhörigkeit, Demenz, endokrinologische Störungen und axonale Polyneuropathie, können hinzutreten. Beide Erkrankungen sind zumeist durch singuläre Deletionen mitochondrialer DNA bedingt (Sieb et al. 2009).

In einer Fallserie wurden konsekutiv zehn Patienten mit CPEO plus und zwei Patienten mit KSS (mittleres Alter 46 Jahre) mittels VFSS untersucht. Insgesamt wiesen zehn Patienten eine neurogene Dysphagie auf. Als charakteristischer pathologischer Befund wurde bei neun Patienten eine krikopharyngeale Obstruktion (»krikopharyngeale Achalasie«) nachgewiesen. Drei der neun Patienten zeigten dabei eine mehr als 50 %ige Einengung des oberen Ösophagussphinkters während des Schluckens. Bei insgesamt acht Patienten wurde zusätzlich eine pharyngoösophageale Manometrie durchgeführt. Dabei wurden bei den Patienten mit krikopharyngealer Achalasie prä- und/oder postdeglutitiv erhöhte Drücke im oberen Ösophagussphinkter ermittelt. Dagegen war intradeglutitiv bei der Mehrzahl der Patienten eine normale Erschlaffung des oberen Ösophagussphinkters nachweisbar (Kornblum et al. 2001). In einer kürzlich publizierten Studie wurden 14 CPEO-Patienten (fünf Männer, neun Frauen; mittleres Alter 35,3 Jahre), von denen sieben subjektiv über eine Schluckstörung klagten, mittels Ösophagusmanometrie untersucht und die Ergebnisse mit denen von 16 gesunden Kontrollprobanden verglichen. Als Hauptbefunde fanden sich bei den CPEO-Patienten eine geringere Amplitude und kürzere Dauer der Kontraktionen im proximalen Ösophagus sowie eine Zunahme der peristaltischen Ausbreitungsgeschwindigkeit im distalen Ösophagus (Domenis et al. 2011).

> Mitochondriale Myopathien, insbesondere CPEO plus und KKS, können zu schweren neurogenen Dysphagien führen, die vorwiegend durch eine Öffnungsstörung des oberen Ösophagussphinkters charakterisiert sind.

## 4.9.5 Fazioscapulohumerale Muskeldystrophie

Die fazioscapulohumerale Muskeldystrophie (FSHD) ist eine autosomal-domiant vererbte Erkrankung mit einer Prävalenz von 1/20 000. Der Erkrankungsbeginn liegt typischerweise im 2.–3. Lebensjahrzehnt. Klinisch ist die FSHD durch langsam progrediente, asymmetrische Atrophien und Paresen der fazialen sowie der Schulter- und Armmuskulatur gekennzeichnet. Der Serum-CK-Wert ist meist leicht erhöht, die Diagnose wird molekulargenetisch durch Nachweis einer Deletion von D4Z4-Repeats auf Chromosom 4q35 bestätigt (Sieb et al. 2009). Schwere neurogene Dysphagien treten bei der FSHD üblicherweise nicht auf. Allerdings können sich im Krankheitsverlauf leichtgradige Dysphagien infolge von Mundschlussschwäche, Zungenschwäche und/oder Zungenatrophie entwickeln (Wohlgemuth et al. 2006).

### Endoskopische Befunde

Nach klinischer Erfahrung der Autoren kann bei FSHD-Patienten mittels FEES eine verminderte Zungenbasisretraktion mit daraus resultierenden leicht- bis mittelgradigen Residuen in den Valleculae nachgewiesen werden.

### Radiologische Befunde

Wohlgemuth und Mitarbeiter (2006) untersuchten acht FSHD-Patienten (mittleres Alter 39 Jahre), die über Schluckstörungen klagten, mittels VFSS. In der klinischen Untersuchung fand sich bei allen Patienten eine Schwäche von Kau- und/oder Zungenmuskulatur. Sieben Patienten wiesen darüber hinaus radiologische Zeichen einer leichtgradigen oropharyngealen Dyspahgie auf.

Bei einem Patienten wurde ein gestörter ösophagealer Transit nachgewiesen. Pathologische Hauptbefunde der oropharyngealen Schluckphasen waren fragmentiertes Schlucken, verzögerter pharyngealer Transport, verminderte Zungenbasisretraktion und pharyngeale Residuen. Bei zwei Patienten wurde jeweils einmal eine Aspiration mit suffizientem Hustenrefelex detektiert. In einer anderen Studie wurde die Schluckfunktion von 20 FSHD-Patienten (mittlers Alter 38 Jahre) radiologisch untersucht. Es wurden jeweils bei zwei Patienten ineffektive pharyngeale Kontraktionen, pharyngeale Divertikel und eine verminderte Erschlaffung der krikopharyngealen Muskulatur nachgewiesen (Stubgen 2008).

### Manometrische Befunde

In der gleichen Studie wurde die Schluckfunktion der 20 FSHD-Patienten auch manometrisch untersucht. Bei drei Patienten ergaben sich Hinweise auf unspezifische ösophageale Motilitätsstörungen (Stubgen 2008).

> Die FSHD kann mit einer leichtgradigen oropharyngealen Dyspagie einhergehen, die meist durch eine verminderte Zungenbasisretraktion mit Residuen in den Valleculae gekennzeichnet ist.

## 4.9.6 Myotone Dystrophien

Myotone Dystrophien sind Multisystemerkrankungen, die autosomal-dominant vererbt werden und deren klinische Hauptmerkmale Muskelschwäche, Myotonie und Katarakt sind. Das Leitsymptom der Myotonie ist eine verzögerte Erschlaffung der Willkürmuskulatur nach Anspannung. In der klinisch-neurologischen Untersuchung kann sie als Faustschluss-/Greifmyotonie (= verlangsamte Handöffnung nach Faustschluss oder Greifen von Gegenständen) oder Perkussionsmyotonie (= Schlag mit dem Reflexhammer auf Muskulatur, z. B. Daumenballen oder Zunge, führt zu einer Kontraktion, die sich nur verzögert wieder löst) sichtbar werden. Es werden zwei Formen myotoner Dystrophien unterschieden (Sieb et al. 2009).

## Myotone Dystrophie Typ 1 (DM1; Dystrophie Curshmann-Steinert)

Mit einer Prävalenz von 5,5/100 000 ist die DM1 die häufigste Muskeldystrophie des Erwachsenenalters in Europa. Klinisch ist die DM1 durch eine distale Muskelschwäche, Muskelatrophien, Ptose, Myotonie, Katarakt, Stirnglatze, kognitive Störungen, dilatative Kardiomyopathie, Herzrhythmusstörungen sowie verschiedene endokrine Störungen, wie z. B. Diabetes mellitus und Hodenatrophie, gekennzeichnet. Es gibt kongenitale und infantile Formen, Formen des frühen Erwachsenenalters sowie eine Erwachsenenform, die sich typischerweise zwischen dem 20. und 40. Lebensjahr manifestiert. Molekulargenetisch lässt sich eine Trinukleotidvermehrung auf Chromosom 19q13.3 nachweisen (Sieb et al. 2009).

Verschiedene Studien fanden bei DM1-Patienten eine Prävalenz der neurogenen Dysphagie zwischen 25 % und 80 %. Schluckstörungen werden von DM1-Patienten oft nicht adäquat wahrgenommen (Bellini et al. 2006). Pneumonien sind die häufigste Todesursache bei der DM1 des Erwachsenenalters (de Die-Smulders et al. 1998). Nur ein Teil der DM1-Patienten mit Schluckstörung weist in der klinisch-neurologischen Untersuchung eine Perkussionsmyotonie der Zunge auf. Die DM1-bedingte Dysphagie geht oft mit einem fragmentierten sowie repetitiven Schlucken einher (Ertekin et al. 2001). Studien zum endoskopischen Störungsmuster der DM1-bedingten Dyphagie liegen bislang nicht vor.

### Radiologische Befunde

In einer VFSS-Studie wurde die Schluckfunktion von 18 DM-Patienten (zwölf Männer, sechs Frauen; Alter zwischen 24 und 58 Jahren) mit der von 60 gesunden Kontrollprobanden verglichen. In der DM1-Gruppe wurde ein verlängerter oro- und hypopharyngealer Bolustransit beobachtet. Als mögliches Korrelat einer myotonen Reaktion wurde bei den DM1-Patienten nach dem Schlucken eine deutlich verzögerte Rückkehr der Epiglottis in die Ausgangsposition nachgewiesen, ohne dass es dadurch zu einer Beeinträchtigung des Schluckvorgangs kam. Weiterhin zeigten sich als Folge einer pharyngealen Muskelkontraktionsschwäche hypopharyngeale Residuen. Eine in der Gruppe der DM1-Patienten nachgewiesene frühe und verlängerte Öffnung des oberen Ösophagussphinkters wurde als Kompensationsmechanismus interpretiert. Insgesamt wurde geschlussfolgert, dass die pharyngeale Muskelschwäche entscheidender für den Schweregrad der Dysphagie ist als die pharyngeale Myotonie (Leonard et al. 2001).

### Manometrische Befunde

In Studien, die DM1-Patienten mittels Ösophagusmanometrie untersuchten, konnten auch Störungen der ösophagealen Phase des Schluckaktes nachgewiesen werden. Pathologische Hauptbefunde waren verminderte Amplituden der peristaltischen Kontraktionen und eine komplette Atonie des Ösophagus. In einigen Studien zeigte sich außerdem ein verminderter Ruhedruck im unteren Ösophagussphinkter, wodurch das Risiko für gastroösophagealen Reflux erhöht war (Bellini et al. 2006).

## Elektromyografische Befunde

Ertekin und Mitarbeiter (2001) untersuchten die Schluckfunktion von 18 DM1-Patienten elektromyografisch (mittleres Alter 38,8 Jahre; mittlere Krankheitsdauer 14,3 Jahre). Es fanden sich als Hauptbefunde (1) eine verzögerte Schluckreflextriggerung, (2) eine verlängerte Dauer des unwillkürlichen pharyngealen Schluckens sowie bei einem kleineren Teil der Patienten (3) eine Hyperreflexie des oberen Ösophagussphinkters. Diesen Befunden wurden folgende mögliche Ursachen zugeordnet: (1) oropharyngeale Myotonie, (2) oropharyngeale Muskeldystrophie, Beteiligung des medullären Schluckzentrums.

## Myotone Dystrophie Typ 2 (DM2; proximale myotone Myopathie, PROMM)

Die DM2 verläuft meist milder als die DM1 und ist klinisch gekennzeichnet durch proximale Muskelschwäche, Myotonie, Muskelschmerz, kardiale Reizleitungsstörungen, Katarakt und Hodenatrophie. Der Erkrankungsbeginn liegt meist zwischen dem 20. und 50. Lebensjahr, kongenitale Formen existieren nicht. Molekulargenetisch findet sich eine Tetranukleotidvermehrung auf Chromosom 3q2.1 (Sieb et al. 2009). Schluckstörungen wurden in unterschied-

lichen Studien von 14−52 % der DM2-Patienten beklagt (Day et al. 1999, Tieleman et al. 2008). Dabei wurden Schwierigkeiten beim Schlucken fester Konsistenzen häufiger angegeben als Schwierigkeiten beim Schlucken von Flüssigkeit (Tieleman et al. 2008). Allerdings waren die Schluckstörungen nicht so ausgeprägt, dass − wie bei der DM1 − in fortgeschrittenen Krankheitsstadien vermehrt Aspirationspneumonien auftraten (Tieleman et al. 2008, 2009).

## Endoskopische Befunde

In einer Studie wurden acht Patienten mit molekulargenetisch diagnostizierter DM2, die subjektiv über eine Schluckstörung klagten, mittels FEES untersucht. Bei sieben dieser Patienten wurde endoskopisch eine leichtgradige Dysphagie nachgewiesen. Häufige pathologische Befunde waren Residuen beim Schlucken fester Nahrungskonsistenzen (88 %) sowie Residuen beim Trinken von Milch (75 %). Selten zeigten sich Speichelresiduen (25 %) sowie Leaking von festen Nahrungskonsistenzen (25 %) bzw. von Milch (13 %). Bei keinem Patienten konnten Penetrationen oder Aspirationen detektiert werden. Der Dysphagieschweregrad korrelierte mit dem Alter der Patienten, aber nicht mit der Krankheitsdauer (Tieleman et al. 2009).

---

Während die DM1 häufig mit schweren pharyngealen Dysphagien einhergeht, finden sich bei der DM2 nur leichte pharyngeale Dysphagien ohne erhöhtes Aspirationsrisiko. Als Ausdruck einer myotonen Reaktion des Pharynx beim Schlucken kann bei der DM1 gelegentlich eine verzögerte Rückkehr der Epiglottis in die Ausgangsposition beobachtet werden.

# 4.10 Trauma

## 4.10.1 Schädelhirntrauma

In Deutschland erleiden pro Jahr etwa 150 000–250 000 Menschen ein Schädelhirntrauma (SHT), dabei handelt es sich in bis zu 40 000 Fällen um schwere Traumen. Die Inzidenz von intrakraniellen Verletzungen beträgt 29 Fälle pro 100 000 Einwohner. Die häufigste Ursache (40–50 %) sind Verkehrsunfälle. SHT können über verschiedene pathophysiologische Mechanismen zu Hirnschädigungen führen: (1) Primärschäden: diffuse-axonale und fokale Schädigungen (Coup und Contre-coup) mit Kontusionsherden und/oder Hämatomen, (2) Sekundärschäden: Hirnödem, Hirndruck, Hypoxie, Ischämie, Inflammation (Wallesch et al. 2005).

Neurogene Dysphagien sind ein häufiges und schwerwiegendes Symptom von SHT. Das schwere SHT führt in der Akutphase bei etwa 60 % der Patienten zu einer klinisch relevanten Dysphagie (Leder 1999, Mackay et al. 1999 b, Morgan et al. 1999). Ein niedriger Punktwert auf der Glasgow Coma Scale (insbesondere < 6 Punkte) sowie eine höhergradige kognitive Beeinträchtigung zum Zeitpunkt der stationären Aufnahme sind bei Patienten mit schwerem SHT Prädiktoren für das Auftreten von Aspirationen (Leder et al. 1998, Mackay et al. 1999 b, Morgan et al. 1999). Als weitere unabhängige Risikofaktoren für SHT-bedingte Dysphagien mit verzögertem Beginn einer oralen Ernährung wurden eine im CT nachgewiesene Mittellinienverlagerung, eine Hirnstammbeteiligung, die Notwendigkeit einer Notfalloperation sowie eine Beatmungszeit > 14 Tage identifiziert (Mackay et al. 1999 b). In Kliniken, die SHT-Patienten versorgen, sollte eine standardisierte Dysphagiediagnostik vorhanden sein (Schurr et al. 1999). Weil dysphagische SHT-Patien-

ten oft stille Aspirationen aufweisen, ist eine alleinige klinische Schluckuntersuchung unzureichend und der Einsatz einer apparativen Dysphagieevaluation zwingend erforderlich (Leder 1999, Schurr et al. 1999). Dysphagische SHT-Patientien haben eine etwa dreifach verlängerte Beatmungszeit und benötigen die etwa dreifache Zeit bis zum Beginn einer oralen Ernährung (elf Tage vs. 28 Tage) im Vergleich zu nicht dysphagischen SHT-Patienten (Mackay et al. 1999 a).

### Endoskopische Befunde

Leder und Mitarbeiter (1999) untersuchten 47 SHT-Patienten während der Akutphase mittels FEES (30 Männer, 17 Frauen; mittleres Alter 34 Jahre). Bei 17 Patienten (36 %) wurden Aspirationen nachgewiesen, 53 % davon verliefen still. Die 17 aspirierenden Patienten konnten zunächst nicht oralisiert werden, von den übrigen 30 Patienten erhielten unmittelbar nach der FEES zehn Patienten eine adaptierte orale Kost und 20 Patienten Normalkost. Insgesamt wurde die FEES als besonders geeignete Methode zur Dysphagieevaluation bei diesem Patientenkollektiv eingeschätzt, da sie bei den sich rasch verändernden neurologischen Zustandsbildern von dysphagischen SHT-Patienten flexibel und kurzfristig für Verlaufsuntersuchungen und Festlegung der Kostform eingesetzt werden kann (Leder 1999).

### Radiologische Befunde

In einer VFSS-Studie wurden 54 SHT-Patienten in der Frührehabilitation unmittelbar nach Abschluss der Akutbehandlung untersucht (45 Männer, neun Frauen; mittleres

133

Alter 26,8 Jahre). Voraussetzung zur Studienteilnahme war eine für die adäquate Durchführung der radiologischen Schluckuntersuchung ausreichende kognitive Funktion. 21 Patienten waren zum Zeitpunkt der VFSS tracheotomiert. Bei 61 % der eingeschlossenen Patienten wurde eine Dysphagie nachgewiesen. Die fünf häufigsten pathologischen Befunde ($\geq$ 45 % der dysphagischen Patienten) waren: fehlende Boluskontrolle, verringerte Zungenkontrolle, verminderte Retraktion der Zungenbasis, verzögerte Schluckreflextriggerung und eingeschränkter Verschluss des Larynx. Nur ein Patient wies eine krikopharyngeale Dysfunktion auf. Bei 41 % aller SHT-Patienten zeigten sich Aspirationen (Mackay et al. 1999 b).

## 4.10.2 Rückenmarkstrauma

In den Industriestaaten beträgt die jährliche Inzidenz von akuten Rückenmarksläsionen etwa 10–30/1 000 000 Einwohner. Von traumatischen Rückenmarksläsionen sind bevorzugt junge Menschen im Alter von 16–30 Jahren betroffen (Wallesch et al. 2005). Verletzungen des zervikalen Halsmarks können aufgrund der engen anatomischen Nachbarschaft zu Larynx und Ösophagus mechanische und/oder neurogene Dysphagien zur Folge haben. Darüber hinaus treten Dysphagien als Komplikation auch bei operativen Eingriffen an der Halswirbelsäule und dem Zervikalmark (insbesondere mit einem anterioren Zugangsweg) häufig auf (bis zu 79 % der Patienten in der ersten Woche nach der Operation, noch 13–21 % ein Jahr nach der Operation; Riley et al. 2010). Bei Operationen mit anteriorem Zugang auf Höhe C3 und C4 sind insbesondere Läsionen des N. hypoglossus und N. laryngeus superior, auf Höhe C6 Läsionen des N. laryngeus recurrens als mitverantwortlich für das Auftreten von Dysphagien beschrieben worden (Martin et al. 1997, Abel et al. 2004).

Als Prädiktoren für das Auftreten einer Dysphagie nach Rückenmarkstrauma wurden höheres Alter, anteriorer operativer Zugangsweg, künstliche Beatmung und Tracheotomie identifiziert (Kirshblum et al. 1999). Es wird angenommen, dass etwa ein Drittel aller Patienten mit akutem, zervikalem Rückenmarkstrauma an einer Dysphagie leidet (Abel et al. 2004). Diese Patienten haben ein erhöhtes Risiko, noch spät im Krankheitsverlauf (> 2 Wochen nach dem Trauma) eine Pneumonie zu entwickeln (Abel et al. 2004). Seidl und Mitarbeiter (2010) fanden in einer aktuellen retrospektiven Datenerhebung bei 175 Patienten mit zervikalem Rückenmarkstrauma und Tetraplegie in 28 % der Fälle eine klinisch relevante Dysphagie. Bei Läsionsorten in Höhe C3 bis C5 im Zervikalmark bestanden am häufigsten Schluckstörungen. Als Ursachen der Dysphagie wurden mechanische und neurogene Veränderungen im Pharynx diskutiert: Gewebeschwellung sowie Beeinträchtigungen von Sensibilität, motorischen Funktionen und Kehlkopfhebung. Zur Dysphagiediagnostik wurde eine standardisierte logopädische Schluckuntersuchung in Kombination mit der FEES empfohlen. Die durch die Dysphagie in dem untersuchten Patientenkollektiv anfallenden Zusatzkosten wurden mit 40 000,- Euro angegeben (Seidl et al. 2010).

### Endoskopische Befunde

In einer longitudinalen Observationsstudie wurden 51 Patienten, die an einem akuten zervikalen Rückenmarkstrauma litten, auf der Intensivstation mittels FEES untersucht (35 Männer, 16 Frauen, mittleres Alter: 43,4 Jahre). Zum Aufnahmezeitpunkt wiesen 21 Patienten eine schwere Dysphagie mit ausgeprägter Aspiration und 20 eine milde Dysphagie auf (Larynxödem oder milde Aspiration mit suffizientem Hustenreflex). Insgesamt war die Prognose der Dysphagie gut. Nur drei Patienten litten am Ende des Behandlungszeitraums noch an einer schweren Dysphagie (Wolf et al. 2003).

**Radiologische Befunde**

In einer Studie wurden die VFSS-Ergebnisse von 13 Patienten, die eine Operation an der Halswirbelsäule mit anteriorem Zugangsweg erhielten und anschließend an einer neu aufgetretenen Dysphagie litten, retrospektiv analysiert. Dabei wurden folgende Pathomechanismen identifiziert: prävertebrale Schwellung von Weichteilgewebe mit unzureichender Bewegung der Pharynxhinterwand sowie gestörter Öffnung des oberen Ösophagussphinkters, fehlende oder schwache pharyngeale Phase des Schluckaktes sowie Störung der oralen Bolusformation und reduzierte Zungenmotilität (Martin et al. 1997).

> Risikofaktoren für das Auftreten einer SHT-bedingten Dysphagie sind ein niedriger Wert auf der Glasgow Coma Scale, höhergradige kognitive Beeinträchtigung, Mittellinienverlagerung, Hirnstammbeteiligung, die Notwendigkeit einer Notfalloperation sowie eine Beatmungszeit > 14 Tage. Bei zervikalen Operationen mit anteriorem Zugang auf Höhe C3 und C4 sind insbesondere Läsionen des N. hypoglossus und N. laryngeus superior, auf Höhe C6 Läsionen des N. laryngeus recurrens für das Auftreten von Dysphagien verantwortlich. Bei Rückenmarkstraumen führen Läsionen auf Höhe C3 – C5 besonders häufig zu neurogenen Dysphagien.

# 4.11 Psychogene Dysphagien

Verlässliche Angaben über die Inzidenzen psychogener Dysphagien, also subjektiver Beeinträchtigungen des Schluckvorganges ohne organisches Korrelat, gibt es in der Literatur nicht. Eine psychogene Dysphagie manifestiert sich häufig im jungen oder mittleren Erwachsenenalter. Frauen sind wahrscheinlich häufiger betroffen als Männer. Mit Ausnahme eines Gewichtsverlustes treten keine objektivierbaren Dysphagie-Komplikationen (insbesondere keine Aspirationspneumonien) auf. Fokal-neurologische Symptome lassen sich in der klinischen Untersuchung nicht nachweisen (Buchholz 1994). Auslösende psychische Belastungen bestehen oftmals sehr lange, sind vielschichtig und schwierig zu eruieren. Depressionen, Ängste und introvertierte Persönlichkeitsakzentuierungen kommen im Vergleich zu gesunden Kontrollprobanden häufiger vor (Deary et al. 1995). Gelegentlich werden in der klinischen Schluckuntersuchung orale Störungen gefunden, die phänomenologisch einer Schluckapraxie nicht unähnlich sind und in der VFSS als komplexe Zungenbewegungsstörung ohne Boluspropulsion imponieren. Das klinische Spektrum der psychogenen Dysphagien umfasst neben dem Globus pharyngis auch die Phagophobie. Abzugrenzen sind Essstörungen wie Anorexia nervosa und Bulimie.

**Globus pharyngis**

Der Globus pharyngis wurde früher als Globus hystericus bezeichnet und gehört in die Gruppe der Konversionsstörungen.

135

Die Patienten berichten über das Gefühl, einen Kloß oder eine Engstelle im Hals zu haben, das häufig nicht mit der Nahrungsaufnahme assoziiert ist. Teilweise führt Nahrungsaufnahme subjektiv sogar zu einer Besserung. Schmerzen werden nicht geklagt. Häufig kommt es aber zu einer Auslösung oder Zunahme durch psychosoziale Belastungen, sodass die Störung in der Intensität stark variieren kann (Deary et al. 1995).

## Phagophobie

Bei der Phagophobie, die 1997 von Shapiro und Mitarbeitern als neue Entität beschrieben wurde, handelt es sich um die Angst, sich beim Essen zu verschlucken. Die Phagophobie ist mit einer ausgeprägten Angst vor Atemnot und Ersticken verbunden. Zwei Drittel der Patienten sind Frauen. Durch ein eingeschränktes Essverhalten kann sekundär ein Gewichtsverlust eintreten. Die Erkrankung tritt häufig im Zusammenhang mit Panikstörungen (41 %) und Zwängen (22 %) auf und wird daher nicht selten als Essstörung fehldiagnostiziert. Die Betroffenen suchen nur selten professionelle Hilfe auf.

Von großer klinischer Bedeutung ist, dass psychogene Dysphagien wahrscheinlich sehr viel seltener sind als »echte« neurogene Dysphagien, die als psychogen fehlinterpretiert werden. Nach ausführlicher apparativer Reevaluation wurde in einer Studie bei 65 % der Patienten, bei denen zunächst eine psychogene Schluckstörung bzw. ein Globus hystericus vermutet worden war, im Verlauf ein organisches Korrelat gefunden (Ravich et al. 1989). Außerdem zeigte sich in dieser Studie, dass die einmal gestellte Diagnose einer psychogenen Dysphagie viel zu selten kritisch hinterfragt worden war (Ravich et al. 1989). In eine andere Studie wurden 58 Patienten eingeschlossen, bei denen verschiedene Formen psychogener Dysphagien diagnostiziert worden waren. Nach ausführlicher Nachuntersuchung konnten in allen Fällen organische Veränderungen (Achalasie, Speiseröhrenspasmen, pharyngoösophageale Dyskoordination) als Ursache der Symptome nachgewiesen werden (Stacher 1986). Auch in einer rezenten Studie, in die 32 Patienten mit der Diagnose einer psychogenen Dysphagie eingeschlossen worden waren, konnte nur bei knapp 44 % die Diagnose bestätigt werden. Bei den anderen Patienten wurden pathologische Veränderungen der schluckaktassoziierten EMG-Muster als Hinweis auf eine organische Ursache nachgewiesen (Vaiman et al. 2008). Daher ist bei Verdacht auf eine psychogene Dysphagie auch dann immer eine organische Ursache auszuschließen, wenn ein klarer zeitlicher Zusammenhang zu einer psychosozialen Belastungssituation besteht (Buchholz 1994). Die Diagnose einer psychogenen Dysphagie sollte erst gestellt werden, wenn mittels klinischer Schluckuntersuchung sowie apparativer Dysphagiediagnostik, inkl. FEES, VFSS und Ösophagusmanometrie, organische Störungen von oraler, pharyngealer und ösophagealer Phase des Schluckaktes sicher ausgeschlossen wurden.

---

Die psychogene Dysphagie ist eine Ausschlussdiagnose und wesentlich seltener als »echte« neurogene Dysphagien, die als psychogen fehldiagnostiziert werden. Psychogene Dysphagien, die von Essstörungen abzugrenzen sind, äußern sich klinisch vor allem als Globus pharyngis oder Phagophobie.

# 4.12 Sonstige

## 4.12.1 Spinozerebelläre Ataxien

Die autosomal-dominant vererbten spinozerebellären Ataxien (SCA) sind eine hetreogene Gruppe neurodegenerativer Erkrankungen, die als gemeinsames klinisches Merkmal eine progrediente Ataxie aufweisen. Daneben kann eine Vielzahl weiterer neurologischer Symptome auftreten. Mittlerweile wurden mehr als 25 genetische Subtypen identifiziert; die häufigste Form ist die SCA3, die auch als Machado-Joseph-Erkrankung bezeichnet wird. In Mitteleuropa machen die Subtypen SCA 1, 2, 3 und 6 etwa 70 % aller Fälle aus (Schols et al. 2004). Neurogene Dysphagien wurden insbesondere bei den Subtypen SCA 1, 2, 3, 6 und 7 beschrieben (Burk et al. 1996, Rub et al. 2006). Bei diesen SCA-Subtypen auftretende Dysphagien können alle Phasen des Schluckaktes betreffen. Aspirationspneumonien sind die häufigste Todesursache (Rub et al. 2006). In einer Genotyp-Phänotyp-Studie zeigte sich bei 89 % aller SCA1-Patienten eine Dysphagie, wohingegen 54 % der SCA2- und 34 % der SCA3-Patienten unter Schluckstörungen litten (Burk et al. 1996). Eine pathoanatomische Studie fand bei allen dysphagischen SCA-Patienten der Subbtypen 2, 3, 6 und 7 eine ausgedehnte Neurodegeneration der an der Steuerung des Schluckaktes beteiligten Kerngebiete des Hirnstamms (Rub et al. 2006).

> Bei Patienten, bei denen der klinische Verdacht auf eine SCA besteht und die auch an einer neurogenen Dysphagie leiden, sollten Mutationsanalysen hinsichtlich der Subtypen SCA 1, 2, 3, 6 und 7 erfolgen.

## 4.12.2 Morbus Niemann-Pick Typ C

Der autosomal-rezessiv vererebte Morbus Niemann-Pick Typ C (NPC) ist eine seltene neuroviszerale Lipidspeicherkrankheit, die durch Mutationen im NPC1- (> 95 % der Patienten) oder NPC2-Gen verursacht wird. Als Folge der Mutationen ist der intrazelluläre Transport von Cholesterin, Glyko- und Phospholipiden (Sphingomyelin) gestört, sodass diese Lipide lysosomal gespeichert werden. Die Inzidenz wird auf mindestens 1/120 000 Lebendgeburten geschätzt. Das klinische Spektrum reicht von einer infantilen, fatal verlaufenden Form bis zu einer im Erwachsenenalter beginnenden, chronisch-neurodegenerativen Erkrankung (adulte Form). Bei den meisten Patienten werden der Schweregrad der Erkrankung sowie die Prognose durch die neurologischen Symptome bestimmt. Das mittlere Alter beim Auftreten neuropsychiatrischer Symptome liegt bei 25 Jahren. Folgende Symptome kommen in absteigender Häufigkeit vor: zerebelläre Ataxie, supranukleäre vertikale Blickparese, Dysarthrie, kognitive Störungen, Bewegungsstörungen, Splenomegalie, Psychose, Dysphagie, Epilepsie und Kataplexie. Zur Behandlung der neurologischen Symptome ist seit Januar 2009 das Medikament Miglustat (Zavesca®) zugelassen. Miglustat hemmt die Glukosylzeramidsynthase und führt dadurch zu einer Substratreduktion (= verminderte Produktion von Glykolipiden; Sevin et al. 2007, Vanier 2010).

Die Häufigkeit schwerer neurogener Dysphagien beträgt bei NPC-Patienten nach den bislang vorliegenden Daten mindestens 37 % (Sevin et al. 2007). In einer VFSS-Beobachtungsstudie wurde die Schluckfunktion von vier pädiatrischen NPC-Patienten im Alter von 1 – 12 Jahren vor Beginn einer Therapie mit Miglustat und im Verlauf über 3 – 4 Jahre untersucht. Initial wiesen zwei Patienten eine schwere oropharyngeale Dysphagie mit Aspirationen auf, ein Patient hatte eine milde oropharyngeale Dysphagie ohne Aspiration. Bereits nach sechs Monaten Therapie mit Miglustat wurde bei beiden NPC-Patienten mit initial schwerer Dysphagie eine erhebliche Verbesserungen der Schluckfunktion nachgewiesen, die pharyngealen Phase des Schluckaktes normaliserte sich vollständig. Aspirationen fanden sich nicht mehr, es zeigte sich lediglich noch eine leichte Dysfunktion der oralen Phase des Schluckaktes. Auch nach 36 Monaten war keine erneute Verschlechterung der Schluckfunktion zu beobachten, die orale Dysfunktion persistierte jedoch. Bei dem NPC-Patienten mit initial milder Dysphagie verschlechterte sich unter der Miglustat-Therapie nach 6 – 9 Monaten zunächst die Schluckfunktion und es traten Aspirationen auf, die eine PEG-Anlage notwendig machten. Nach 14 Monaten zeigte sich dann eine vollständige Normalisierung der Schluckfunktion. Auch nach 48 Monaten war keine Schluckstörung mehr nachweisbar, sodass die PEG entfernt werden konnte. Bei dem NPC-Patienten ohne Dysphagie entwickelte sich im Verlauf der Miglustat-Therapie auch nach 40 Monaten keine Störung der Schluckfunktion (Fecarotta et al. 2011).

### 4.12.3 Arnold-Chiari-Malformation Typ I

Die Arnold-Chiari-Malformation ist eine frühembryonale Missbildung des kraniozervikalen Übergangs, die bei etwa 1/25 000 Geburten vorkommt. Durch eine Verlagerung von Kleinhirnanteilen in den oberen Zervikalkanal entsteht eine Aquäduktstenose mit Hydrozephalusbildung und Überdehnung kaudaler Hirnnerven. Der Typ I wird oft erst im Erwachsenenalter zwischen dem 40. und 50. Lebensjahr symptomatisch; er kann mit einer Syringomyelie assoziiert sein. Begleitsymptome sind kaudale Hirnnervenausfälle, Torticollis, Nackenkopfschmerzen, Schwindel und Downbeat-Nystagmus. Die Therapie besteht in einer subokzipitalen Dekompression und/oder Shunt-Anlage. Als einziges oder prädominantes Symptom der Arnold-Chiari-Malformation Typ I können auch bulbäre Dysphagien auftreten. Es sind mehrere Fallberichte publiziert, in denen eine solche Manifestation der Arnold-Chiari-Malformation Typ I zur Fehldiagnose einer bulbär beginnenden, amyotrophen Lateralsklerose geführt hat (Gamez et al. 2003). In einem Fall war die bulbäre Dysphagie von einer rasch progredienten bilateralen Zungenatrophie begleitet (Paulig et al. 2002). Ein kürzlich publizierer Fall beschreibt bei einer 38-jährigen Patientin außerdem eine positionsabhängige Dysphagie als Symptom einer Arnold-Chiari-Malformation Typ I. Im aufrechten Sitzen wurde mittels FEES eine schwere pharyngeale Dysphagie mit Aspiration nachgewiesen. Dagegen gelang in Rückenlage ein Schlucken ohne Aspiration. Nach Dekompressionsoperation bildete sich die Dysphagie vollständig zurück (White et al. 2010).

---

Die Arnold-Chiari-Malformation Typ 1 kann zu einer bulbären Dysphagie führen, deren Schweregrad sich in Abhängigkeit von der Körperposition ändert: Zunahme im Stehen sowie Abnahme in Rückenlage. Bei jeder bulbären Dysphagie ist ein MRT des Kopfes erforderlich, um eine Arnold-Chiari-Malformation Typ 1 als seltene Diffenrenzialdiagnose auszuschließen.

---

## 4.12.4 Palataler Myoklonus (Gaumensegeltremor)

Der palatale Myoklonus ist durch ein- oder beidseitige, meist rhythmische Myoklonien des Gaumensegels mit einer Frequenz von 1–3 Hz gekennzeichnet. Darüber hinaus können auch Myoklonien von Rachenhinterwand und Kehlkopf auftreten (= pharyngolaryngeale Myoklonien). Unterschieden werden ein essenzieller palataler Myoklonus (betroffen ist der M. tensor veli palatini mit typischerweise zusätzlichem klickenden Ohrgeräusch) sowie ein symptomatischer palataler Myoklonus (betroffen ist der M. levator veli palatini), der durch Läsionen im sog. Guillain-Mollaret-Dreieck (= funktionelle Verbindungen folgender Kerngebiete in Hirnstamm und Kleinhirn: Nucleus ruber, untere Olive und Nucleus dentatus) bedingt ist (insbesondere bei Hirnstamm- und Kleinhirninfarkten; Deuschl et al. 1990, Deuschl et al. 1994a, Deuschl et al. 1994b). Der palatale Myoklonus kann mit einer Dysphagie (insbesondere für Flüssigkeiten) einhergehen, die klinisch oft nicht sicher diagnostiziert werden kann. Endoskopisch und/oder videofluoroskopisch zeigt sich in solchen Fällen ein Leaking von Flüssigkeit mit prä- und intradeglutitiver Penetration und/oder Aspiration (Drysdale et al. 1993, van de Loo et al. 2010). Die Myoklonien der Gaumensegelmuskulatur können die orale Boluskontrolle beeinträchtigen. Pharyngolaryngeale Myoklonien können außerdem einen zeitgerechten Larynxverschluss verhindern (van de Loo et al. 2010).

> Ein palataler Myoklonus kann zu einer neurogenen Dysphagie mit Leaking von Flüssigkeit und konsekutiver prä- sowie intradeglutitiver Aspiration führen. Wenn zusätzlich pharyngolaryngeale Myoklonien bestehen, kann auch der zeitgerechte Larynxverschluss gestört sein, wodurch das Aspirationsrisiko zusätzlich erhöht wird.

## 4.12.5 Morbus Forestier

Der Morbus Forestier wird auch als diffuse idiopathische Skeletthyperostose (DISH) bezeichnet. Die Erkrankung, deren Ursache unbekannt ist, führt zu Verdickungen und Kalzifizierungen von Bändern, Sehnen und Gelenkkapseln, sekundär entstehen Osteophyten. Männer sind häufiger betroffen als Frauen. Der Morbus Forestier manifestiert sich typischerweise in der fünften oder sechsten Lebensdekade. Als Risikofaktoren gelten Adipositas, Diabetes mellitus und arterielle Hypertonie. Prädilektionsort ist das vordere Längsband der Wirbelsäule. An den Halswirbelkörpern nach vorne wachsende Randanbauten werden als ventrale zervikale Spondylophyten bezeichnet und können schwere Dysphagien zur Folge haben. Allerdings ist die große Mehrzahl der Patienten mit ventralen zervikalen Spondylophyten symptomlos. Etwa 20–30 % aller älteren Menschen weisen derartige Veränderungen an der Halswirbelsäule auf, ohne an Schluckstörungen zu leiden. Es ist deshalb von großer klinischer Bedeutung, dass vor der Diagnosestellung einer durch Spondylophyten bedingten Schluckstörung andere Ursachen einer Dysphagie ausgeschlossen werden. Als Pathomechanismen für das Auftreten einer Dysphagie infolge von ventralen zervikalen Spondylophyten werden eine mechanische Einengung von Hypopharynx und oberem Ösophagus, eine Neuropathie durch Läsion des N. laryngeus recurrens sowie eine chronische Entzündung und Fibrose der pharyngoösophagealen Muskulatur diskutiert (Goh et al. 2010). Um die Bedeutung der Spondylophyten für die Beeinträchtigung des Schluckaktes adäquat einschätzen zu können, sollten bei diesen Patienten FEES, VFSS und Ösophagusmanometrie durchgeführt werden (▶ **Abb. 4.7** und **4.8**). In Fällen mit hochgradiger Dysphagie kann eine transzervikale Resektion der Spondylophyten zu einer Verbesserung der Schluckfunktion führen (Ozgursoy et al. 2010).

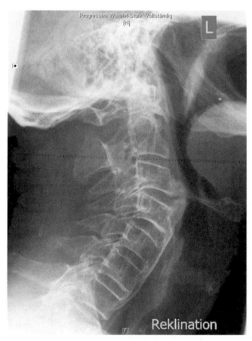

**Abb. 4.7:** Röntgenologische Darstellung eines ventralen zervikalen Spondylophyten. Abdruck mit freundlicher Genehmigung der Klinik für Radiologie des Universitätsklinikums Münster (Direktor: Prof. Dr. W. Heindel)

Eine durch ventrale zervikale Spondylophyten bedingte Dysphagie stellt eine Differenzialdiagnose zu neurogenen Dysphagien dar. Allerdings führt die Mehrzahl der röntgenologisch nachweisbaren ventralen zervikalen Spondylophyten nicht zu einer klinisch relevanten Schluckstörung.

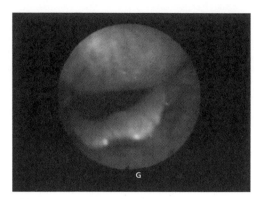

**Abb. 4.8:** Endoskopischer Nachweis der hypopharyngealen Einengung durch den ventralen zervikalen Spondylophyt.

## 4.12.6 Operationen

Verschiedene Operationen können als Komplikation eine neurogene Dysphagie zur Folge haben.

### Endarteriektomie der A. carotis

Die Karotisendarteriektomie (CEA) ist nach den aktuellen Leitlinien der Deutschen Gesellschaft für Neurologie (DGN) die Therapie der Wahl bei hochgradigen symptomatischen Stenosen der A. carotis (Diener 2008). Dabei wird das thrombotische Material aus der stenosierten A. carotis entfernt. Weil der N. vagus in enger anatomischer Nachbarschaft zur A. carotis interna verläuft, kann er bei dieser gefäßchirurgischen Operation geschädigt werden, woraus ipsilaterale Stimmband- und/oder ipsilaterale Pharynxparesen mit neurogener Dysphagie resultieren. Die Kombination von Stimmbandparese und pharyngealer Dysphagie wird auch als »doppeltes Übel« (»double trouble«) bezeichnet. Eine orale Dysphagie kann auftreten, wenn es während der Operation zu einer Schädigung des N. hypoglossus mit konsukutiver ipsilateraler Zungenparese kommt. Eine Läsion des N.

hypoglossus ist die häufigste Hirnnervenschädigung infolge CEA. Darüber hinaus sind auch operative Läsionen der Hirnnerven V, VII und IX beschrieben worden. Hirnnervenparesen treten bei etwa 5,5 % der mittels CEA operierten Patienten auf (Greenstein et al. 2007).

### Endoskopische Befunde

Masiero und Mitarbeiter (2007) untersuchten prospektiv 19 Patienten, die nach einer CEA an einer Dysphagie litten, sowohl fünf Tage als auch drei Monate nach der Operation mittels FEES (13 Männer, sechs Frauen; mittleres Alter 71,7 Jahre). Während 15 Patienten eine Dysphagie für flüssige und feste Nahrungskonsistenzen aufwiesen, hatten vier Patienten eine Dysphagie nur für feste Nahrungskonsistenzen. Bei acht Patienten war eine parenterale Ernährung erforderlich. Aspirationen wurden in der ersten FEES bei sechs Patienten nachgewiesen. Eine frühe Rehabilitationsbehandlung wurde durchschnittlich nach sechs Tagen begonnen. Bei zehn Patienten normalisierte sich die Schluckfunktion innerhalb von einem Monat vollständig, bei drei weiteren Patienten innerhalb von drei Monaten. In der zweiten FEES nach drei Monaten wies nur noch ein Patient Aspirationen auf.

### Operationen an der Halswirbelsäule mit anteriorem Zugang

Operationen an der Halswirbelsäule, bei denen ein anteriorer Zugang gewählt wird, können zu neurogenen Dysphagien führen; potenziell kann eine Störung aller Phasen des Schluckaktes resultieren (▶ Kap. 4.10.2). Ursache sind Läsionen von N. hypoglossus und/oder N. vagus. Ein Zugang oberhalb von C6 führt häufiger zu Läsionen von N. hypoglossus und N. laryngeus superior, ein Zugang auf Höhe C6 und tiefer führt dagegen eher zu Läsionen des N. laryngeus recurrens (Martin et al. 1997). In einer prospektiven Beobachtungsstudie betrug die Prävalenz neurogener Dysphagien einen Monat nach Operationen mit anteriorem Zugangsweg 54,0 % und 24 Monate nach der Operation noch 13,6 % (Lee et al. 2007). Postoperative Schmerzen beim Schlucken (= Odynophagien) sind meist bedingt durch lokale Schwellungen und/oder Hämatome im Operationsbereich. Schluckstörungen können auch Wochen bis Monate nach Operationen mit anteriorem Zugang erstmals auftreten oder sich nach initialer Rückbildung erneut manifestieren (Vanderveldt et al. 2003).

### Herzoperationen

Nach offenen Herzoperationen kann als Komplikation eine Dysphagie auftreten. In einer FEESST-Studie von Aviv und Mitarbeitern (2005) an 1340 konsekutiven, schluckgestörten Patienten wurde in 26,9 % der Fälle eine offene Herzoperation als Ursache der Dysphagie angegeben. Neben einem intraoperativ erlittenen Schlaganfall mit daraus resultierender Dysphagie wurden bei den Patienten ohne zerebrovaskuläres Ereignis die Durchführung einer intraoperativen transösophagealen Echokardiografie sowie ein Alter > 65 Jahre als Risikofaktoren für eine postoperative Schluckstörung identifiziert (Rousou et al. 2000). Darüber hinaus konnte bei fast 90 % der Patienten mit postoperativer Dysphagie, aber ohne perioperatives zerebrovaskuläres Ereignis mittels FEESST ein moderates bis schweres sensibles Defizit im Hypopharynx nachgewiesen werden (Aviv et al. 2005). Diese Beobachtung wurde als Hinweis dafür interpretiert, dass auch eine un- oder insuffizient behandelte Refluxkrankheit, für die eine mittels FEESST nachweisbare pharyngolaryngeale Sensibilitätsstörung charakteristisch ist, ursächlich für das Auftreten einer Dysphagie nach offenen Herzoperationen sein kann (Aviv et al. 2000, 2005).

**Hypoglossusparese als Intubationsfolge**

Paresen des N. hypoglossus mit konsekutiver Zungenparese und oraler Dysphagie sind als seltene Komplikation nach orotrachealer Intubation, aber auch nach Bronchoskopie und der Verwendung einer Larynxmaske beschrieben (Dziewas et al. 2002). In der Mehrzahl der Fälle war eine rasche Rück-bildung der Symptome zu beobachten, in ca. 20 % blieben allerdings Defizite zurück. Bei einem Viertel der betroffenen Patienten war die Hypoglossusparese mit einer ipsilateralen Schädigung des N. lingualis vergesellschaftet. Diese Koinzidenz spricht für eine direkte Kompression der Nerven am lateralen Zungenrand als wahrscheinlichsten Pathomechanismus. Im Hinblick auf den überwiegend positiven Spontanverlauf der peripheren Hypoglossusparese ist eine Revision des Nerven in der Regel nicht indiziert.

# 4.13 Strukturierter Algorithmus zur Differenzialdiagnostik neurogener Dysphagien

Um adäquate protektive und rehabilitative Maßnahmen bei Patienten mit neurogener Dysphagie einzuleiten (▶ Kap. 6), ist es essenziell, die verursachende neurologische Erkrankung richtig zu diagnostizieren. Darüber hinaus können erst dann für Patienten und Angehörige relevante Aussagen zur Prognose getroffen werden, wenn die Ätiologie einer neurogenen Dysphagie geklärt ist.

Tritt eine neurogene Dysphagie zusammen mit weiteren neurologischen Symptomen auf, lässt sich die Ätiologie oft anhand dieser Symptomkombination klären. Aufgrund der Etablierung und Weiterentwicklung der apparativen Dysphagiediagnostik in den letzten 20 Jahren (▶ Kap. 3) kann heute aber auch das Störungsmuster der neurogenen Dysphagie entscheidend zur Diagnosefindung beitragen. Ein typisches Beispiel ist die plötzlich auftretende Dysphagie beim Wallenberg-Syndrom, die in variabler Ausprägung zusammen mit ipsilateralen Ausfällen der Hirnnerven V, IX, und X, ipsilateralem Horner-Syndrom, ipsilateraler Hemiataxie und kontralateraler dissoziierter Empfindungsstörung vorkommen kann. Darüber hinaus zeigt sich als charakteristisches Störungsmuster der neurogenen Dysphagie, das in dieser Form fast nie bei einer anderen Schlaganfalllokalisation auftritt, eine Öffnungsstörung des oberen Ösophagussphinkters mit (meist) prominenten Speichel- und Bolusresiduen in den Sinus piriformes (▶ Kap. 4.1). ▶ Tabelle 4.5 gibt eine Übersicht der Differenzialdiagnosen neurogener Dysphagien in Abhängigkeit von zusätzlich bestehenden neurologischen Symptomen. Das jeweilige Störungsmuster der Dysphagie kann in dem entsprechenden Buchkapitel nachgelesen werden.

Wenn eine Dysphagie jedoch das alleinige oder vorherrschende Symptom einer neurologischen Erkrankung darstellt, gestaltet sich die Differenzialdiagnostik oft schwieriger. Die Gefahr, dass eine falsche Diagnose gestellt wird, ist dann besonders hoch. Als häufige Fehldiagnosen werden in solchen Fällen strukturelle Ösophaguserkrankungen oder psychogene Dysphagien vermutet. Auf diesen Umstand hat bereits David W. Bucholz 1994 in seiner Übersichtsarbeit »Neurogenic Dysphagia: What Is the Cause When

**Tab. 4.5:** Differenzialdiagnose von neurogenen Dysphagien in Abhängigkeit von zusätzlich vorhandenen neurologischen Symptomen.

| zusätzliche neurologische Symptome | Differenzialdiagnosen | Buchkapitel |
|---|---|---|
| akut aufgetretene ZNS-Symptome | Hirninfarkte/-blutungen | 4.1 |
| | schubförmige Multiple Sklerose | 4.4.1 |
| langsam progrediente ZNS-Symptome | Hirntumoren | 4.5.1 |
| | chronisch-progrediente Multiple Sklerose | 4.4.1 |
| Hirnstammsymptome | Hirnstamminfarkte/-blutungen | 4.1 |
| | Multiple Sklerose | 4.4.1 |
| | Listerien-Hirnstammenzephalitis | 4.4.2 |
| | paraneoplastische Hirnstammenzephalitis | 4.5.3 |
| neurokognitive Störungen | Alzheimer-Dezemenz | 4.2.1 |
| | vaskuläre Demenz | 4.2.2 |
| | frontotemporale Lobärdegenerationen | 4.2.3 |
| | Lewy-Körperchen-Demenz | 4.2.4 |
| | progressive supranukleäre Paralyse | 4.3.1 |
| extrapyramidalmotorische Symptome | Parkinson-Syndrome | 4.3.1 |
| | Chorea Huntington | 4.3.2 |
| | Dystonien | 4.3.3 |
| | neuroleptikainduzierte Dysphagie | 4.3.3 |
| | Morbus Wilson | 4.3.4 |
| progrediente Bulbärparalyse | amyotrophe Lateralsklerose | 4.6.1 |
| | Pseudobulbärparalyse | 4.12.3 |
| | primäre Lateralsklerose | 4.6 |
| | Arnold-Chiari-Malformation Typ I | 4.4.4 |
| | Kennedy-Syndrom | 4.6.3 |
| | Post-Polio-Syndrom | 4.4.4 |
| zerebelläre Symptome | Multiple Sklerose | 4.4.1. |
| | spinozerebelläre Ataxien | 4.12.1 |
| | Morbus Niemann-Pick Typ C | 4.12.2 |
| Hirnnervenparesen | Schädelbasistumoren | 4.5.1 |
| | Meningeosis neoplastica | 4.4.2 |
| | basale Meningitiden | 4.5.2 |
| | Sonderformen des Guillain-Barré-Syndroms | 4.7.1 |
| Ptosis und/oder okuläre Symptome | Sonderformen des Guillain-Barré-Syndroms | 4.7.1 |
| | Myastenia gravis | 4.8.1 |
| | Lambert-Eaton-Myasthenie-Syndrom | 4.8.2 |
| | Botulismus | 4.8.3 |
| | okulopharyngeale Muskeldystrophie | 4.9.2 |
| | mitochondriale Myopathien | 4.9.4 |
| | okulopharyngodistale Myopathie | 4.9.3 |
| Neuropathie | Guillain-Barré-Syndrom | 4.7.1 |
| | Critical-Illness-Neuropathie | 4.7.2 |

**Tab. 4.5:** Differenzialdiagnose von neurogenen Dysphagien in Abhängigkeit von zusätzlich vorhandenen neurologischen Symptomen (Fortsetzung).

| zusätzliche neurologische Symptome | Differenzialdiagnosen | Buchkapitel |
|---|---|---|
| Myopathie | Myositiden | 4.9.1 |
| | myotone Dystrophien' | 4.9.6 |
| | Muskeldystrophie Typ Duchenne | 4.9 |
| | okulopharyngeale Muskeldystrophie | 4.9.2 |
| | mitochondriale Myopathien | 4.9.4 |
| | fazioskaluohumerale Muskeldystrophie | 4.9.5 |
| | okulopharyngodistale Myopathie | 4.9.3 |
| myotones Syndrom | myotone Dystrophien | 4.9.6 |
| Trismus und/oder Risus sardonicus | Tetanus | 4.4.5 |

the Cause Is Not Obvious?« hingewiesen. In einer Notaufnahme haben heute immerhin etwa 5 % aller neurologischen Patienten ein Leitysmptom aus der Gruppe der Sprach-/Sprech- und Schluckstörungen (Royl et al. 2010).

Im Folgenden wird für die schwierigen, nicht offensichtlichen Fälle, bei denen eine Dysphagie das Leitsymptom ist, ein schrittweises diagnostisches Vorgehen dargestellt, wie es sich in der Klinik der Autoren bewährt hat. Ziel der ersten drei Schritte dieses strukturierten Algorithmus ist es, die neurogene Dysphagie einem neurologischen Syndrom zuzuordnen, sodass im vierten Schritt durch die gezielte Auswahl der Zusatzdiagnostik eine definitive Diagnose gestellt werden kann. Gelingt es während eines initialen diagnostischen »Workups« nicht, eine definitive Diagnose zu stellen, sollten in regelmäßigen Abständen und spätestens bei Symptomprogredienz oder dem Auftreten neurologischer Zusatzsymptome Reevaluationen erfolgen, da – analog zu anderen neurologischen Symptomen – manchmal erst durch eine Verlaufsbeobachtung die Diagnosestellung ermöglicht wird. Keineswegs sollte man sich damit zufrieden geben, eine Dysphagie bloß festzustellen, ohne eine adäquate Ursachenforschung zu betreiben, was nach Erfahrung der Autoren bei diesem neurologischen Symptom in der täglichen Praxis leider immer noch häufiger als bei vergleichbaren neurologischen Symptomen, wie z. B. der Dysarthrie, geschieht.

## 1. Schritt: Anamnese

Die sorgfältige Anamneseerhebung ist bei neurogenen Dysphagien ebenso bedeutsam wie bei allen anderen neurologischen Symptomen. Anamnestische Daten (aktuelle Anamnese, Vorerkrankungen, Familien-, Sozial-, Medikamentenanamnese) können bereits ausschlaggebend für die Diagnosefindung sein. Wesentlich ist es, auch dysphagiespezifische Fragen zu stellen (▶ Kap. 2.2). Es sollte darüber hinaus versucht werden, die Dysphagie anhand bestimmter Kriterien zu charakterisieren:

- zeitliche Dynamik des Auftretens: akut – subakut – chronisch-progredient – chronisch-rezidivierend
- subjektiv wahrgenommene Lokalisation der Schluckstörung: oral – pharyngeal – ösophageal (Patient soll auf die »problematische« Stelle zeigen!)
- Abhängigkeit von bestimmten Bedingungen: körperliche Belastung, psychische Belastung, Tageszeit
- familiär gehäuftes Auftreten von Schluckstörungen.

## 2. Schritt: Klinisch-neurologische Untersuchung

In der klinisch-neurologischen Untersuchung muss insbesondere nach (subtilen) Zusatzsymptomen gefahndet werden, die auf eine bestimmte neurologische Erkrankung hindeuten können. Im Hinblick auf die neurogene Dysphagie selbst ist eine besonders detaillierte Untersuchung der schluckrelevanten Hirnnerven $V_3$, VII, IX, X und XII von großem Nutzen. Zusätzlich gehört das Aspirationsscreening zur klinisch-neurologischen Untersuchung (▸ Kap. 2.3).

## 3. Schritt: Apparative Dysphagiediagnostik

Die apparative Dysphagiediagnostik dient der Objektivierung einer neurogenen Dysphagie sowie der Identifizierung des Störungsmusters, das wiederum häufig weitere ätiologische Hinweise liefert. Aufgrund der schnellen Verfügbarkeit und der hohen diagnostischen Aussagekraft ist es in der Klinik der Autoren üblich, zunächst (optimalerweise im Team aus behandelndem Arzt und Logopäden/Schlucktherapeuten) eine FEES durchzuführen und abhängig vom Befund die weitere apparative Dysphagiediagnostik festzulegen (VFSS, Ösophagusmanometrie etc.). Aufgabe der apparativen Dysphagiediagnostik ist es auch, nichtneurogene Dysphagieursachen zu erkennen. Spätestens nach Abschluss der apparativen Dysphagiediagnostik sollte die neurogene Dysphagie einem neurologischen Syndrom zugeordnet

und eine Verdachtsdiagnose gestellt werden können (▸ Kap. 3.1.6).

## 4. Schritt: Zusatzdiagnostik

Abhängig von den Ergebnissen der vorausgegangenen drei Schritte sollten gezielt ausgewählte Zusatzuntersuchungen zur definitiven Diagnosestellung führen. Folgende Zusatzuntersuchungen können einzeln oder in Kombination sinnvoll sein: laborchemische Untesuchungen, MRT des Kopfes, Lumbalpunktion, Elektromyografie, Elektroneurografie, evozierte Potenziale, MRT der HWS. ▸ Tabelle 4.6 listet neurologische Erkrankungen auf, die zu isolierten neurogenen Dysphagien führen können, und gibt die entsprechende Zusatzdiagnostik an. In manchen Fällen, in denen die ersten drei Schritte keine gezielten Informationen liefern oder aber aufgrund der Akuität der Dysphagie ein schnelles Vorgehen nötig ist, sollten die folgenden diagnostischen Maßnahmen rasch durchgeführt werden, weil dadurch relevante, akut behandlungspflichtige neurologische Erkrankungen festgestellt werden können: MRT des Kopfes (inkl. DWI-Sequenz und Dünnschichtung des Hirnstammes) mit der Frage nach einem akuten Schlaganfall, Lumbalpunktion mit der Frage nach einer Hirnstammenzephalitis, einer Sonderform eines Guillain-Barré-Syndroms oder einer Menigeosis neoplastica sowie FEES-Tensilon®-Test mit der Frage nach einem myasthenen Syndrom.

**Tab. 4.6:** Neurologische Erkrankungen, deren Leitsymptom eine Dysphagie sein kann, und wegweisende Zusatzdiagnostgik.

| neurologische Erkrankung | wegweisende Zusatzdiagnostik |
|---|---|
| Hirnstamminfarkt | MRT des Kopfes inkl. DWI-Sequenz |
| Listerien-Hirnstammenzephalitis | MRT des Kopfs, Lumbalpunktion |
| paraneoplastische Hirnstammenzephalitis | MRT des Kopfs, antineuronale Antikörper: Hu, Ta, Ma, Ri, CV2/Anti-CRMP5, Anti-Amphiphysin, AN-NA-3 |
| Hirnstammtumoren | MRT des Kopfes, Lumbalpunktion mit zytologischer Untersuchung, Hirnbiopsie |
| Menigeosis neoplastica | MRT des Kopfes, Lumbalpunktion mit zytologischer Untersuchung |
| basale Meningitis | Lumbalpunktion |
| Sonderformen des Guillain-Barré-Syndroms | Lumbalpunktion, Gangliosid-AK: GD1a, GM1b, GW1b, GT1a |
| Post-Polio-Syndrom | Elektromyografie |
| Pseudoblubärparalyse | MRT des Kopfes |
| bulbär beginnende amyotrohpe Lateralsklerose | Elektroneurografie und -myografie |
| Presbyphagie | Ausschlussdiagnostik |
| Schädelbasistumoren | MRT des Kopfes |
| Arnold-Chiari-Malformation Typ I | MRT des Kopfes |
| neuroleptikainduzierte Dysphagie | Medikamentenanamnese, ggf. Ausschlussdiagnostik anderer extrapyramidalmotorischer Erkrankungen |
| Polymyositis | CK im Serum, Elektromyografie, Muskelbiopsie |
| Einschlusskörperchenmyositis | Elektromyografie, Muskelbiopsie |
| Myasthenia gravis | EMG mit niederfrequenter repetitiver Reizung (3 Hz), Tensilon®-Test, Anti-AChR-Ak, Anti-MuSK-AK, KM-CT des Thorax |
| Lambert-Eaton-Myasthenie-Syndrom | EMG mit hochfrequenter repetitiver Reizung (10–50 Hz), Ak gegen spannungsabhängige Kalziumkanäle |
| Botulismus | Anamnese, Toxinnachweis im Mausschutzversuch |
| Tetanus | Anamnese; EMG, Toxinnachweis im Mausschutzversuch |
| okulopharyngeale Muskeldystrophie | Familienanamnese, Genetik (PABP2-Gen) |
| myotone Dystrophie Typ I | Familienanamnese, EMG (myotone Entladungen), Genetik (CTG-Expansion im Myotonin Proteinkinasegen) |
| Operationen | Anamnese |
| psychogene Dysphagien | Ausschlussdiagnostik, psychiatrische und psychosomatische Diagnostik |

# 5 Einsatzmöglichkeiten der FEES auf der Stroke Unit und der neurologischen Intensivstation

Sowohl auf der Stroke Unit als auch auf der neurologischen Intensivstation spielen Schluckstörungen aufgrund ihrer Häufigkeit, der Akuität ihres Auftretens und ihrer nicht selten schwerwiegenden Komplikationen sowie differenzierter therapeutischer Optionen eine besondere Rolle. Bei der Planung des diagnostischen Algorithmus ist zu berücksichtigen, dass bei den häufig schwerkranken Patienten, die auf diesen Einheiten behandelt werden, die VFSS nur in Einzelfällen in Betracht kommt (Langmore 1996), da sie für die Untersuchung nicht nur transportiert werden, sondern auch in aufrechter Position sitzen können und kooperationsfähig sein müssen. Im Unterschied hierzu hat die FEES in diesem klinischen Kontext den Vorteil, dass sie am Patientenbett und auch bei liegenden sowie unkooperativen Patienten durchgeführt werden kann (Langmore 1996). In diesem Kapitel werden daher spezifische Einsatzmöglichkeiten der FEES auf der Stroke Unit und der neurologischen Intensivstation erläutert, typische Problemstellungen thematisiert und Möglichkeiten und Grenzen eines standardisierten diagnostischen und therapeutischen Vorgehens beschrieben.

## 5.1 Stroke Unit

In diesem Abschnitt wird zunächst eine sinnvolle Integration der FEES in das Gesamtkonzept des Dysphagiemanagements auf der Stroke Unit dargestellt. Anschließend wird ein speziell für diesen Kontext entwickelter, endoskopiebasierter Dysphagiescore vorgestellt.

### 5.1.1 Dysphagiediagnostik auf der Stroke Unit

Als erster diagnostischer Schritt ist bei allen Schlaganfallpatienten ein einfaches Aspirationsscreening durchzuführen. Hierzu wurde im Laufe der letzten drei Jahrzehnte eine Vielzahl von Protokollen vorgeschlagen, die sich vor allem hinsichtlich der gewählten Flüssigkeitsmenge unterscheiden (Gordon et al. 1987, Wade et al. 1987, Barer 1989, DePippo et al. 1992, Kidd et al. 1993, Odderson et al. 1995, Hinds et al. 1998). Für den klinischen Alltag ist in Anlehnung an die schottischen Leitlinien zur Diagnostik und Therapie der schlaganfallbedingten Dysphagie der 50-ml-Wassertest zu empfehlen, bei dem vor Testbeginn die Vigilanz und axiale Stabilität des Patienten sowie der orale Schleimhaut- und Zahnstatus überprüft werden. Anschließend werden zunächst dreimal kleine Flüssigkeitsmengen (Teelöffel) gegeben, bevor der Patient 50 ml Wasser schlucken soll (Scottish Intercollegiate Network 2010). Zu jedem Zeit-

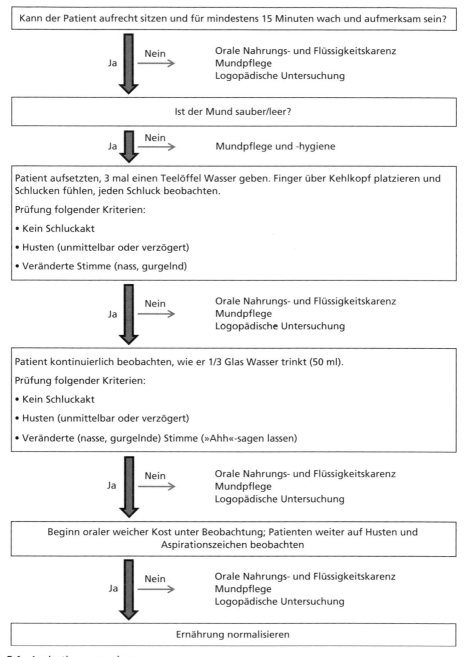

**Abb. 5.1:** Aspirationsscreening

punkt der Testdurchführung bedingen klinische Aspirationshinweise, wie eine veränderte Stimmqualität und Hustenreiz, ei-

nen Testabbruch (► **Abb. 5.1**). Die Testgabe von Flüssigkeit unterbleibt, wenn der Patient seinen eigenen Speichel nicht schlucken kann. Gelingt es dem Patienten, im letzten Schritt 50 ml Wasser ohne klinische Aspirationszeichen zu schlucken, kann diesem Algorithmus zufolge unter fortlaufender Beobachtung eine Oralisierung mit weicher Kost begonnen werden.

Die grundsätzliche Bedeutung eines einfachen Aspirationsscreenings bei Patienten mit akutem Schlaganfall wurde in den letzten Jahren durch verschiedene, methodisch heterogene Studien untermauert. So zeigten Odderson und Mitarbeiter (1995), dass die Implementierung eines Aspirationsscreenings in einer Einrichtung im Zeitverlauf zu einem Rückgang der Pneumonierate führte. In mehreren prospektiven Beobachtungsstudien war ein pathologisches Aspirationsscreening mit einer erhöhten Inzidenz von Pneumonien assoziiert (Sellars et al. 2007, Lakshminarayan et al. 2010), bzw. war die Durchführung eines Aspirationsscreenings mit einer Reduktion infektiöser Komplikationen verknüpft (Evans et al. 2001, Lakshminarayan et al. 2010, Middleton et al. 2011). Schließlich wiesen Hinchey und Mitarbeiter (2005) in einer prospektiven, multizentrischen Beobachtungsstudie (n = 2532) nach, dass Einrichtungen, die ein formales Aspirationsscreening etabliert hatten, gegenüber solchen ohne ein derart formalisiertes Diagnostikum eine signifikant niedrigere Pneumonierate und Mortalität aufwiesen. Trotz dieser überzeugenden Studienlage wird die Bedeutung des Aspirationsscreenings, insbesondere die der einfachen Wassertests, durch wiederholte kritische Betrachtungen der Aussagekraft dieses Instruments relativiert. So wiesen zwei Metaanalysen darauf hin, dass die Sensitivität der Wassertests für die Detektion von Aspirationen im Vergleich zur VFSS oder der FEES in fast allen Studien deutlich unter 80 % lag (Ramsey et al. 2003, Bours et al. 2009). Auch Spezifität sowie positiver und negativer prädiktiver Wert wiesen überwiegend unzureichende Werte auf (Ramsey et al. 2003, Bours et al. 2009). Diese Beobachtung wurde in einer aktuellen Studie bestätigt, die auf einen modifizierten Wassertest zurückgriff, bei dem anstelle des Wassers Röntgenkontrastmittel verwendet wurde, um im Anschluss an den Schlucktest das potenzielle Aspirat direkt in einer Röntgenaufnahme des Thorax nachzuweisen. Trotz dieses gegenüber dem einfachen Wassertest optimierten Vorgehens lagen Sensitivität und Spezifität für die Detektion von Aspirationen im Vergleich zur VFSS nur bei 0,47 und 0,72 (Ramsey et al. 2006). Der von Martino und Mitarbeitern (2009) publizierte »Toronto Bedside Swallowing Screening Test« (TOR-BSST©) beurteilt die Schluckfunktion ebenfalls anhand eines Wassertests sowie anhand der Stimmqualität vor und nach dem Wassertest und der Beurteilung der Zungenmotorik. In einer ersten Studie wurden eine Sensitivität von 91,3 % und ein negativer prädiktiver Wert von 93,3 % (für den akuten Schlaganfall, n = 103) bzw. 89,5 % (für Patienten in der Rehabilitationsphase, n = 208) angegeben (VFSS als Goldstandard). Problematisch ist allerdings, dass insgesamt nur etwa ein Fünftel aller eingeschlossenen Patienten eine VFSS zur Bestimmung von Sensitivität und negativem prädiktivem Wert erhielten, in der Gruppe mit akutem Schlaganfall waren es insgesamt lediglich 24 Patienten. Die Ergebnisse sollten deshalb gerade für den akuten Schlaganfall an einem größeren Patientenkollektiv überprüft werden. Der Test ist urheberrechtlich geschützt und darf erst nach Erwerb einer Lizenz, die eine entsprechende Schulung beinhaltet, angewendet werden.

Als Alternative zu einem einfachen Wassertest kann als Screeningmethode ein Mehrkonsistenzen-Test eingesetzt werden. Der an akuten Schlaganfallpatienten evaluierte Gugging Swallowing Screen (GUSS) überwindet dabei das fundamentale Problem des Wassertests, dass sich aus einem unauffälligen Testergebnis keine differenzierte Handlungsanweisung bezüglich des anzustrebenden Kostaufbaus ableiten lässt (Trapl et al.

149

|  | Ja | Nein |
|---|---|---|
| Vigilanzniveau (Patient ist für mindestens 15 Minuten wach) | 1 ☐ | 0 ☐ |
| Willkürliches Husten (zweimal kräftiges Husten) | 1 ☐ | 0 ☐ |
| Schlucken des eigenen Speichels |  |  |
| erfolgreich | 1 ☐ | 0 ☐ |
| Oraler Speichelverlust | 0 ☐ | 1 ☐ |
| Stimmveränderung (belegt, rau, gurgelnd, schwach) | 0 ☐ | 1 ☐ |
| SUMME | | _____(5) |
|  | (1-4: weiterführende Untersuchung 5: Weiter mit Teil 2) | |

| Reihenfolge | 1=> | 2=> | 3 |
|---|---|---|---|
|  | Halbfest | Flüssig | Fest |
| Schluckakt |  |  |  |
| nicht möglich | 0 ☐ | 0 ☐ | 0 ☐ |
| verzögert | 1 ☐ | 1 ☐ | 1 ☐ |
| regelrecht | 2 ☐ | 2 ☐ | 2 ☐ |
|  |  |  |  |
| Husten (vor, während oder bis zu 3 Minuten nach dem Schlucken) |  |  |  |
| Ja | 0 ☐ | 0 ☐ | 0 ☐ |
| Nein | 1 ☐ | 1 ☐ | 1 ☐ |
|  |  |  |  |
| Oraler Bolusverlust |  |  |  |
| Ja | 0 ☐ | 0 ☐ | 0 ☐ |
| Nein | 1 ☐ | 1 ☐ | 1 ☐ |
|  |  |  |  |
| Stimmveränderung |  |  |  |
| Ja | 0 ☐ | 0 ☐ | 0 ☐ |
| Nein | 1 ☐ | 1 ☐ | 1 ☐ |
|  |  |  |  |
| SUMME I | (5) | (5) | (5) |
|  | (1-4: weiterführende Untersuchung 5: Weiter mit Flüssigkeit) | (1-4: weiterführende Untersuchung 5: Weiter mit fester Konsistenz) | (1-4: weiterführende Untersuchung 5: Normalbefund) |
| SUMME II (indirekter und direkter Schlucktest) | | | ----------------------(20) |

| | Ergebnis | Schweregrad | Empfehlung |
|---|---|---|---|
| 20 | Halbfeste, flüssige und feste Konsistenz erfolgreich | Keine oder leichte Dysphagie mit minimalem Aspirationsrisiko | • Normale Kost<br>• Flüssigkeit ohne Einschränkung (initial unter Aufsicht speziell geschulten Personals) |
| 10–15 | Halbfeste und flüssige Konsistenz erfolgreich, feste Konsistenz nicht erfolgreich | Leichte Dysphagie mit niedrigem Aspirationsrisiko | • Pürierte oder weiche Kost<br>• Flüssigkeiten schluckweise<br>• Apparative Dysphagiediagnostik (FEES, VFSS)<br>• Logopädische Mitbeurteilung |
| 5–9 | Halbfeste Konsistenz erfolgreich, flüssige Konsistenz nicht erfolgreich | Mäßige Dysphagie Dysphagie mit Aspirationsrisiko | • Geringe Mengen pürierte Kost<br>• zusätzlich Ernährung via NGT oder parenteral<br>• Flüssigkeiten andicken<br>• Tabletten mörsern<br>• Apparative Dysphaigediagnostik (FEES, VFSS)<br>• Logopädische Mitbeurteilung |
| 0–4 | Voruntersuchung oder halbfeste Konsistenz nicht erfolgreich | Schwere Dysphagie mit hohem Aspirationsrisiko | • Keine orale Ernährung<br>• Ernährung via NGT oder parenteral<br>• Apparative Dysphaigediagnostik (FEES, VFSS)<br>• Logopädische Mitbeurteilung |

**Abb. 5.2:** Gugging Swallowing Screen (Trapl et al. 2007).

2007). Bei dem GUSS wird zunächst die Fähigkeit des Patienten überprüft, seinen Speichel zu schlucken. Anschließend werden schrittweise und in der genannten Reihenfolge die Konsistenzen halbfest, flüssig und fest getestet. Auf jeder Stufe des Tests ist die Untersuchung abzubrechen, wenn klinische Aspirationszeichen zu verzeichnen sind oder der Schluckakt verspätet einsetzt. Als Testergebnis wird ein Punktwert generiert, aus dem sich eine Schweregradeinteilung der Dysphagie und eine entsprechende Empfehlung für die Ernährung des Patienten ergibt (► **Abb. 5.2**).

Gegenüber der FEES als objektivem Beurteilungsverfahren erzielte der GUSS eine Sensitivität von 100 % und eine Spezifität von 50 bzw. 69 % (n = 20 bzw. 30; Trapl et al. 2007). Damit scheint dieser Test aspirationsgefährdete Schlaganfallpatienten zuverlässiger zu erkennen als die verschiedenen Varianten des einfachen Wassertests. Die Ergebnisse sollten allerdings an einem größeren Patientenkollektiv bestätigt werden. Als nachteilig ist die relativ niedrige Spezifität anzusehen, als deren Konsequenz Patienten zurückhaltender oralisiert bzw. häufiger mit einer nasogastralen Sonde versorgt werden dürften, als tatsächlich erforderlich.

In Ergänzung zum Wassertest oder zum GUSS kann der Schluckprovokationstest (SPT) durchgeführt werden. Der SPT prüft isoliert die Auslösbarkeit des Schluckreflexes und fokussiert somit auf die unwillkürliche Phase des Schluckaktes (Teramoto et al. 1999, 2000). Zur Testdurchführung wird ein dünner Katheter, z.B. eine Säuglingsernährungssonde (Dziewas et al. 2001), transnasal eingeführt und im Oropharynx platziert. Anschließend wird ein Bolus 0,4 ml destilliertes Wasser oder sterile, physiologische Kochsalzlösung über den Katheter an die Rachenhinterwand injiziert. Als Ergebnis des SPT wird die Reflexantwort beurteilt. Diese gilt als physiologisch und somit unauffällig, wenn innerhalb von drei Sekunden nach Stimulation der Schluckreflex aus-

gelöst wird. Wird dieser gar nicht oder später als drei Sekunden getriggert, gilt er als pathologisch verzögert und der Patient als aspirationsgefährdet. Im Anschluss an kleinere retrospektive Studien (Teramoto et al. 1999, 2000) wurde der SPT in einer prospektiven Studie an Patienten mit akutem Schlaganfall (n = 100) evaluiert (Warnecke et al. 2008 a). Verglichen mit der FEES als objektivem Diagnostikum erreichte der SPT eine Sensitivität von 74,1 % und eine Spezifität von 100 %. Falsch negative Befunde ergaben sich vor allem bei Patienten, die eine stark gestörte orale Phase aufwiesen und infolge des daraus resultierenden ausgeprägten Leakings eine prädeglutitive Penetration oder Aspiration zeigten. Insbesondere durch die hohe Spezifität ist der SPT möglicherweise eine sinnvolle Ergänzung der anderen Screeninginstrumente.

> Bei allen akuten Schlaganfallpatienten ist ein Aspirationsscreening durchzuführen. In Betracht kommt neben einem Wasser- auch ein Mehrkonsistenzentest. Als Ergänzung bietet sich der Schluckprovokationstest an.

Im nächsten Schritt sollte bei allen Patienten mit einem pathologischen Screeningbefund eine weiterführende Diagnostik der Schluckfunktion erfolgen. Aufgrund der methodenabhängig nicht ausreichenden bzw. nicht reproduziert getesteten Sensitivität der einzelnen Screeningverfahren sollten auch Patienten ohne pathologischen Screeningbefund, bei denen aber andere etablierte klinische Prädiktoren für das Vorliegen einer Dysphagie bzw. deren Komplikationen bestehen, einer entsprechenden Untersuchung zugeführt werden. Hierzu gehören insbesondere ein insgesamt schweres neurologisches Defizit, eine schwere Dysarthrie oder Aphasie oder eine ausgeprägte faziale Parese

(Dziewas et al. 2004, Sellars et al. 2007, Falsetti et al. 2009).

Zur differenzierten Dysphagiediagnostik bei akuten Schlaganfällen steht zunächst die klinische Schluckuntersuchung durch einen Logopäden/Sprachtherapeuten zur Verfügung. Diese sollte nach einem standardisierten Protokoll durchgeführt werden, in Betracht kommt hier z. B. das Untersuchungsprotokoll nach Logemann (1999) oder nach Bartolome (2010). Aufgrund der Limitationen der klinischen Schluckuntersuchung, insbesondere im Hinblick auf die Detektion stiller Aspirationen und die Möglichkeit, die Effektivität schlucktherapeutischer Interventionen zu überprüfen, sollte ergänzend eine apparative Zusatzdiagnostik mittels FEES erfolgen. Hierbei ist zu betonen, dass die auf der Stroke Unit von einem Team aus einem Neurologen und einem Logopäden in der Akutphase des Schlaganfalles durchgeführte FEES eine sichere und verträgliche Untersuchung ist (Warnecke et al. 2009 d). In einem Kollektiv von 300 akuten Schlaganfallpatienten, die durchschnittlich innerhalb von 1,9 Tagen nach Auftreten der Schlaganfallsymptome untersucht wurden, kam es in keinem Fall zu Laryngospasmus, vasovagaler Reaktion, Bewusstseinsverschlechterung, symptomatischer Brady- oder Tachykardie oder behand-lungspflichtigem Nasenbluten. Die Inzidenz von selbstlimitiertem Nasenbluten betrug 6 % unabhängig von (1) der Art des Schlaganfalls (Ischämie vs. Blutung), (2) der Akutbehandlung (Thrombolyse vs. keine Thrombolyse) und (3) der Sekundärprophylaxe (Antikoagulation vs. Thrombozytenaggregationshemmung). Selbst bei den Patienten, die innerhalb eines Zeitfensters von 24 Stunden nach Thrombolyse mittels FEES untersucht wurden, war keine erhöhte Rate an Nasenbluten feststellbar (▶ Tab. 5.1). Die Inzidenz von selbstlimitiertem Nasenbluten war insgesamt allerdings höher im Vergleich zu FEES-Studien, die in HNO-Kliniken durchgeführt wurden (6 % vs. 0,4 %; Aviv et al. 2005). Diese Differenz resultiert wahrscheinlich aus den unterschiedlichen Patientenkollektiven. Bei akuten Schlaganfallpatienten finden sich gehäuft Faktoren, die das Auftreten von Nasenbluten begünstigen: erhöhte Vulnerabilität der Nasenschleimhaut durch vorausgegangenes Absaugen oder Legen einer Magensonde, Unfähigkeit zur Kooperation und unkontrollierte Kopfbewegungen während der Untersuchung, medikamentöse Sekundärprophylaxe (Antikoagulation oder Thrombozytenaggregationshemmung) sowie arterielle Hypertonie (Warnecke et al. 2009 d).

**Tab. 5.1:** Häufigkeit von selbstlimitiertem Nasenbluten bei 300 akuten Schlaganfallpatienten, die mittels FEES untersucht wurden.

| Patienten | | Epistaxis |
|---|---|---|
| | Gesamt | 18/300 (6,00 %) |
| A | Hirninfarkt | 16/265 (6,04 %) |
| | Thrombolyse | |
| | • nein | 11/168 (6,55 %) |
| | • ja | 5/97 (5,15 %) |
| | • ja + innerhalb von 24 Stunden | 2/32 (4,26 %) |
| | Sekundärprophylaxe | |
| | • Antikoagulation | 8/11 (7,21 %) |
| | • Plättchenhemmung | 8/154 (5,19) |
| B | Intrazerebrale Blutung | 2/35 (5,17 %) |

Während der durchschnittliche diastolische Blutdruck während der FEES in dem Kollektiv 300 akuter Schlaganfallpatienten konstant blieb, zeigten sich statistisch signifikante, klinisch aber als geringgradig zu beurteilende Veränderungen des systolischen Blutdrucks, der Herzfrequenz und der Sauerstoffsättigung (RR systolisch + 3,4 mmHg, Herzfrequenz + 1,9 Schläge/ min, Sauerstoffsättigung – 0,5 %). Bei keinem Patienten führten Veränderungen kardiovaskulärer Parameter zu einem schwer-

wiegenden unerwünschten Ereignis. In weniger als 10 % der Fälle war die zusätzliche Hilfe einer Pflegekraft erforderlich, um die FEES erfolgreich durchzuführen. Mehr als 80 % der Patienten empfanden die Untersuchung als wenig oder gar nicht unangenehm (Warnecke et al. 2009 d). Der diagnostische Algorithmus vom Aspirationsscreening über die klinische Schluckuntersuchung bis hin zur FEES ist in ▶ **Abbildung 5.3** zusammengefasst.

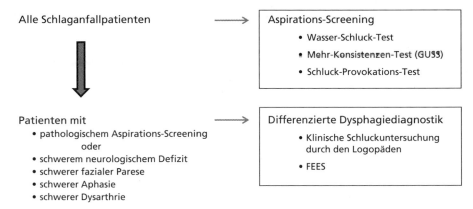

**Abb. 5.3:** Diagnostischer Algorithmus für die akute schlaganfallbedingte Dysphagie.

Die klinische Schluckuntersuchung durch einen Logopäden soll bei allen Patienten mit einem auffälligen Aspirationsscreening sowie bei Patienten mit unauffälligem Screening, bei denen ein starker klinischer Prädiktor für das Vorliegen einer Dysphagie (schweres neurologisches Defizit, schwere Dyarthrie oder Aphasie, ausgeprägte faziale Parese) vorliegt, durchgeführt werden. Die klinische Schluckuntersuchung soll nach Möglichkeit durch eine FEES ergänzt werden.

## 5.1.2 Graduierung und Management der schlaganfallbedingten Dysphagie

Das primäre Ziel von klinischer Schluckuntersuchung und apparativer Dysphagiediagnostik in der Akutphase des Schlaganfalls besteht darin, anhand der

erhobenen Befunde den initialen Schweregrad der Dysphagie festzulegen. Eine Graduierung der akuten schlaganfallbedingten Dysphagie ist erforderlich, um unmittelbar protektive und rehabilitative Maßnahmen einleiten zu können sowie einen Ausgangswert für Verlaufsuntersuchungen zur Verfügung zu haben (Trapl et al. 2007, Dziewas et al. 2008 b). Neben dem für Screeningzwecke entwickelten und oben vorgestellten

GUSS steht als endoskopiebasierter Score der Fiberoptic Endoscopic Dysphagia Severity Scale (FEDSS) für akute Schlaganfallpatienten zur Verfügung. Ausgehend vom Standard-FEES-Protokoll und unter Berücksichtigung der typischen endoskopischen Befunde akuter Schlaganfallpatienten erlaubt der FEDSS eine schnelle und fokussierte, aber dennoch differenzierte endoskopische Schluckuntersuchung. Der FEDSS klassifiziert die schlaganfallbedingte Dysphagie in sechs Schweregrade, denen differenzierte protektive und rehabilitative Maßnahmen für die Akutbehandlung auf der Stroke Unit zugeordnet sind (Dziewas et al. 2008 b). Wie in ▶ **Abbildung 5.4** dargestellt, beginnt die Untersuchung mit einer Ruhebeobachtung und der Beurteilung von Speichelansammlungen (linke Spalte oben). Im Anschluss erhalten die Patienten zuerst eine halbfeste Nahrungskonsistenz (Pudding), dann Flüssigkeit und abschließend eine feste Nahrungskonsistenz (Brot). Um die Aspirationsgefahr während der Untersuchung zu minimieren, wird die Endoskopie auf jeder der vier Konsistenzstufen beendet, wenn einer der in der mittleren Spalte aufgeführten Befunde nachgewiesen wird. Abhängig von diesem Befund wird einer der sechs Dysphagieschweregrade in der rechten Spalte vergeben, aus dem sich unmittelbar eine klinische Empfehlung zum Dysphagiemanagement ergibt.

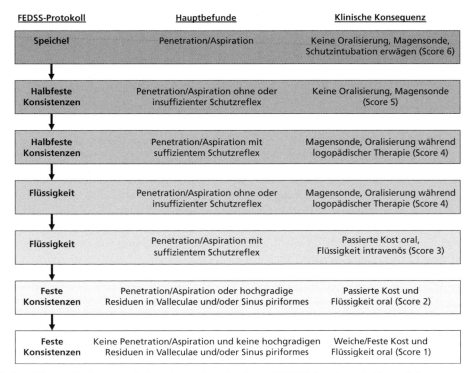

**Abb. 5.4:** Fiberoptic Endoscopic Dysphagia Severity Scale (FEDSS) für akute Schlaganfallpatienten.

Die Interrater-Reliabilität des FEDSS ist außerordentlich gut. So konnte in einer Studie, in der 25 videodokumentierte endoskopische Untersuchungen von akuten Schlaganfallpatienten unabhängig von drei Untersuchern entsprechend des FEDSS klassifiziert wurden, ein hoher Übereinstimmungsgrad (kappa-Koeffizient 0,89) dokumentiert werden (Dziewas et al. 2008 b). Eine zweite Studie zeigte, dass der FEDSS bereits nach einem kurzen strukturierten Training auch von endoskopieunerfahrenen Ärzten mit einer hohen Reliabilität angewendet werden kann. So waren die Teilnehmer nach einem 30-minütigen Lehrvortrag mit Demonstration charakteristischer Videos von endoskopischen Dysphagieevaluationen nach dem FEDSS-Protokoll in der Lage, im Durchschnitt 90 % der präsentierten Untersuchungen korrekt zu bewerten (Warnecke et al. 2009 e).

Darüber hinaus ist der FEDSS ein wichtiger Prädiktor für Komplikationen und das funktionelle Outcome im weiteren Krankheitsverlauf nach akutem Schlaganfall. Um diese Zusammenhänge zu untersuchen, wurden in eine prospektive Beobachtungsstudie über einen Zeitraum von zwölf Monaten konsekutiv 153 akute Schlaganfallpatienten mit erstmaligem ischämischem Insult eingeschlossen. Der Schweregrad der Dysphagie wurde innerhalb von 24 Stunden nach stationärer Aufnahme auf die Stroke Unit anhand des FEDSS klassifiziert. Das funktionelle Outcome wurde durch die modifizierte Rankin-Skala (mRS) nach drei Monaten bestimmt. Interkurrente Komplikationen waren Pneumonie und endotracheale Intubation während der Akutbehandlung. Multivariate lineare und logistische Regressionsanalysen wurden angewandt, um den Zusammenhang zwischen FEDSS und funktionellem Outcome sowie den interkurrenten Komplikationen zu untersuchen. Die statistischen Analysen wurden korrigiert für die Variablen Geschlecht, Alter und National Institutes of Health Stroke Scale (NIH-SS) am Aufnahmetag (Warnecke et al. 2009 c). In dieser Studie wurde zwischen FEDSS und mRS nach drei Monaten eine statistisch signifikante Korrelation gefunden, die unabhängig von den genannten Variablen war (▶ **Abb. 5.5**). Für jeden zusätzlichen Punkt im FEDSS ergab sich eine

mehr als zweifach erhöhte Wahrscheinlichkeit in der Akutphase eine Pneumonie zu entwickeln, sowie eine 50 %ige Risikoerhöhung, nach drei Monaten keine Unabhängigkeit im täglichen Leben (definiert als mRS 0 – 2) zu erreichen (Warnecke et al. 2009 c).

Unter klinischen Gesichtspunkten erscheint zudem relevant, dass der FEDSS, und hier insbesondere der endoskopische Nachweis einer Speichelaspiration, ein guter Prädiktor für die Notwendigkeit einer späteren Intubation ist. Die Wahrscheinlichkeit einer endotrachealen Intubation in der Akutphase stieg in der oben vorgestellten Studie um einen Faktor von fast 2,5 mit jedem zusätzlichen Punkt im FEDSS. In einer weiteren Beobachtungsstudie an 100 akuten Schlaganfallpatienten fand sich bei sieben Patienten eine schwerste Dysphagie mit Speichelaufstau und -penetration bzw. -aspiration. Von ihnen mussten fünf im weiteren Verlauf intubiert werden. Demgegenüber wurde eine Intubation bei fünf der 93 Patienten mit einem FEDSS < 6 erforderlich, von denen vier einen Score von 5 aufwiesen. Auch unter Berücksichtigung der Risikofaktoren Alter und NIH-SS war einzig der FEDSS signifikant mit der Notwendigkeit einer späteren Intubation assoziiert (Dziewas et al. 2008 b).

Neben der initialen Diagnostik eignet sich die FEES auch für ein engmaschiges Verlaufsmonitoring der schlaganfallbedingten Dysphagie, deren Schweregrad sich – klinisch häufig unbemerkt – gerade in den ersten Tagen nach Auftreten des Hirninsults rasch verändern kann. So gelingt es mithilfe der seriellen FEES (sFEES), eine Besserung der Schluckstörung, aus der sich eine Änderung der Kostform ergibt, frühzeitig zu erkennen, ebenso werden aber auch kritische Verschlechterungen der Schluckfunktion schnell erkannt, was eine zeitgerechte Einleitung adäquater protektiver Maßnahmen ermöglicht (Leder 1998, Warnecke et al. 2006).

155

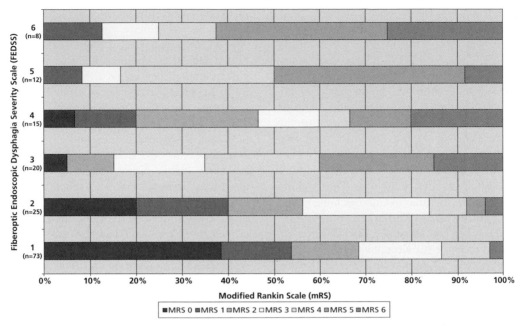

**Abb. 5.5:** Zusammenhang von initialem FEDSS und mRS nach 90 Tagen (Warnecke et al. 2009 c). Von Geschlecht, Alter und NIH-SS unabhängige lineare Korrelation von FEDSS und mRS nach drei Monaten.

Für die Durchführung einer FEES bei akuten Schlaganfallpatienten ist es nicht erforderlich, eine bereits liegende Magensonde zu entfernen. In einer prospektiven Studie, in die 25 akute Schlaganfallpatienten eingeschlossen wurden, bei denen unmittelbar nacheinander eine FEES mit und ohne Magensonde durchgeführt wurde, ließen sich keine signifikanten Unterschiede in der Häufigkeit und im Ausmaß relevanter pathologischer Befunde (= Speichelaufstau, Leaking, Residuen, Penetration, Aspiration) zwischen den beiden Studienbedingungen nachweisen. Es ergab sich somit kein Anhalt, dass Magensonden bei akuten Schlaganfallpatienten zu einer klinisch relevanten Beein-

trächtigung der Schluckfunktion führen (Dziewas et al. 2008 a). Ob der konsequente Einsatz der FEES auf der Stroke Unit einen messbaren Einfluss auf relevante klinische Endpunkte wie Häufigkeit von Pneumonien und globales funktionelles Outcome hat, lässt sich momentan aufgrund fehlender Studien nicht abschließend beurteilen. Immerhin trat in einer prospektiven randomisierten Studie mit kleiner Fallzahl (n = 45) bei Schlaganfallpatienten, deren Dysphagiemanagement videoendoskopisch festgelegt wurde, signifikant seltener eine Pneumonie auf als in der Patientengruppe, die mithilfe der VFSS evaluiert wurde (Aviv 2000).

---

Die FEES ist ein reliables, sicheres, leicht erlernbares und im Krankheitsverlauf als sFEES wiederholt einsetzbares Instrument zur Dysphagiediagnostik beim akuten Schlaganfall. Der FEDSS erlaubt eine unter klinischen Gesichtspunkten sinnvolle, mehrstufige Graduierung der akuten schlaganfallbedingten Dysphagie.

# 5.2 Neurologische Intensivstation

Dieser Abschnitt beschäftigt sich mit der klinischen Bedeutung der Dysphagie auf der (neurologischen) Intensivstation. Zunächst werden Häufigkeit und Ursachen der Schluckstörungen beschrieben, anschließend erfolgt eine Darstellung der Einsatzmöglichkeiten der FEES in diesem Kontext.

## 5.2.1 Epidemiologie und Pathophysiologie der Dysphagien auf der Intensivstation

Auf der Intensivstation stellen Schluckstörungen grundsätzlich eine große interdisziplinäre Herausforderung dar. So zeigten Studien auf nichtneurologischen Intensivstationen, dass sich bei bis zu 50 % der Patienten mit prolongierter orotrachealer Intubation (> 48 Stunden) nach der Extubation Aspirationen nachweisen ließen. Werden zusätzlich tracheotomierte Intensivpatienten berücksichtigt, steigt die Inzidenz von Aspirationen auf fast 70 %. Auf neurologischen Intensivstationen ist die Inzidenz von Aspirationen aufgrund der Häufigkeit vorbestehender neurogener Dysphagien bei vielen neurologischen Erkrankungen wahrscheinlich noch höher (Langmore 1996).

Die Ursachen der auf den Intensivstationen beobachtbaren Dysphagien können systematisch in vier Kategorien differenziert werden, wobei bei vielen Patienten mehrere Ätiologien in Kombination zum Tragen kommen dürften.

- Insbesondere Patienten mit Langzeitbeatmung und insgesamt kompliziertem Krankheitsverlauf (Sepsis, Multiorganversagen) sind einem hohen Risiko ausgesetzt, eine Critical-Illness-Polyneuropathie/-Myopathie und eine hiermit assoziierte Dysphagie zu entwickeln (▶ Kap. 4.7.2).
- Gerade ältere Patienten weisen neben der den Intensivaufenthalt bedingenden Erkrankung Komorbiditäten wie etwa neurodegenerative (M. Parkinson, M. Alzheimer), neurovaskuläre (Schlaganfall, subkortikale arteriosklerotische Enzephalopathie) oder neuromuskuläre Erkrankungen (Polymyositis, ALS) auf, die Ursache einer präexistenten Dysphagie sind, die unter der intensivmedizinischen Behandlung nicht selten dekompensiert.
- Gerade auf der neurologischen Intensivstation werden Patienten behandelt, deren intensivmedizinische Hauptdiagnosen selbst mit häufig schwerwiegenden Schluckstörungen verknüpft sind, wie etwa schwere Schlaganfälle, Myasthenia gravis oder Guillain-Barré-Syndrom.
- Schließlich weisen tracheotomierte Patienten häufig aufgrund pharyngealer Speichelretentionen eine tracheotomiebedingte Sensibilitätsstörung auf, die – nicht selten in Kombination mit einer CIP/CIM – Ursache für eine typische, hauptdiagnosenunabhängige Dysphagie ist. An dieser Stelle ist zu betonen, dass sich in mehreren Studien keine Anhaltspunkte für eine mechanische Beeinträchtigung des Schluckaktes durch eine Trachealkanüle gefunden haben. Exemplarisch sei hier auf die einschlägige Arbeit von Donzelli und Mitarbeiter (2005) verwiesen, die bei 37 langzeitkanülierten Intensivpatienten (durchschnittlich knapp 76 Tage) mit und ohne Trachealkanüle keinen Unterschied bei Aspirationen (drei von 37 Patienten mit Kanüle, fünf von 37 ohne Kanüle) und Penetrationen (jeweils 25 von 37 Patienten) gefunden haben.

157

Dysphagien sind ein typisches klinisches Symptom auf Intensivstationen und finden sich bei weit mehr als der Hälfte aller langzeitbeatmeten Patienten. Wesentliche Ursachen sind die CIP und CIM, vorbestehende neurogene Schluckstörungen, mit Dysphagien als ein Hauptsymptom assoziierte akute neurovaskuläre oder neuromuskuläre Erkrankungen sowie durch Tracheotomie bedingte pharyngeale Hypästhesien.

## 5.2.2 Einsatzmöglichkeiten der FEES auf der Intensivstation

*1. Diagnostik.* Vor dem geschilderten Hintergrund der hohen Prävalenz und der vielfältigen Ätiologie führt der Einsatz der FEES bei Patienten auf der neurologischen Intensivstation zu einer präziseren Diagnostik von Dysphagien und insbesondere Aspirationen (Donzelli et al. 2001, McGowan et al. 2007). Um bei klinisch instabilen Patienten jegliche zusätzliche Aspiration während der FEES zu vermeiden, kann die Schluckfunktion auch ohne Verabreichung von Nahrung und/oder Flüssigkeit untersucht werden (Langmore 1996). In diesen Fällen werden die spontane Schluckrate des Patienten (Normwert = 2–4/Minute), das Ausmaß der pharyngolaryngealen Speichelansammlung, die Reaktion des Patienten auf Speichelpenetration/-aspiration und Berührungen mit der Endoskopspitze sowie die Fähigkeit, Sekret herunterzuschlucken, beurteilt (Murray et al. 1996, Langmore et al. 2001). Darüber hinaus können den intensivmedizinischen Patienten zur Schluckuntersuchung Eis-Chips verabreicht werden (engl.: FEES-Ice-Chip-Protocol; Langmore et al. 2001). Kleine Mengen Wasser gelten bei einer Aspiration als ungefährlichstes Material, weil sie durch die Selbstreinigungsmechanismen der Lunge schnell beseitigt werden und relativ wenig pathogene Keime enthalten (Langmore et al. 2001). Ein Eis-Chip (also gefrorenes Wasser) hat den Vorteil, dass er einen festen Bolus darstellt, der im Vergleich zu flüssigem Wasser während des Schluckvorgangs von der Zunge besser kontrolliert werden kann und durch die Kälte einen stärkeren sensiblen Stimulus zur Triggerung des Schluckreflexes erzeugt (Langmore et al. 2001).

*2. Dysphagiemanagement.* Ähnlich wie oben ausführlich für den akuten Schlaganfall dargestellt, kann die FEES auf der Intensivstation neben der präziseren Diagnostik von Dysphagien auch eingesetzt werden, um zeitnah eine differenzierte Behandlungsstrategie von dysphagischen Intensivpatienten festzulegen. Konkret kann die FEES hier Entscheidungen über (1) die Atemwege sichernde Maßnahmen (Intubation, Tracheotomie), (2) Ernährungsmanagement (Oralisierung, Magensonde, PEG) und (3) rehabilitative Therapiestrategien unterstützen und steuern. Hafner und Mitarbeiter (2008) berichteten in diesem Zusammenhang, dass sie über einen Zeitraum von 45 Monaten bei 553 Patienten auf mehreren Intensivstationen eines Krankenhauses der Maximalversorgung insgesamt 913 endoskopische Schluckuntersuchungen durchführten. Aufgrund des Ergebnisses der FEES wurden 6,3 % der Patienten zum Schutz der Atemwege tracheotomiert, 49,7 % erhielten eine Magensonde und 13,2 % eine PEG zur Sicherstellung einer enteralen Ernährung. Bei 30,7 % war ein oraler Kostaufbau möglich.

*3. Dekanülierung.* Die Tracheotomie, insbesondere das minimalinvasive Dilatationsverfahren, stellt mittlerweile eine Standardprozedur auf den meisten Intensivstationen dar, sodass heute die Mehrzahl der langzeitbeatmeten Patienten über diesen Atemwegszugang ventiliert wird. Nach erfolgreicher Entwöhnung vom Respirator ist im nächsten Schritt regelhaft zu prüfen, ob auch eine Entfernung der Trachealkanüle möglich ist. Vor dem Hintergrund der auf den Intensivstationen hochprävalenten und häufig schwerwiegenden Dysphagien ist ein standardisiertes diagnostisches Vorgehen erforderlich. Infrage kommen grundsätzlich die drei folgenden Verfahren:

1. Die klinische Schluckuntersuchung wird in der Regel als erster diagnostischer Schritt bei kanülierten, vom Respirator entwöhnten Patienten auf der Intensivstation durchgeführt. Hierbei wird nach Absaugen des Rachens der Cuff zunächst entblockt, um einen physiologischen Luftstrom wieder herzustellen. Zusätzlich wird die Trachealkanüle, falls dies vom Patienten toleriert wird, mit einem Sprechventil versehen. Anschließend erfolgt die sich an dem üblichen Ablauf orientierende Schluckuntersuchung, die insbesondere nach klinischen Zeichen für Penetration und Aspiration von Speichel und verabreichten Nahrungsboli fahndet. In Übereinstimmung mit der in zahlreichen Studien nachgewiesenen geringen Zuverlässigkeit der klinischen Schluckuntersuchung für die Detektion dieser Ereignisse fanden Hales und Mitarbeiter (2008) in ihrer prospektiven Studie an 25 tracheotomierten Intensivpatienten für dieses Verfahren im Vergleich zur FEES eine Sensitivität von nur 66 % bei einer Spezifität von 91 %. Als Konsequenz für den klinischen Alltag folgt hieraus, dass die Entwöhnung von der Trachealkanüle nicht allein über die klinische Schluckuntersuchung gesteuert werden kann.

2. Als weiteres klinisches Instrument hat der sogenannte modifizierte Evans-Blue-Test (mEBT, Evans blue dye test) Einzug in die Praxis gehalten (Peruzzi et al. 2001). Zur

Testdurchführung wird zunächst die Trachealkanüle entblockt. Anschließend erhält der Patient oral kleine Mengen mit Speisefarbe angefärbte Flüssigkeit und ggf. auch weitere Nahrungskonsistenzen. Nach dem Schluckakt wird überprüft, ob sich als Aspirationszeichen transstomatal gefärbte Nahrung absaugen lässt. Auch wenn dieses Vorgehen aufgrund des geringen personellen und logistischen Aufwands in der Praxis weit verbreitet ist, war es in mehreren Studien durch eine unzureichende Sensitivität charakterisiert. So fanden Brady und Mitarbeiter (1999) sowie Donzelli und Mitarbeiter (2001) in kleineren Studien mit 20 bzw. 14 tracheotomierten neurologischen Intensivpatienten falsch negative Befunde bei 50 % der Patienten mit Aspirationsnachweis in der apparativen Diagnostik (VFSS oder FEES). Peruzzi und Mitarbeiter (2001) beschrieben in einem ätiologisch heterogenen Kollektiv von 20 Patienten eine Sensitivität des mEBT von 38 % bei einer Spezifität von 100 %. Lediglich in einer Studie von Belafsky und Mitarbeitern (2003) wurde für das klinische Screening eine Sensitivität von 82 % gefunden, wobei allerdings die Spezifität auf 38 % abfiel. Grund hierfür war eine abgeänderte Testdurchführung, bei der nicht nur direkt nach dem Schluckversuch, sondern auch 30 und 60 Minuten später transstomatal abgesaugt wurde. In Anbetracht dieser Studienlage ist der mEBT als Screening-Instrument einzustufen, das genutzt werden kann, um die weiterführende apparative Evaluation (s. u.) zu steuern. Die ausschließliche Verwendung des mEBT zur Beurteilung der Dekanülierbarkeit wird nicht empfohlen.

3. Aufgrund der beschriebenen Limitationen der klinischen Verfahren kommt der FEES auch in diesem Kontext große Bedeutung. Um die Zuverlässigkeit und Reproduzierbarkeit der endoskopischen Untersuchung zu erhöhen, bietet sich,

159

ähnlich wie schon für die Dysphagiediagnostik beim akuten Schlaganfall beschrieben, ein standardisiertes, schrittweises Vorgehen an. Nach Reinigung des Pharynx durch Absaugen wird zunächst die Trachealkanüle entblockt. Wie in ▶ **Abbildung 5.6** dargestellt, werden anschließend zunächst Ausmaß und Lokalisation der Speichelretentionen beurteilt und die spontane Schluckfrequenz beobachtet.

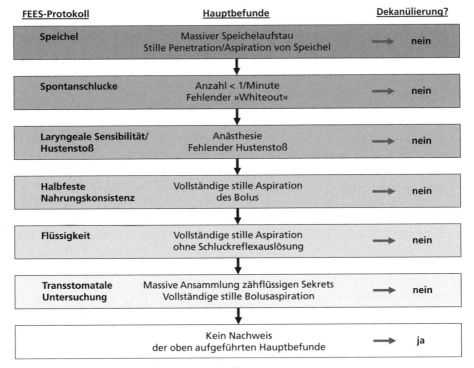

**Abb. 5.6:** Endoskopisches Dekanülierungsprotokoll.

Um einen möglichst exakten Eindruck vom Sekretmanagement des Patienten zu gewinnen und insbesondere die Menge des nachlaufenden Speichels sowie die hierdurch ausgelösten Schutzmechanismen genau zu evaluieren, sollte auf diesen Untersuchungsschritt 2–4 Minuten verwandt werden. Für den Fall, dass ein massiver Speichelaufstau mit stiller Penetration oder Aspiration zu beobachten ist, kann die Trachealkanüle nicht entfernt und sollte wieder geblockt werden. Kommt es nicht zu einem massiven Nachlaufen des Speichels und liegt die spontane Schluckfrequenz bei weniger als 1/Minute bzw. ergeben sich aufgrund eines fehlenden Whiteouts starke Hinweise auf eine ausgeprägte Pharynxparese, sollte die Trachealkanüle ebenfalls in situ verbleiben. Allerdings ist nun wie auch bei den folgenden Schritten eine phasenweise Entblockung zur Wiederherstellung des physiologischen Luftstroms mit dem Ziel einer Besserung pharyngealer und laryngealer Sensibilitätsstörungen möglich. Im nächsten Schritt wird die laryngeale und pharyngeale Sensibilität untersucht, indem verschiedene anatomische Regionen, wie z.B. Rachenhinterwand, Zungengrund, Aryknorpel, Plica aryepiglottica und laryngeale Epiglottis, vorsichtig mit dem Endoskop berührt werden. Lässt sich hierdurch keinerlei motorische Reaktion provozieren, ist von einer schweren Sensibilitätsstörung auszugehen und eine Dekanülierung daher zurückzustellen. Hustet oder schluckt der Patient oder zeigen sich wenigstens reflektorische Bewegung wie eine Adduktion der Aryknorpel oder eine Pharynxwandkontraktion, wird in den nächsten Schritten der eigentliche Schluckakt untersucht. Hierzu erhält der Patient zunächst eine halbfeste Nahrungskonsistenz, z. B. Pudding oder speziell für Dysphagiepatienten entwickelte Produkte wie Nutilis aqua®. Wird der Schluckbolus vollständig und ohne Auslösung von Schutzreflexen aspiriert, ist die Dekanülierung zurückzustellen. Gelingt es dem Patienten, den Bolus zumindest partiell abzuschlucken, wird im anschließenden Untersuchungsschritt Flüssigkeit teelöffelweise getestet. Auch hier spricht eine vollständige Bolusaspiration gegen eine Entfernung der Trachealkanüle. Wird hingegen ein zumindest partiell suffizienter Schluckakt ausgelöst, kann die Trachealkanüle für den letzten Untersuchungsschritt, die transstomatale Untersuchung, entfernt werden. Hierbei wird das Endoskop durch das Tracheostoma in die subglottische Trachea eingeführt, sodass der Untersucher von unten auf den Kehlkopfeingang blickt (▶ **Abb. 5.7**; Donzelli et al. 2001). Aus dieser Position können intradeglutitive Aspirationen, die bei der transnasalen Videoendoskopie zum Zeitpunkt des Whiteout auftreten und so dem Untersucher möglicherweise entgehen, direkt nachgewiesen werden. Eine intradeglutitive Aspiration liegt dann vor, wenn zeitgleich mit der Kehlkopfelevation Nahrungsboli durch die Glottis in die Trachea gelangen (▶ **Abb. 5.7**).

Bleibt auch dieser letzte Untersuchungsschritt ohne Nachweis einer Speichel- oder massiven Nahrungsbolusaspiration, kann die Trachealkanüle entfernt werden. Die Anwendung dieses Algorithmus bei 100 tracheotomierten, vom Beatmungsgerät entwöhnten neurologischen Intensivpatienten ermöglichte bei mehr als der Hälfte die sichere Dekanülierung (Warnecke et al. 2010 b). Im weiteren Behandlungsverlauf musste lediglich ein Patient rekanüliert werden. Bemerkenswert war zudem, dass die klinische Schluckuntersuchung, die die Parameter Vigilanz, Kooperationsfähigkeit, Abschlucken von Speichel, Hustenstoß sowie Menge des aus der Trachealkanüle abgesaugten Sekrets berücksichtigte, zum gleichen Zeitpunkt nur bei 27 Patienten die Entfernung der Trachealkanüle ermöglicht hätte (Warnecke et al. 2010 b).

Auf der (neurologischen) Intensivstation ermöglicht die FEES eine zuverlässige Dysphagiediagnostik und steuert das Management von Schluckstörungen. Insbesondere die Frage der Dekanülierbarkeit von tracheotomierten Intensivpatienten ist mithilfe der endoskopischen Untersuchung valide zu beurteilen.

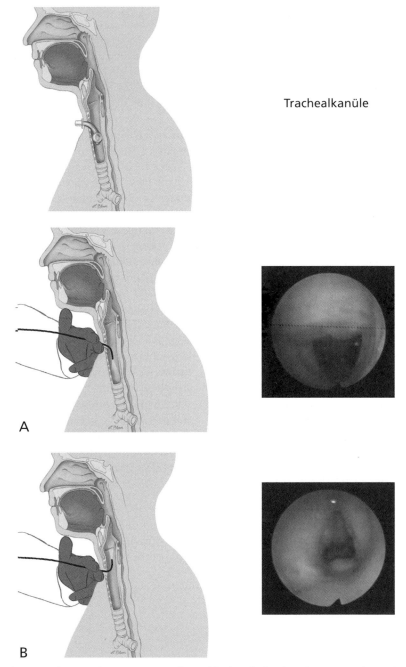

Trachealkanüle

A

B

**Abb. 5.7:** Schemazeichnung der transstomatalen Schluckendoskopie. Die Fotos rechts zeigen die jeweilige endoskopische Perspektive. A: Endoskopspitze nach unten gerichtet mit Blick auf die Aufteilung der Trachea in die beiden Hauptbronchien. B: Endoskopspitze nach oben gerichtet mit Blick von unten auf die Glottis.

# 6 Therapie neurogener Dysphagien

## 6.1 Evidenzbasierte Medizin

In der modernen Medizin hat für Therapieentscheidungen das Prinzip der Evidenzbasiertheit (EbM; engl. evidence-based medicine) eine besondere Bedeutung erlangt: »EbM ist der gewissenhafte, ausdrückliche und vernünftige Gebrauch der gegenwärtig besten, externen wissenschaftlichen Evidenz für Entscheidungen in der medizinischen Versorgung individueller Patienten. Die Praxis der EbM bedeutet die Integration individueller klinischer Expertise mit der bestverfügbaren externen Evidenz aus systematischer Forschung« (Sackett et al. 1997). Die Cochrane Library ist ein die evidenzbasierte Medizin unterstützendes Informationsportal (http://www.thecochrane-library.com). Dort werden von der Cochrane Collaboration, einem weltweiten Zusammenschluss von Ärzten und Wissenschaftlern, erstellte systematische Übersichtsarbeiten (Reviews) zu medizinischen Therapien veröffentlicht. Die Zusammenfassungen (Abstracts) dieser Reviews können kostenlos eingesehen werden. Auch für die moderne Therapie neurogener Dysphagien ist es erforderlich, die Kriterien evidenzbasierter Medizin zu berücksichtigen (Prosiegel et al. 2010).

Die Entwicklung von Leitlinien für Diagnostik und Therapie wird in Deutschland seit 1995 unter Berücksichtigung der Kriterien der EbM von der 1962 gegründeten Arbeitsgemeinschaft der Wissenschaftlichen Medizinischen Fachgesellschaften e. V. (AWMF) koordiniert. Im Jahr 2000 wurde der Begriff »evidenzbasierte Leitlinien« in das deutsche Sozialgesetzbuch aufgenom-

men (Sozialgesetzbuch [SBG] Fünftes Buch (V), § 137 f, Strukturierte Behandlungsprogramme bei chronischen Krankheiten) und damit das Gesundheitswesen zur Anwendung der EbM gesetzlich verpflichtet. Gemeinsam mit der AWMF veröffentlicht die Deutsche Gesellschaft für Neurologie (DGN) seit 2002 in regelmäßigen Abständen »Leitlinien für Diagnostik und Therapie in der Neurologie«. Die Leitlinien beinhalten Empfehlungen für das diagnostische und therapeutische Vorgehen bei den verschiedenen neurologischen Erkrankungen und Symptomen. Das unter dem federführenden Vorsitz von Mario Prosiegel erstellte Kapitel »Neurogene Dysphagien« gibt spezielle Handlungsanleitungen für Diagnostik und Therapie von Schluckstörungen, die durch neurologische Erkrankungen bedingt sind.

Die wissenschaftliche Aussagefähigkeit klinischer Studien wird in der EbM mithilfe von Evidenzklassen bewertet (je höher die Evidenzklasse, desto besser die wissenschaftliche Begründbarkeit für eine Therapieempfehlung). Auf der Grundlage dieser Evidenzklassen werden Behandlungsempfehlungen gegeben, die mithilfe von definierten Empfehlungsstärken gewichtet werden. In Anlehnung an das von AWMF und Ärztlicher Zentralstelle für Qualitätssicherung (ÄZQ) herausgegebene »Leitlinien-Manual« werden in diesem Kapitel folgende Definitionen für Evidenzklassen und Empfehlungsstärken verwendet (Arbeitsgemeinschaft der Wissenschaftlichen Medizinischen Fachgesellschaften 2001):

**Evidenzklassen:**

**Ia** Evidenz aus einer Meta-Analyse von mindestens drei randomisierten kontrollierten Studien (randomized controlled trials, RCT)
**Ib** Evidenz aus mindestens einer randomisiert kontrollierten Studie oder einer Meta-Analyse von weniger als drei RCT
**IIa** Evidenz aus zumindest einer methodisch guten, kontrollierten Studie ohne Randomisierung
**IIb** Evidenz aus zumindest einer methodisch guten, quasiexperimentellen deskriptiven Studie
**III** Evidenz aus methodisch guten, nichtexperimentellen Beobachtungsstudien, z. B. Vergleichsstudien, Korrelationsstudien und Fallstudien
**IV** Evidenz aus Berichten von Expertenkomitees oder Expertenmeinung und/oder klinische Erfahrung anerkannter Autoritäten

**Empfehlungsstärken:**

**A:** Zumindest eine randomisierte kontrollierte Studie von insgesamt guter Qualität und Konsistenz, die sich direkt auf die jeweilige Empfehlung bezieht und nicht extrapoliert wurde (Evidenzklassen Ia und Ib)
**B:** Gut durchgeführte klinische, aber keine randomisierten klinischen Studien, mit direktem Bezug zur Empfehlung (Evidenzklassen II oder III) oder Extrapolation von Evidenzklasse I, falls der Bezug zur spezifischen Fragestellung fehlt
**C:** Berichte von Expertenkreisen oder Expertenmeinung und/oder klinische Erfahrung anerkannter Autoritäten (Evidenzklasse IV) oder Extrapolation von Evidenzklasse IIa, IIb oder III. Diese Einstufung zeigt an, dass direkt anwendbare klinische Studien von guter Qualität nicht vorlagen oder nicht verfügbar waren.

Eine der größten Herausforderungen für die zukünftige klinische Forschung in der Dysphagiologie wird es sein, qualitativ hochwertige, also insbesondere randomisierte und kontrollierte Studien zur Effektivität der vielfältigen schlucktherapeutischen Verfahren durchzuführen und damit die Behandlung der unterschiedlichen Formen neurogener Dysphagien auf ein höheres Evidenzniveau zu heben. Die in den folgenden Abschnitten dieses Kapitels gegebenen Therapieempfehlungen orientieren sich an der Leitlinie »Neurogene Dysphagien« der Deutschen Gesellschaft für Neurologie (Prosiegel 2008), sind aber auch das Ergebnis einer aktuellen Literaturrecherche der Autoren dieses Buches (Stand Januar 2012) in der medizinischen Datenbank PubMed und können deshalb im Einzelnen von der Leitlinie abweichen oder andere Gewichtungen enthalten.

# 6.2 Allgemeine Therapie

Zur Behandlung von neurogenen Dysphagien, deren primäres Ziel immer eine aspirationsfreie Ernährung ist, können Logopäden bzw. Sprachtherapeuten heute auf zahlreiche unterschiedlichen Methoden zurückgreifen (als Oberbegriff wird im Folgenden die Bezeichnung »logopädische Schlucktherapie« verwendet). Die für die logopädische Schlucktherapie im Einzelfall am besten geeigneten Therapiebausteine können abhängig von dem für die Dysphagie ursächlichen neurologischen Krankheitsbild stark variieren (▶ Kap. 6.3). Zudem stehen für bestimmte Formen neurogener Dysphagien spezielle medikamentöse und/oder operative Behandlungsoptionen zur Verfügung. Es ist deshalb von immenser klinischer Bedeutung, bei einer ätiologisch ungeklärten Dysphagie, so wie bei allen anderen neurologischen Symptomen auch, eine umfassende Differenzialdiagnostik durchzuführen (▶ Kap. 4.1.13), bevor die endgültige Therapiestrategie gemeinsam von Schlucktherapeut und behandelndem Arzt festgelegt wird. Nach Erfahrung der Autoren kommt es leider immer noch zu oft vor, dass Patienten, die an einer neurogenen Dysphagie leiden, zu einer logopädischen Schlucktherapie überwiesen werden, ohne dass zuvor oder zumindest zeitgleich eine adäquate Diagnostik erfolgt. Auch wenn es zunächst nicht gelingt, die Ursache der Dysphagie zu eruieren, sollte im weiteren Verlauf immer wieder kritisch eine ätiologische Reevaluation erwogen werden. Für eine optimale Therapie neurogener Dysphagien ist außerdem sowohl im stationären als auch ambulanten Setting eine enge interdisziplinäre Zusammenarbeit von Neurologen, Logopäden/Sprachtherapeuten, Ernährungsmedizinern, Pflegepersonal, Physiotherapie, Ergotherapie und Sozialdienst eine wesentliche Voraussetzung (Prosiegel et al. 2010).

Im folgenden Abschnitt dieses Kapitels werden zunächst überblickartig Grundsätze und Verfahren der logopädischen Behandlung neurogener Dysphagien dargestellt. Im Anschluss werden die aktuelle Studienlage skizziert und evidenzbasierte Empfehlungen zur allgemeinen Therapie neurogener Dysphagien mittels logopädischer Schlucktherapie gegeben. In den weiteren Abschnitten dieses Kapitels werden allgemeine medikamentöse und operative Therapien neurogener Dysphagien beschrieben. Studien, in denen die Wirksamkeit logopädischer Verfahren bzw. medikamentöser oder operativer Maßnahmen nicht in gemischten Studienpopulationen, sondern spezifisch für einzelne neurologische Erkrankungen untersucht wurden, z. B. Schlaganfall oder Morbus Parkinson, werden im sich anschließenden ▶ Kapitel 6.3 vorgestellt.

## 6.2.1 Logopädische Schlucktherapie

Im deutschen Sprachraum steht den schulorientierten logopädischen Therapierichtungen, wie z. B. fazio-orale Trakt-Therapie (F. O. T. T.®) nach Kay Coombes oder orofaziale Regulationstherapie (ORT) nach Castillo Morales, die sog. funktionelle Dysphagietherapie (FDT) gegenüber. Insbesondere die Berliner Logopädin Ricki Nusser-Müller-Busch hat sich um die breite Anwendung der F. O. T. T. bei neurologischen Erkrankungen verdient gemacht und eine umfangreiche Monografie zu dieser logopädischen Therapietechnik verfasst (Nusser-Müller-Busch 2010). Die F. O. T. T. basiert auf dem Bobath-Konzept und kann prinzipiell bei allen neurologischen Krankheitsbildern sowohl auf der Intensivstation und der Stroke Unit wie auch in der stationären und ambulanten Rehabilitation eingesetzt werden. Ein wesentliches Ziel der F. O. T. T., die ein ganzheitliches Behandlungskonzept darstellt und Ärzte, Pflegekräfte, Physio- und Ergotherapeuten miteinbezieht, ist die Bahnung bzw. Fazilitation von kommunikativen Fähigkeiten, Nahrungsaufnahme und Schluckfunktionen. Sie ist auch bei nicht kooperativen, vigilanzgeminderten und/oder bewusstseinsgestörten Patienten anwendbar.

Die FDT, die maßgeblich von der Münchener Sprachheilpädagogin Gudrun Bartolome geprägt wurde, unterscheidet sich von den schulorientierten Behandlungsverfahren durch eine funktions- und problemorientierte Herangehensweise. Anders als bei den schulorientierten Verfahren, bei denen der Therapieansatz immer identisch ist, werden bei der FDT die eingesetzten Methoden nach dem jeweiligen Störungsmuster der neurogenen Dysphagie ausgewählt. Dabei sollen Methoden zum Einsatz kommen, deren Wirksamkeit entweder in Studien nachgewiesen wurde oder aus pathophysiologischen Gesichtspunkten zumindest wahrscheinlich ist. Im angloamerikanischen Sprachraum wird der Begriff FDT nicht verwendet (Bartolome et al. 2010).

In der logopädischen Schlucktherapie werden im Allgemeinen restituierende, kompensatorische und adaptive Methoden unterschieden.

1. *Restituierende Verfahren* sollen dazu dienen, beeinträchtigte Schluckfunktionen wiederherzustellen oder Restfunktionen zu fördern. Dies erfolgt durch vorbereitende Stimulation (z. B. thermische Reize), Mobilisationstechniken (z. B. Zunge gegen Spatel drücken) und autonome Bewegungsübungen (z. B. *Shaker-Übung* = Kopf in flacher Rückenlage in bestimmten Abständen heben und senken oder *Masako-Manöver* = Vorderzunge mit Lippen/Zähnen festalten und schlucken). Zu den restituierenden Verfahren zählt auch die *neuromuskuläre Elektrostimulation (NMES)*. Dabei werden Schluckmuskeln durch Erregung der intakten

peripheren Nerven synchron kontrahiert. Elektroden werden am äußeren Mundboden und im Kehlkopfbereich platziert. Stimuliert wird mit biphasischem Impulsstrom (Frequenz 80 Hz; Bartolome et al. 2010).

2. *Kompensatorische Verfahren* werden direkt während des Schluckens angewendet, sodass trotz Funktionsbeeinträchtigungen ein effektives und aspirationsfreies Schlucken möglich werden soll. Hier werden Haltungsänderungen und spezielle Schlucktechniken unterschieden: Zu den Haltungsänderungen gehört z. B. die *Kopfanteflexion (Kinn-zur-Brust)* während des Schluckens (= »Chin-tuck-Manöver«), die bei ungenügender oraler Boluskontrolle, eingeschränkter Zungenbasisretraktion oder verzögerter Schluckreflexauslösung hilfreich sein kann. In ▶ Tabelle 6.1 werden verschiedene Schlucktechniken beschrieben (Prosiegel 2008, Bartolome et al. 2010).

3. *Adaptive Verfahren* umfassen die *diätetische Veränderung* von Nahrung (z. B. passierte Kost, Andicken von Flüssigkeit), den Einsatz spezieller Trink- und Esshilfen oder Hilfestellungen während der Nahrungsaufnahme (Bartolome et al. 2010).

Grundsätzlich ist es bei der Auswahl der zur logopädischen Schlucktherapie eingesetzten Methoden von Bedeutung, ob die zu behandelnde neurogene Dysphagie durch eine *akute*, z. B. Schlaganfall oder Schädel-Hirn-Trauma, oder aber durch eine *chronisch-progrediente* neurologische Erkrankung, wie z. B. amyotrophe Lateralsklerose oder Parkinson-Syndrome, bedingt ist. Bei der ersten Krankheitsgruppe wird es immer das vorrangige Ziel sein, gestörte Schluckfunktionen wiederherzustellen, weshalb in diesen Fällen vermehrt restituierende Verfahren zum Einsatz kommen. Dagegen lassen sich in der zweiten Krankheitsgruppe Funktionsverbesserungen der Schluckmuskulatur durch ein sensomotorisches restituierendes Training wohl nur in sehr begrenztem Umfang erzielen. In diesen Fällen kommt den kompensatorischen und adap-

**Tab. 6.1:** Spezielle Schlucktechniken zur Behandlung neurogener Dysphagien.

| Schlucktechnik | Durchführung | Indikation |
|---|---|---|
| kräftiges Schlucken (»effortful swallow«): Verbesserung der Zungenschubkraft und des Bolustransports | Aufforderung an den Patienten: »Versuchen Sie, mit der ganzen Kraft ihrer Mund- und Halsmuskulatur möglichst hart zu schlucken.« | • schwache Pharynxkontraktion<br>• verminderte Zungenbasisretraktion |
| supraglottisches Schlucken (SGS): willkürlicher Glottisschluss sowie Reinigung des Larynxeingangs als Atemwegschutz | Aufforderungen an den Patienten:<br>(1) »Atmen Sie ein und halten Sie den Atem fest an.«<br>(2) »Jetzt bitte schlucken, dabei den Atem weiter fest anhalten.«<br>(3) »Husten Sie bitte sofort nach dem Schlucken ohne vorher zu atmen.«<br>(4) Bitte leer nachschlucken.« | • verzögerte Schluckreflexauslösung mit prädeglutitiver Aspiration<br>• unvollständiger Larynxverschluss mit intradeglutitiver Aspiration |
| super-supraglottisches Schlucken (SSGS): wie SGS, aber zusätzlich Taschenfaltenschluss und Kippen der Aryknorpel | Aufforderung wie beim SGS, aber Atem soll »kräftig« angehalten werden (leichtes Pressen) | wie SGS, aber verbesserter Schutz des Kehlkopfeingangs |
| Mendelsohn-Technik (MT): Verlängerung der Kehlkopfhebung, Verbesserung der Öffnung des oberen Ösophagussphinkters | Aufforderung an den Patienten: »Bitte beim Schlucken den Kehlkopf zwei Sekunden lang vorne oben halten«, Selbstkontrolle durch Berührung des Adamsapfels mit dem Finger | Öffnungsstörungen des oberen Ösophagussphinkters mit postdeglutitiver Aspiration |

tiven Verfahren eine größere Bedeutung zu. Das wesentliche Ziel besteht darin, trotz Progredienz der neurogenen Dysphagie so lange wie möglich ein sicheres Schlucken sowie eine orale Ernährung aufrechtzuerhalten (Bartolome et al. (2010). Für eine detaillierte Darstellung aller zur Verfügung stehenden Methoden der logopädischen Schlucktherapie wird die entsprechende Fachliteratur empfohlen, insbesondere »Schluckstörungen: Diagnostik und Rehabilitation« von Gudrun Bartolome und Heidrun Schröter-Morasch (2010) sowie »Die Therapie des facio-oralen Trakts von Ricki Nusser-Müller-Busch (2010).

Speyer und Mitarbeiter (2010) kamen in einer aktuellen Übersichtsarbeit zu dem Ergebnis, dass zur *Effektivität der logopädischen Schlucktherapie* bislang nur eine verhältnismäßig kleine Zahl von aussagekräftigen Studien im Sinne der evidenzbasierten Medizin existiert. Insgesamt konnten zehn qualitativ hochwertige, also randomisierte und kontrollierte Studien und 49 methodisch gute, aber nicht randomisierte Studien identifiziert werden. In viele dieser Studien wurden jedoch nicht nur Patienten mit neurogenen Dysphagien eingeschlossen, sondern auch oder sogar ausschließlich Patienten mit Schluckstörungen infolge von HNO-Erkrankungen. Rückschlüsse zur Therapie neurogener Dysphagien können aus solchen Studien nur sehr eingeschränkt und mit großer Vorsicht gezogen werden. Für keine der schlucktherapeutischen Interventionen liegen Daten der Evidenzklasse Ia vor, d. h. eine Meta-Analyse von mindestens drei randomisierten kontrollierten Studien.

Zur Untersuchung der Effektivität der jeweiligen Interventionen auf die Schluckfunktion wurden in den vorliegenden Studien meist entweder die FEES oder die VFSS als Goldstandard eingesetzt. Daneben dienten klinische Dysphagiescores oder der Ernährungsstatus als Zielparameter. In neueren Studien wurde selten auch die Lebensqualität evaluiert. Viele Studien weisen jedoch methodische Mängel auf. Darüber hinaus lassen sich die Ergebnisse der einzelnen Studien aufgrund der großen Heterogenität der Studienpopulationen, der Therapieansätze und der Untersuchungsverfahren nicht generalisieren oder mit den Resultaten anderer Publikationen vergleichen (Speyer et al. 2010). Folgende qualitativ hochwertige, also randomisierte kontrollierte Studien liegen für die nicht krankheitsspezifische Behandlung von neurogenen Dysphagien oder einzelnen neurogenen Dysphagiesymptomen vor (Angabe der Evidenzklasse jeweils in Klammern):

## I Restituierende Verfahren:

Shaker und Mitarbeiter (2002) untersuchten die Effektivität von *Kopf-Hebeübungen im Liegen (= Shaker-Übung)* an 27 dysphagischen Patienten, die an einer Öffnungsstörung des oberen Ösophagussphinkters litten. Ursache für die Dysphagie waren verschiedene neurologische Erkrankungen, aber auch eine vorangehende Strahlentherapie und kardiovaskuläre Erkrankungen. Bei den Patienten, die mit der Shaker-Übung behandelt wurden, fanden sich im Vergleich zu den Patienten, die eine Scheinübung ausführten, signifikante Verbesserungen des anterior-posterioren Durchmessers der Öffnung des oberen Ösophagussphinkters sowie der Kehlkopfelevation. Außerdem wurde eine Reduktion von Residuen und Aspirationen nachgewiesen (Ib).

## II Adaptive Verfahren:

Groher (1987) untersuchte 46 Patienten mit chronischer pseudobulbärer Dysphagie, die vor Studienbeginn mit breiiger Kost und Flüssigkeit ernährt worden waren und mindestens eine Aspirationspneumonie erlitten hatten. Eine Patientgruppe (n = 23) erhielt weiterhin Flüssigkeit ohne Einschränkung, die andere Therapiegruppe (n = 23) wurde auf *angedickte Flüssigkeit* umgestellt. Nach sechs Monaten waren in der Gruppe mit angedickten Flüssigkeiten signifikant seltener Pneumonien aufgetreten (28 vs. 5; Ib).

## III Kombination verschiedener Verfahren:

- Hwang und Mitarbeiter (2007) führten eine Studie an 33 beatmeten Patienten auf der Intensivstation ab dem zweiten Tag nach Intubation durch. Eine Patientengruppe (n = 18) erhielt keine spezifische Schlucktherapie, in der anderen Gruppe (n = 15) wurde als präventive Schlucktherapie eine *Kombination aus thermaltaktiler Stimulation, oraler Stimulation, digitaler Manipulation und Übungen zur Halsbeweglichkeit* durchgeführt. Als signifikante Unterschiede zeigten sich in der Behandlungsgruppe Verbesserungen von oraler sowie oropharyngealer Transitzeit und oropharyngealer Schluckeffektivität. Keine signifikanten Unterschiede bestanden für den prozentualen Anteil an Aspirationen und des geschluckten Volumens (Ib).
- Robbins und Mitarbeiter (2008) schlossen insgesamt 515 Patienten mit neurodegenerativen Erkrankungen in eine Therapiestudie ein (Demenz: n = 260; Morbus Parkinson: n = 154, Demenz + Morbus Parkinson: n = 101). Es wurden drei Therapiestrategien zur Vermeidung von Aspirationspneumonien verglichen: *Chin-tuck-Manöver* (n = 259), Einsatz

von auf *nektarartige Konsistenz ange-dickte Flüssigkeit* (n = 133) und Einsatz von auf *honigartige Konsistenz angedickte Flüssigkeit*. Die kumulative Pneumonie-Inzidenz betrug 11 % innerhalb von drei Monaten und war damit geringer als vor Studienbeginn angenommen. Nach drei Monaten konnte keine Überlegenheit eines der Verfahren im Hinblick auf die Pneumonie-Inzidenz nachgewiesen werden (Ib).

Aus verschiedenen anderen, methodisch guten, aber nicht randomisierten Studien können die im Folgenden aufgeführten Erkenntnisse zur Wirksamkeit schlucktherapeutischer Verfahren bei neurogenen Dysphagien gewonnen werden (Angabe der Evidenzklasse jeweils in Klammern). Studien, die ausschließlich an Patienten mit Dysphagien infolge von HNO-Erkrankungen oder -Operationen durchgeführt wurden, sind hier nicht berücksichtigt:

## I Restituierende Verfahren:

- Eine einmalige *thermale Stimulation der vorderen Gaumenbögen* führte in einer VFSS-Studie bei Patienten mit verschiedenen neurologischen Erkrankungen (n = 25) zu einer verbesserten Triggerung des Schluckreflexes und zu einer Verbesserung der totalen Bolustransitzeit (IIb; Lazzara et al. 1986).
- Ein zusätzlich zur herkömmlichen Schlucktherapie durchgeführtes *Biofeedback-Verfahren mittels Oberflächen-Elektromyografie* führte in einer retrospektiven VFSS-Studie (n = 10) bei Patienten mit chronischen Dysphagien infolge von Hirnstammläsionen (Schlaganfälle und Hirntumoren) zu Verbesserungen der Schluckphysiologie und des Ernährungsstatus (III; Huckabee et al. 1999).

## II Kompensatorische Verfahren:

- *Kräftiges Schlucken* und das *Chin-tuck-Manöver*, aber nicht das *supraglottische Schlucken* reduzierten in einer Videomanometriestudie (n = 8) die Penetrationstiefe in den Larynx sowie pharyngeale Residuen bei Patienten mit zerebrovaskulären Erkrankungen (und HNO-Tumoren; IIa; Bulow et al. 2001).
- Das *Chin-tuck-Manöver* führte bei 50 % der dysphagischen Patienten mit prädeglutitiver Aspiration infolge verschiedener neurologischer Erkrankungen in einer VFSS-Studie (n = 30) zu einem aspirationsfreien Schlucken (IIb; Shanahan et al. 1993)
- Eine *Kopfdrehung zur paretischen Seite* führte bei Patienten mit einseitiger Pharynxparese in einer VFSS-Studie (n = 5) zum Abtransport des Bolus über die gesunde Seite und damit zur Verbesserung der neurogenen Dysphagie (IIb; Logemann et al. 1989).

## III Adaptive Verfahren:

- *Breiige Konsistenzen* reduzierten im Vergleich zu Flüssigkeit bei einseitiger Stimmlippenparese mit Aspiration und/oder Penetration in einer VFSS-Studie (n = 31) die Häufigkeit von Aspirationsereignissen, wohingegen pharyngeale Residuen zunahmen (IIa; Bhattacharyya et al. 2003).
- *Eine Veränderung der Bolusviskosität von flüssig zu nektar- oder puddingartig* verbesserte in einer VFSS-Studie (n = 92) die Schluckeffektivität und -sicherheit (= weniger Penetrationen und Aspirationen) bei nichtprogredienten Hirnerkrankungen sowie neurodegenerativen Erkrankungen (IIa; Clave et al. 2006).
- Eine *geleeartigen Boluskonsistenz* konnte in einer VFSS-Studie von Patienten mit Morbus Parkinson (n = 25) und Patienten mit zerebellärer Ataxie (n = 23), die bei

Flüssigkeit Aspirationen aufwiesen, in fast allen Fällen aspirationsfrei geschluckt werden (IIb; Nagaya et al. 2004).

## IV Kombination verschiedener Verfahren:

- *Saure Nahrungsboli* verbesserten in einer VFSS-Studie die Initiierung des oralen Schluckens bei Patienten mit Schlaganfall (n = 19) und verschiedenen anderen neurologischen Erkrankungen (n = 8). Bei den Schlaganfallpatienten verringerten sich außerdem die pharyngeale Verzögerungs- und die orale Transitzeit, die Schluckeffektivität verbesserte sich, wohingegen bei Patienten mit anderen neurologischen Erkrankungen Aspirationen reduziert werden konnten. In beiden Studiengruppen führte eine Erhöhung der Bolusviskosität zu einer Zunahme von oralen Residuen und der Schluckhäufigkeit sowie zu einer Abnahme der oralen und pharyngealen Transitzeit (IIa; Logemann et al. 1995).
- *Honigartige und nektarartige Konsistenzen* führten in einer großen VFSS-Studie (n = 711), in die Patienten mit Morbus Parkinson (n = 228), Demenz (n = 351) und Morbus Parkinson + Demenz (n = 132) eingeschlossen wurden, zu signifikant weniger Aspirationen als Flüssigkeit in Kombination mit dem Chin-tuck-Manöver. Die Gruppe der Patienten mit Morbus Parkinson profitierte signifikant häufiger als die beiden anderen Patientengruppen, bei etwa der Hälfte aller Patienten war allerdings weder durch Konsistenzveränderungen noch durch Einsatz des Chin-tuck-Manövers eine Verbesserung nachweisbar. Patienten mit schwerster Demenz profitierten am allerwenigsten von den Interventionen (IIa; Logemann et al. 2008).

- Die *funktionelle Dysphagietherapie (FDT)* führte bei 55 % der neurologisch erkrankten Patienten mit Dysphagie (n = 208), die initial eine Sondenernährung benötigten, nach Abschluss der Behandlung zu einer vollständigen oralen Ernährung (III). Die Schluckfunktion wurde mittels VFSS und/oder FEES evaluiert (Prosiegel et al. 2002).
- Die *funktionelle Dysphagietherapie (FDT)* führte bei dysphagischen Patienten mit Tumoren der hinteren Schädelgrube, Kleinhirnblutungen, Wallenberg-Syndrom, Avellis-Syndrom und einseitiger N. vagus-Parese zu einer Verbesserung des Ernährungsstatus (n = 43; III; Prosiegel et al. 2005 b).
- *Eine Kombination aus restituierenden (= direkten) sowie kompensatorischen und adaptiven (= indirekten) Verfahren* verbesserte bei 90 % der Patienten (n = 28), die aufgrund von verschiedenen neurologischen Erkrankungen an einer krikopharyngealen Dysfunktion litten, die anhand von klinischen Parametern bewertete Schluckfunktion (III; Bartolome et al. 1993).
- *Eine Kombination aus restituierenden sowie kompensatorischen und adaptiven Verfahren* verbesserte bei 84 % der Patienten (n = 66), die aufgrund von verschiedenen neurologischen Erkrankungen an einer Dysphagie litten, den Ernährungsstatus sowie die Sicherheit der Ernährung (III; Neumann 1993).
- *Eine Kombination aus restituierenden sowie kompensatorischen Verfahren* ermöglichte bei 67 % der dysphagischen Patienten (n = 58), die an verschiedenen neurologischen Erkrankungen litten und vor Therapiebeginn nicht oral ernährt werden konnten, die Wiedererlangung einer oralen Nahrungsaufnahme (III; Neumann et al. 1995).

**V Fazio-Orale-Trakt-Therapie (F. O. T. T.):**

- Die *fazio-orale Trakt-Therapie* (F. O. T. T.®) nach Kay Coombes führte bei dysphagischen Patienten mit Schädelhirntrauma und intrazerebraler Blutung (n = 10) in der Akutphase zu einer Erhöhung der Schluckfrequenz sowie zu einer Verbesserung der Schluckfähigkeit und des Atemwegsschutzes. Die Schluckfunktion wurde klinisch (Schluckfrequenz) und mittels FEES evaluiert (III; Seidl et al. 2007).

Fasst man die oben skizzierte Studienlage zusammen, können daraus die folgenden Empfehlungen zur allgemeinen (= krankheitsunabhängigen) logopädischen Therapie neurogener Dysphagien abgeleitet werden (Angabe der Empfehlungsstärke jeweils in Klammern):

- Zur Behandlung von Öffnungsstörungen des oberen Ösophagussphinkters sollten Kopfhebeübungen im Liegen (= Shaker-Manöver) angewandt werden (A).
- Zur Behandlung einer verzögerten Schluckreflexauslösung kann die taktil-thermale Stimulation der Gaumenbögen eingesetzt werden (B).
- Die Kopfneigung nach vorne (Chin-tuck-Manöver) kann zur Vermeidung von prädeglutitiven Aspirationen zum Einsatz kommen (B).
- Bei einer einseitigen Pharynxparese kann eine Kopfdrehung zur paretischen Seite hilfreich sein (B).
- Kräftiges Schlucken kann zur Reduktion von pharyngealen Residuen empfohlen werden (B).
- Supraglottisches Schlucken kann zum Schutz vor prä- und intradeglutitiven Aspirationen eingesetzt werden (C).
- Bei Aspiration von Flüssigkeiten können breiige Konsistenzen sowie angedickte Flüssigkeiten verwendet werden, um ein aspirationsfreies Schlucken zu ermöglichen (B).
- Die funktionelle Dysphagietherapie (FDT) kann allgemein zur Behandlung neurogener Dysphagien empfohlen werden (B).
- Die fazio-orale Trakt-Therapie (F. O. T. T.) kann allgemein zur Behandlung neurogener Dysphagien empfohlen werden (C).

Aufgrund von sehr widersprüchlichen Studienergebnissen kann die neuromuskuläre Elektrostimulation (NMES) der Schluckmuskulatur derzeit nicht allgemein als ergänzende Methode zur Behandlung von neurogenen Dysphagien empfohlen werden (vgl. hierzu ► Kap. 6.4.4; Logemann 2007, Prosiegel 2008).

Um geeignete Kombinationen der zur Verfügung stehenden Therapiebausteine auszuwählen, muss der Schlucktherapeut den Pathomechanismus der jeweiligen neurogenen Dysphagieform möglichst genau analysieren. Die alleinige klinische Schluckuntersuchung liefert hierfür oft nur unzureichende Informationen. Deshalb ist eine apparative Dysphagiediagnostik in den meisten Fällen nicht nur aus diagnostischen, sondern ebenso aus therapeutischen Gründen unverzichtbar (Logemann et al. 2008). Die beiden wichtigsten apparativen Methoden zur Erstellung eines Therapieplanes sowie zur Kontrolle der Therapieeffizienz bei Patienten mit neurogener Dysphagie sind nach den Leitlinien der Deutschen Gesellschaft für Neurologie VFSS und FEES (Prosiegel 2008). Beide Verfahren sind sehr gut geeignet, die Effektivität der unterschiedlichen schlucktherapeutischen Interventionen direkt zu überprüfen. Die FEES kann darüber hinaus dazu dienen, Biofeedback-Verfahren in den Therapieablauf mit einzubeziehen. Der Patient kann während der FEES durch direkte Betrachtung seines eigenen Schluckaktes ein Verständnis für die Art der Schluckstörung sowie die gewählte Therapieform erlangen. Darüber hinaus können die eingesetzten Me-thoden mit dem Patienten direkt am Bildschirm trainiert werden (Langmore 2001). In einer Studie an Patienten mit Dysphagien infolge von HNO-Tumoren wurde gezeigt, dass eine zusätzliche Biofeedback-Therapie mittels FEES zu einer effektiveren Reduktion von Aspirationen und Residuen führen kann (III; Denk et al. 1997).

> Für die Auswahl geeigneter logopädischer Therapiebausteine sind die Berücksichtigung der ursächlichen neurologischen Erkrankung sowie das jeweilige Störungsmuster der neurogenen Dysphagieform essenziell. Zur adäquaten Analyse des Störungsmusters sowie zur Therapiekontrolle sind in den allermeisten Fällen FEES und/oder VFSS unverzichtbar.

## 6.2.2 Medikamentöse Therapie

Bei den Pharmakotherapien neurogener Dysphagien können krankheitsspezifische medikamentöse Behandlungsstrategien von allgemein-medikamentösen Behandlungs-strategien unterschieden werden.

*(1) Krankheitsspezifische medikamentöse Behandlungsstrategien* kommen zum Einsatz, wenn die neurogene Dysphagie als Symptom einer bestimmten neurologischen Erkrankung auf die jeweilige spezifische Pharmakotherapie dieses Krankheitsbildes anspricht. Beispiele hierfür sind die Behandlung der myasthenen Dysphagie mit Acetylcholinesterase-Inhibitoren, die Behandlung der polymyositisbedingten Dysphagie mit Kortikosteroiden und die Behandlung der parkinsonbedingten Dysphagie mit einer dopaminergen Medikation (▶ **Kap. 6.3**).

*(2) Allgemein-medikamentöse Behandlungsstrategien* können dagegen prinzipiell bei allen neurogenen Dysphagieformen zum Einsatz kommen, da sie eine unspezifische Wirkung auf die Schluckfunktion haben, unabhängig von der Pathophysiologie der zugrunde liegenden neurologischen Erkrankung. Folgende Medikamente gehören potenziell in diese Gruppe:

- *Amantadin:* Prophylaxe von Aspirationspneumonien durch ungeklärten Wirkmechanismus, Wirksamkeitsnachweis bislang nur für Schlaganfallpatienten. In den aktuellen DGN-Leitlinien wird Amantadin bei akuten Schlaganfallpatienten mit Dysphagie und erhöhtem Risiko für eine Aspirationspneumonie empfohlen (▶ **Kap. 6.3.1**; Prosiegel 2008).
- *Levodopa:* Verkürzung der Latenz bis zur Schluckreflextriggerung, Wirksamkeitnachweis für ältere Patienten (mittleres Alter 78 Jahre) mit lakunären Basalganglieninfarkten und anamnestischer Aspirationspneumonie in einer randomisierten, doppelblinden kontrollierten Studie mit Cross-over-Design (Ib; Kobayashi et al. 1996). Ob durch die Gabe von Levodopa auch eine Reduktion von Aspirationspneumonien erzielt werden kann, wurde in dieser Studie nicht untersucht (▶ **Kap. 6.3.1**).
- *Hemmstoffe des Angiotensin-Converting-Enzym (ACE-Hemmer):* Förderung von protektivem Husten/Schlucken und Prophylaxe von Aspirationspneumonien durch Hemmung des Abbaus von Substanz P (Substanz P stimuliert den Husten- und Schluckreflex), Wirksamkeitsnach-

weis bislang nur für asiatische Schlaganfallpatienten (▶ Kap. 6.3.1).

- *Capsaicin (= Inhaltsstoff von Chili):* Förderung von protektivem Husten/Schlucken und Prophylaxe von Aspirationspneumonien durch Hemmung des Abbaus von Substanz P: In einer randomisierten placebokontrollierten Studie zeigte sich bei älteren Patienten (mittleres Alter 81,9 Jahre), die über vier Wochen vor jeder Mahlzeit Capsaicin erhielten, im Vergleich zu einer altersgematchten Kontrollgruppe eine signifikante Verbesserung der Schluckreflextriggerung sowie des Hustenreflexes (Ib). Ob durch Capsaiacin auch die Rate von Aspirationspneumonien verringert werden kann, wurde in dieser Studie nicht untersucht (Ebihara et al. 2005).
- *Botulinumtoxin:* Injektionen von Botulinumtoxin in die Muskulatur führen zu einer Hemmung der Acetylcholinausschüttung an der motorischen Endplatte und dadurch zu einer Relaxation bzw. Lähmung der Muskulatur. Bei neurogenen Dysphagien, die mit primären Öffnungsstörungen des oberen Ösophagussphinkters (= gestörte Relaxation) einhergehen, kann versucht werden, mithilfe von Botulinumtoxin-Injektionen in den M. cricopharyngeus eine Erschlaffung und damit bessere Öffnung des oberen Ösophagus zu erzielen. Die Botulinumtoxin-Injektionen erfolgen entweder von außen (= transkutan) mit/ohne Elektromyografie-Kontrolle oder von innen unter Sicht durch einen endoskopischen Eingriff in Vollnarkose. Die Wirkung setzt nach 5 – 10 Tagen ein und hält für etwa drei Monate an. Als Nebenwirkung kann es zu einer Verschlechterung der Dysphagie kommen, außerdem können Stimmbandparesen auftreten. Zur Wirksamkeit sind einige Einzelfallberichte und Fallserien für verschiedene neurologische Erkrankungen publiziert: Morbus Parkinson, Multiple Sklerose, Tetanus und okulopharyngeale Muskeldystrophie (▶ Kap. 6.3). Randomisierte kontrollierte Studien existieren bislang nicht. Die Leitlinien der Deutschen Gesellschaft für Neurologie (DGN) empfehlen daher die Anwendung von Botulinumtoxin-Injektionen zur Behandlung einer Dysfunktion des oberen Ösophagussphinkters aufgrund der unzureichenden Studienlage nur als Ultima Ratio, wenn eine ausreichend lange durchgeführte logopädische Schlucktherapie erfolglos war und eine chirurgische Therapie (s. u.) nicht möglich ist (Prosiegel 2008). Botulinumtoxin-Injektionen in die Schluckmuskulatur sollten nur durch darin erfahrene Ärzte erfolgen. In jedem Fall sollen die Injektionen von einer logopädischen Schlucktherapie zur besseren Öffnung des oberen Ösophagussphinkters begleitet werden. Botulinumtoxin-Injektionen in den M. cricopharyngeus können außerdem vor einer krikopharyngealen Myotomie eingesetzten werden, um die mögliche Wirksamkeit dieses operativen Eingriffs zu testen (Blitzer et al. 1997).

Folgende Empfehlungen können zur allgemeinen medikamentösen Therapie neurogener Dysphagien anhand der aktuellen Studienlage gegeben werden:

- Amantadin, Levodopa, ACE-Hemmer und Capsaicin haben möglicherweise das Potenzial, bei Patienten mit neurogenen Dysphagien die Häufigkeit von Aspirationspneumonien zu reduzieren. Eine allgemeine Empfehlung zum Einsatz dieser Wirkstoffe in der Behandlung neurogener Dysphagien kann derzeit allerdings nicht gegeben werden. Einzig bei akuten Schlaganfallpatienten mit Dysphagie und Gefahr der Entwicklung einer Aspirationspneumonie kann Amantadin empfohlen werden (B).

- Botulinumtoxin-Injektionen in den oberen Ösophagussphinkter sollten zur Behandlung einer krikopharyngealen Dysfunktion nur als Ultima Ratio eingesetzt werden, wenn eine logopädische Schlucktherapie erfolglos war und eine Myotomie des oberen Ösophagussphinkters nicht möglich ist (C).
- Botulinumtoxin-Injektionen in den oberen Ösophagussphinkter können möglicherweise zur Indikationsprüfung vor einer irreversiblen krikopharyngealen Myotomie eingesetzt werden (C).
- Jede medikamentöse Therapie neurogener Dysphagien muss ausreichend lange von einer logopädischen Schlucktherapie begleitet werden, um einen optimalen Therapieeffekt zu erzielen (A).

Zuletzt stehen auch *für verschiedene mit dem Schluckakt assoziierte Symptome* medikamentöse Therapieoptionen zur Verfügung:

- *Hypersalivation bzw. Sialorrhoe (erhöhter Speichelfluss):* Die Sialorrhoe ist bei neurologischen Erkrankungen häufig Folge einer verminderten Spontanschluckfrequenz und/oder neurogenen Dysphagie. Darüber hinaus können in der Neurologie eingesetzte Medikamente eine Hypersalivation verursachen, z.B. Pyridostigmin (Hemmung der Acetylcholinesterease) oder Clozapin (atypisches Neuroleptikum). Zur Pharmakotherapie der Hypersalivation kommen in Betracht: *Amitriptylin* (Antidepressivum mit anticholinerger Wirkkomponente), transdermales *Scopolamin-Pflaster* (Anticholinergikum, Wirkdauer: 72 h), *Botulinumtoxin-Injektionen* in die Speicheldrüsen (Glandula parotis und ggf. Glandula submandibularis, Wirkeintritt nach 2–3 Tagen, Wirkdauer: 2–6 Monate).
- *Xerostomie (Mundtrockenheit):* Eine Mundtrockenheit, die sich oft von der Mundhöhle bis in Pharynx und Ösophagus ausbreitet, kann den Bolustransport beeinträchtigen und zu Retentionen entlang des Schlucktraktes führen. Eine Xerostomie kann als Nebenwirkung von

Medikamenten auftreten, z.B. bei Einnahme von Anticholinergika wie Biperiden oder von Antidepressiva mit anticholinerger Wirkkomponente, sowie durch (vorwiegend internistisch-autoimmunologische) Erkrankungen, wie insbesondere das Sjögren-Syndrom (sog. Sicca-Symptomatik) oder die Sklerodermie, hervorgerufen werden. Zur medikamentösen Therapie kann das direkte Parasympathomimetikum *Pilocarpin* eingesetzt werden. Neurologische Erkrankungen sind üblicherweise nicht primäre Ursache einer Xerostomie (Ney et al. 2009).
- *Singultus (Schluckauf):* Chronischer Singultus kommt als idiopathische oder symptomatische Form (z.B. durch Hirnstammläsionen) vor. Er kann mit einer Dreierkombination aus *Domperidon, Protonenpumpenhemmer und Baclofen* erfolgreich behandelt werden (IIb; Petroianu et al. 1997), *Gabapentin* kann in baclofenresistenten Fällen entweder als Ersatz für Baclofen oder als Add-on-Therapie wirksam sein (III; Petroianu et al. 2000). Eine Blockade des N. phrenicus mit einem Lokalanästetikum kann dagegen nicht empfohlen werden (Petroianu 1998). Die Studien zur Behandlung des chronischen Singultus wurden an Patienten mit der idiopathischen Form durchgeführt, dennoch sollten nach den Leitlinien der Deutschen Gesellschaft für

Neurologie (DGN) aufgrund der guten Wirksamkeit die gleichen medikamentösen Therapiestrategien auch bei der symptomatischen Form eingesetzt werden (Prosiegel 2008).

- *Refluxkrankheit:* Ein gastroösophagealer Reflux kann eine bestehende Schluckstörung verschlechtern und sollte deshalb bei Patienten mit neurogener Dysphagie mit einem Protonenpumpenhemmer behandelt werden. Eine Refluxkrankheit kann aber auch alleiniger Grund für eine Schluckstörung sein und stellt damit in manchen Fällen eine internistische Differenzialdiagnose zur neurogenen Dysphagie dar. Neben dem klassischen gastroösophagealen Reflux kann auch ein *laryngopharyngealer Reflux* vorkommen. Dieser kann angenommen werden, wenn in der FEES Zeichen einer »posterioren Laryngitis« gefunden werden (Rötung und Ödem der Schleimhaut an den Aryknorpeln; Ford 2005). Patienten mit einer Dysphagie, bei denen ein laryngopharyngealer Reflux als Ursache angenommen wurde, wiesen in der FEESST eine laryngopharyngeale Sensibilitätsstörung (sog. »hintere Interarytenoid-Neuropathie«) auf (Aviv et al. 2000, Botoman 2002). Patienten, bei denen neurologischerseits ein laryngopharyngealer Reflux vermutet wird, sollten bei einem HNO-Arzt sowie einem Gastroenterologen vorgestellt werden (Ford 2005).

## 6.2.3 Chirurgische Therapie

Als wesentliches chirurgisches Verfahren zur Therapie der neurogenen Dysphagie steht für primäre Öffnungsstörungen des oberen Ösophagussphinkters (= gestörte Sphinkter-Relaxation) die *krikopharyngeale Myotomie* zur Verfügung. Dabei werden die den oberen Ösophagussphinkter bildenden Muskeln (M. cricopharyngeus, unterer M.

constrictor pharyngis inferior sowie obere quergestreifte Muskulatur des Ösophagus) über einen anterior-lateralen Zugangsweg in Längsrichtung (Schnittlänge etwa 5 cm) durchtrennt. Die Mortalität des Eingriffs wird in der Literatur mit ca. 1 % angegeben, die Komplikationsrate beträgt etwa 6 %. Die wichtigsten, aber seltenen Komplikationen sind Rekurrensparese und pharyngeale/ösophageale Fistelbildung. Bei vorbestehender einseitiger N. laryngeus-recurrens-Parese muss der Eingriff immer auf der paretischen Seite durchgeführt werden, um eine beidseitige Rekurrensparese zu vermeiden (Kelly 2000, Prosiegel 2008).

Bislang fehlen randomisierte kontrollierte Studien zur krikopharyngealen Myotomie bei neurogenen Dysphagien, die durch primäre Öffnungsstörungen des oberen Ösophagussphinkters gekennzeichnet sind. Es sind bislang lediglich nicht kontrollierte Fallserien publiziert, die einen positiven Effekt bei 60 – 80 % der operierten Patienten möglich erscheinen lassen. Der tatsächliche Nutzen wird aber wohl aufgrund der in diesen Fallserien sehr unterschiedlichen Indikationen, Outcome-Parameter und Follow-up-Zeiträume sowie der wahrscheinlich seltener publizierten nicht erfolgreichen Operationen kontrovers diskutiert (Singh et al. 2005). Nach den Leitlinien der Deutschen Gesellschaft für Neurologie müssen die folgenden Kriterien erfüllt sein, um bei einer Öffnungsstörung des oberen Ösophagussphinkters die Indikation für eine krikopharyngeale Myotomie zu stellen (Prosiegel 2008, S. 913):

> I) Erfolglose und ausreichend lange (ca. 1 Jahr) durchgeführte funktionelle Schlucktherapie (vor allem Shaker-Übung bzw. Mendelsohn-Manöver und/oder Masako-Übung)
> II) Videomanometrischer Nachweis einer Öffnungs- und Relaxationsstörung des oberen Ösophagussphinkters

175

III) Mittels VFSS nachgewiesene suffiziente Hyoid-Larynx-Elevation
IV) Kein therapierefraktärer Reflux

Zusammenfassend ist die Indikationsstellung zur krikopharyngealen Myotomie schwierig und erfolgt in der Klinik der Autoren erst nach ausführlicher stationärer Evaluation mittels FEES, VFSS, Manometrie, gastroenterologischem und chirurgischem Konsil. Insbesondere Patienten mit Einschlusskörperchenmyositis zeigen nach den publizierten Fallserien ein besonders gutes Ansprechen auf die krikopharyngeale Myotomie (▶ **Kap. 6. 3. 12**; Oh et al. 2007, Oh et al. 2008).

*Ballondilatationen des oberen Ösophagussphinkters* als Alternative zur krikopharyngealen Myotomie werden aufgrund der unzureichenden Datenlage von den Leitlinien der Deutschen Gesellschaft für Neurologie derzeit nicht empfohlen (Prosiegel 2008).

- Die krikopharyngeale Myotomie kann zur Behandlung von primären Öffnungsstörungen bei strenger Indikationsstellung unter Berücksichtigung der oben genannten Kriterien empfohlen werden (C).
- Bei vorbestehender einseitiger N.-laryngeus-recurrens-Parese sollte die krikopharyngeale Myotomie immer auf der paretischen Seite durchgeführt werden, um eine beidseitige Rekurrensparese zu vermeiden (B).

## 6.3 Spezielle Therapie

In diesem Abschnitt werden krankheitsspezifische Therapien neurogener Dysphagien vorgestellt. Hierzu liegen bisher nur wenige klinische Daten vor, sodass evidenzbasierte Empfehlungen oft nicht möglich sind. Eine wesentliche Aufgabe der zukünftigen klinischen Forschung zu neurogenen Dysphagien ist deshalb, die Wirksamkeit der verschiedenen schlucktherapeutischen Verfahren für die einzelnen neurologischen Krankheitsbilder in randomisierten, kontrollierten Studien zu untersuchen. In diesem Abschnitt werden nur solche neurologische Erkrankungen aufgeführt, für die entweder methodisch gute Studien oder Übersichtsarbeiten zur spezifischen Therapie der jeweiligen neurogenen Dysphagie vorliegen.

### 6.3.1 Schlaganfall

**Medikamentöse Therapie**

*Dopaminerge Substanzen:* Dopamin ist einer der wichtigsten Neurotransmitter des menschlichen ZNS und spielt u. a. im nigrostriatalen (extrapyramidal-motorischen) System eine bedeutende Rolle. Eine Beeinträchtigung des Dopaminmetabolismus als Folge neurodegenerativer Erkrankungen, wie dem Morbus Parkinson oder auch in den Basalganglien lokalisierter Hirninfarkte, kann zu einer Störung des Schluckaktes führen. Ein transgenes Maus-Modell, das durch ein Fehlen der D1-Rezeptoren charakterisiert ist, zeigt neben Bewegungsstörungen typischerweise eine Beeinträchtigung der Nahrungsaufnahme (Xu et al. 1994).

- In einer randomisierten kontrollierten, doppelblinden Cross-over-Studie an 27 dysphagischen, chronischen Schlaganfallpatienten, die zuvor eine Pneumonie durchgemacht hatten, und 20 Kontrollprobanden untersuchten Kobayashi und Mitarbeiter (1996) Levodopa hinsichtlich der Wirkung auf den Schluckreflex. In der Gruppe der Pneumonie-Patienten führte die Gabe von Levodopa zu einer rascheren Schluckreflextriggerung, während in der Kontrollgruppe keine levodopaabhängigen Effekte zu beobachten waren (Ib).

- In einer prospektiven, randomisierten kontrollierten Studie untersuchten die Autoren an einem Kollektiv asiatischer Patienten mit chronischem Schlaganfall den Einfluss von Cabergolin (0,25 mg/d, n = 13) und Amantadin (50 mg/d, n = 14) oder Placebo (n = 12) auf die Häufigkeit stiller nächtlicher Aspirationen (Arai et al. 2003). Nach einer 12-wöchigen Therapiephase konnte die Aspirationshäufigkeit in beiden Therapiegruppen gegenüber Placebo signifikant gesenkt werden (Cabergolin: von 100 % auf 23,1 %, Amantadin: von 100 % auf 28,6 %, Placebo: von 100 % auf 91,7 %; Ib).

- Nakagawa und Mitarbeiter (1999) behandelten 163 chronische, asiatische Schlaganfallpatienten im Rahmen eines randomisierten kontrollierten Studiendesigns entweder mit 100 mg Amantadin (n = 83) oder Placebo (n = 80). Der primäre Endpunkt der Studie war eine neu aufgetretene Pneumonie, die Beobachtungszeit betrug drei Jahre. Der primäre Endpunkt wurde von 28 % der Placebogruppe und von 6 % der Behandlungsgruppe erreicht, dieser Unterschied war signifikant (Ib).

Auch wenn die vorgestellten Studien den Einsatz von Dopaminergika bei dysphagischen Schlaganfallpatienten als prinzipiell sinnvoll erscheinen lassen, ist einschränkend zu berücksichtigen, dass nur in einer der zitierten Studien ein klinisch relevanter Endpunkt (= neu aufgetretene Pneumonien) gewählt wurde. Darüber hinaus wurden die Ergebnisse jeweils in sehr knapper Form berichtet, was eine Abschätzung möglicher Nebenwirkungen erschwert. Größere Studien sind erforderlich, um die klinische Bedeutung dieses medikamentösen Therapieansatzes zuverlässig beurteilen zu können. Die aktuellen Leitlinien der DGN empfehlen allerdings bereits heute die Gabe von Amantadin bei akuten Schlaganfallpatienten mit Dysphagie und Gefahr der Entwicklung einer Aspirationspneumonie (B).

*Capsaicin:* Capsaicin ist ein starker Stimulus sensorischer Nerven und führt im Tierversuch über die Freisetzung von Substanz P zu einer Verstärkung des Husten- und Schluckreflexes (Bergren 1988).

- In einer ersten Studie wurde die Schluckreflexlatenz mithilfe des Schluckprovokationstests evaluiert und als primärer Endpunkt gewählt (Ebihara et al. 1993). Sowohl die Patientengruppe (n = 20, chronischer Schlaganfall oder vaskuläre Demenz) als auch die altersangepasste gesunde Kontrollgruppe wurden mit Wasser, das unterschiedliche Capsaicinkonzentrationen aufwies ($10^{-12}$ bis $10^{-9}$ mmol/l), in einem placebokontrollierten Design exponiert. Als Ergebnis fand sich eine dosisabhängige Verbesserung der pathologischen Schluckreflexlatenz in der Patientengruppe (Ib).

- Eine zweite Studie untersuchte den Einfluss einer längerfristigen Gabe von Capsaicin auf die Schluckreflexlatenz (Ebihara et al. 2005). Vierundsechzig ältere Patienten mit demenziellen Erkrankungen oder/und chronischem Schlaganfall erhielten über vier Wochen vor jeder Mahlzeit entweder eine Capsaicin-Tablette (1,5 µg) oder Placebo. Als Hauptergebnis der Studie wurden eine signifikante Verkürzung der Schluckreflexlatenz und eine Reduktion der Hustenschwelle in der Therapiegruppe gegenüber Placebo gefunden (Ib).

> Capsaicin scheint ein risikoarmer Ansatz zur Stimulation des Husten- und Schluckreflexes zu sein. Einschränkend ist anzumerken, dass bisher keine Studien mit relevanten klinischen Endpunkten, insbesondere Pneumoniehäufigkeit, vorliegen, sodass weitere Untersuchungen mit unterschiedlichen Patientenkollektiven erforderlich sind.

*ACE-Hemmer:* ACE-Hemmer werden heute als Standardtherapie zur Behandlung der arteriellen Hypertonie und der Herzinsuffizienz eingesetzt. Ihr Wirkmechanismus besteht in einer Hemmung der Konversion von Angiotensin I zu Angiotensin II. Zusätzlich vermindern ACE-Hemmer den Abbau von Bradykinin und Substanz P. Da Substanz P im Tierversuch zu einer leichteren Auslösbarkeit sowohl des Husten- als auch des Schluckreflexes führt, ist durch die Gabe von ACE-Hemmern grundsätzlich eine Stärkung der protektiven Reflexe denkbar.

- Nakayama und Mitarbeiter (1998) untersuchten an 22 älteren Patienten, die in der Vorgeschichte mindestens einmal an einer Aspirationspneumonie erkrankt waren, den Einfluss einer ACE-Hemmer-Therapie auf die Schluckreflexlatenz. In einem placebokontrollierten Cross-over-Design fanden die Autoren eine signifikante Verkürzung der Schluckreflextriggerung unter ACE-Hemmer-Therapie gegenüber Placebo (2,7 vs. 6,3 s), während sich bei den ebenfalls in die Studie eingeschlossenen Kontrollprobanden keine therapieabhängigen Änderungen dieses Parameters fanden (Ib).

- Eine zweite Studie wählte die spontane, von der Nahrungsaufnahme unabhängige Schluckfrequenz als Zielparameter (He et al. 2004). In einer Gruppe älterer Patienten mit einer zuvor durchgemachten Aspirationspneumonie (n = 22) war die Schluckfrequenz signifikant niedriger als in einer altersgematchten Kontrollgruppe (5,3/h vs. 18,3/h). Eine Subgruppe der Pneumonie-Patienten wurde anschließend über zwei Wochen mit einem ACE-Hemmer behandelt. Im Anschluss fand sich eine signifikante Zunahme der spontanen Schluckfrequenz (13,7/h; IIb).

- In einer prospektiven Beobachtungsstudie wurde der Einfluss einer ACE-Hemmer-Therapie auf stille nächtliche Aspirationen in einem Kollektiv von Schlaganfallpatienten (n = 16) untersucht (Arai et al. 1998). Bei zehn der 16 Patienten wurde eine Besserung des Aspirationsstatus gesehen, was bei acht Patienten auch mit einem Anstieg des Substanz-P-Spiegels verknüpft war. Auf der anderen Seite fand sich bei drei der sechs Patienten ohne Besserung der nächtlichen Aspiration ebenfalls ein Anstieg des Substanz-P-Spiegels (IIb).

- Eine weitere Studie widmete sich ebenfalls dem Zusammenhang zwischen ACE-Hemmer-Therapie und Substanz-P-Spiegel. Arai und Mitarbeiter (2003) behandelten 60 chronische Schlaganfallpatienten mit nachgewiesener nächtlicher Aspiration in einer randomisierten Studie entweder mit einem ACE-Hemmer oder Placebo. In der Behandlungsgruppe wurde gegenüber den Kontrollprobanden eine signifikante Reduktion des Anteils aspirierender Patienten gefunden (73,8 % gegenüber 8,3 %). Substanz-P-Spiegel stiegen unter ACE-Hemmer-Therapie signifikant an und unterschieden sich zwischen den Patienten, bei denen eine Besserung des Aspirationsstatus zu beobachten war, und denen ohne klinischen Effekt dieser Behandlung. Die Kontrollgruppe zeigte keine Änderung der Substanz-P-Spiegel (Ib).

- Die mit Abstand größte Studie zu diesem Thema wurde von Ohkubo und Mitarbeitern (2004) durchgeführt. Im Anschluss an die Sekundärpräventionsstudie PRO-GRESS, die den Einfluss einer Therapie mit dem ACE-Hemmer Perindopril auf die Häufigkeit von Schlaganfallrezidiven untersuchte, verglichen die Autoren die Pneumonierate in der Verum- (n = 3051) und der Placebogruppe (n = 3054) über ein medianes Follow-up von 3,9 Jahren. Die Behandlung mit dem ACE-Hemmer zeigte gegenüber Placebo für die gesamte Studienpopulation eine nicht signifikante relative Risikoreduktion von 19 % (117 vs. 144 Pneumonien, p = 0,09). Allerdings fand sich in der Subgruppe der asiatischen Studienteilnehmer (n = 2352) eine mit der ACE-Hemmer-Therapie assoziierte signifikante Senkung der Pneumonierate um 47 % (Ib).

- Darüber hinaus haben fünf nichtrandomisierte, asiatische Studien ebenfalls eine signifikante Reduktion der Pneumoniehäufigkeit bei Patienten unter ACE-Hemmer-Therapie gefunden (IIa; Arai et al. 1998, Sekizawa et al. 1998, Okaishi et al. 1999, Arai et al. 2005, Harada et al. 2006).

> Zahlreiche kleine Pilotstudien und mehrere größere, nichtrandomisierte Studien lassen vermuten, dass ACE-Hemmer neben ihrer blutdrucksenkenden Wirkung auch protektive Reflexe stärken und so das Pneumonierisiko gefährdeter Patienten verringern können. Leider konnten diese Befunde in der bisher einzigen kontrollierten randomisierten Studie zu diesem Thema nicht bestätigt werden, zudem fand sich ein unterschiedliches Ansprechen asiatisch- und kaukasischstämmiger Patienten. Zukünftige Studien sollten sich insbesondere mit der unterschiedlichen Wirkung der ACE-Hemmer in verschiedenen ethnischen Gruppen beschäftigen.

*Orale Dekontamination:* Als eine Hauptursache von Pneumonien wurde bei Schlaganfallpatienten die Aspiration von bakteriell kontaminiertem Speichel identifiziert. Während die physiologische Mundflora vor allem aus fakultativ pathogenen, grampositiven Keimen wie alpha-hämolysierenden Streptokokken besteht, finden sich bei Schlaganfall- und anderen kritisch kranken Patienten gehäuft gramnegative Keime, z. B. E. coli, Klebsiellen, Proteus oder Enterobacter (Millns et al. 2003). Zur Vorbeugung endogener Infektionen wird in der Intensivmedizin seit vielen Jahren die selektive orale und gastrointestinale Dekontamination als eine therapeutische Option diskutiert und in vielen Zentren eingesetzt (Silvestri et al. 2007).

- Gosney und Mitarbeiter (2006) untersuchten in einer oligozentrischen randomisierten, placebokontrollierten Studie den Einfluss einer selektiven oralen Dekontamination bei akuten Schlaganfallpatienten auf Morbidität und Mortalität. Die Patienten wurden für mindestens zwei Wochen 4-mal täglich mit 500 mg Orabase-Gel (n = 103), bestehend aus 2 % w/v Colistin, 2 % w/v Polymyxin E und 2 % w/v Amphotericin B, oder Placebo (n = 100) intraoral behandelt. Die Therapie führte gegenüber Placebo zu einer Reduktion oraler gramnegativer Keime. Die Pneumonierate war in der Studie mit 4 % niedrig, dennoch fand sich ein signifikanter Unterschied zwischen den Gruppen (Verum 1 %, Placebo 7 %, p < 0,05). Die Mortalität blieb von der Behandlung unbeeinflusst und lag bei ca. 10 % innerhalb der ersten drei Monate nach Schlaganfall (Ib).

> Die Ergebnisse dieser Studie sind als ein erster Anhaltspunkt für die Wirksamkeit der oralen Dekontamination beim akuten Schlaganfall zu interpretieren. Neben der Rekrutierung einer größeren Patientenzahl sollten sich Folgestudien vor allem auf das Kollektiv der dysphagischen Schlaganfallpatienten konzentrieren, da hier am ehesten Outcome-relevante Therapieeffekte zu erwarten sind.

## Hirnstimulation zur Schlucktherapie

Verschiedene Verfahren der Hirnstimulation haben in den letzten Jahren einen methodischen Entwicklungsstand erreicht, der ihre Anwendung im klinischen Kontext zunehmend denkbar erscheinen lässt (▶ **Kap. 6.4**). Gow und Mitarbeiter (2004) zeigten, dass die repetitive transkranielle Magnetstimulation (rTMS) bei Gesunden zu einer Zunahme der Exzitabilität des pharyngealen Motorkortex führt. Ein vergleichbarer Effekt konnte für die transkranielle Gleichstromstimulation (tDCS, transcranial Direct Current Stimulation) nachgewiesen werden (Jefferson et al. 2009). Zudem ist seit längerem bekannt, dass die pharyngeale Elektrostimulation zu einer Vergrößerung der motorischen Repräsentation der Pharynxmuskulatur führt (Hamdy et al. 1998).

- Khedr und Mitarbeiter (2009) untersuchten in einer randomisierten, placebokontrollierten Studie den Effekt einer fünftägigen rTMS-Behandlung bei 26 (14 Verum, 12 Sham-Stimulation) Patienten mit einem Hirninfarkt im Versorgungsgebiet der A. cerebri media. Im Vergleich zur Sham-Gruppe führte die Magnetstimulation der vom Schlaganfall betroffenen Hemisphäre zu einer signifikanten Verbesserung eines klinischen Dysphagiescores, die auch zwei Monate später noch nachweisbar war (Ib).

- In einer zweite Studie der gleichen Arbeitsgruppe wurde rTMS in einem placebokontrollierten Design bei 22 Patienten mit Hirnstamminfarkt angewendet (Khedr et al. 2010). Die fünftägige bilaterale Stimulation bewirkte gegenüber der Sham-Bedingung eine signifikante, für den Beobachtungszeitraum von zwei Monaten anhaltende Verbesserung des klinisch beurteilten Dysphagieschweregrads (Ib).

- Kumar und Mitarbeiter (2011) schlossen 14 Patienten mit supratentoriellem Hirninfarkt in eine placebokontrollierte Studie ein. Die Patienten wurden über fünf Tage entweder einer tDCS oder einer Sham-Stimulation über der gesunden Hemisphäre zugeführt. Unmittelbar nach der letzten Stimulation zeigte die Verum gegenüber der Sham-Gruppe eine signifikante Verbesserung des klinisch ermittelten Dysphagieschweregrads (Ib).

- Die Arbeitsgruppe um Shaheen Hamdy schloss 28 Patienten mit supratentoriellem Hirninfarkt in eine randomisierte, kontrollierte Studie ein, die den Effekt einer fünftägigen pharyngealen Elektrostimulation untersuchte (Jayasekeran et al. 2010). Der Schweregrad der Dysphagie wurde vor Stimulationsbeginn sowie 14 Tage nach Studienende sowohl klinisch als auch videofluoroskopisch bestimmt. Während Patienten der Interventionsgruppe eine signifikante Verbesserung der Dysphagie zeigten, blieb die Schwere der Schluckstörung in der Kontrollgruppe unbeeinflusst. Die Krankenhausverweildauer der stimulierten Patienten war signifikant kürzer als die der Sham-Gruppe (Ib).

Für alle drei der vorgestellten Stimulationsverfahren liegen positive Ergebnisse aus randomisierten kontrollierten Studien vor. Allerdings sind die eingeschlossenen Patientenzahlen für eine abschließende Bewertung zu gering. Neben der Rekrutierung größerer Patientenzahlen ist für zukünftige Studien auch ein konsequentes, instrumentelles Dysphagie-Assessment zur Beurteilung des Interventionseffekts wünschenswert.

## Logopädische Schlucktherapie

Die logopädische Therapie stellt den ältesten und in der Praxis am häufigsten anzutreffenden Ansatz zur Behandlung der schlaganfallbedingten Dysphagie dar. In diesem Abschnitt wird in Anlehnung an den Review von Speyer und Mitarbeitern (2010) und ergänzt um die bis Januar 2012 publizierten Artikel die aktuelle Studienlage dargestellt.

### I Adaptive Verfahren

- Logemann und Mitarbeiter (1995) untersuchten an einem kleinen Kollektiv dysphagischer Schlaganfallpatienten (n = 19) den Einfluss eines *sauren Bolus* auf verschiedene Charakteristika des Schluckaktes. Mithilfe der VFSS konnte eine signifikante Beschleunigung der oralen Phase sowie eine Verkürzung der Schluckreflextriggerung unter Anwendung des sauren gegenüber dem normalen Bolus nachgewiesen werden (IIa).
- In einer methodisch anders gelagerten Studie fanden Hamdy und Mitarbeiter (2003) in einer kleinen Gruppe dysphagischer Schlaganfallpatienten (n = 12), dass gekühlte und saure Schluckboli zu einer Verkleinerung des Schluckvolu-

mens und einer Verlangsamung des Schluckens führen (IIa). Die Autoren nutzten den sog. Timed-Test of Swallowing nach Hughes und Wiles, bei dem die Probanden aufgefordert werden, eine prädefinierte Flüssigkeitsmenge so schnell und sicher wie möglich zu trinken (Hughes et al. 1996).

### II Neuromuskuläre elektrische Stimulation

- In einer kleinen oligozentrischen, randomisierten Studie wurde der Effekt der neuromuskulären Elektrostimulation (NMES) mittels VitalStim® (s. o.) untersucht (Bulow et al. 2008). 25 Schlaganfallpatienten erhielten über drei Wochen täglich entweder eine 60-minütige neuromuskuläre Stimulation oder eine traditionelle Dysphagietherapie. Am Studienende fand sich kein Unterschied zwischen beiden Modalitäten hinsichtlich verschiedener klinischer und videofluoroskopischer Parameter (Ib).
- In einem randomisierten Studiendesign evaluierten Permsirivanich und Mitarbeiter (2009) die NMES gegenüber einer klinischen Dysphagietherapie bei 23 Schlaganfallpatienten. Nach durchschnittlich 18 Therapieeinheiten in einem Zeitraum von 2 – 4 Wochen zeigten beide Gruppen eine klinisch relevante Verbesserung der Schluckfunktion, die bei den mit NMES behandelten Patienten signifikant ausgeprägter war (Ib).
- Xia und Mitarbeiter (2011) randomisierten 120 dysphagische Schlaganfallpatienten in drei verschiedene Therapiegruppen. Diese umfassten zum einen eine konventionelle Dysphagietherapie, die je nach Bedarf adaptive, kompensatorische und restituierende Elemente aufwies, zum zweiten eine alleinige Behandlung mit NMES mittels VitalStim® und zum dritten eine Kombinationstherapie aus

konventioneller Therapie und NMES. Die Behandlung wurde über vier Wochen fünfmal pro Woche zweimal täglich für 30 Minuten durchgeführt. Im Anschluss zeigten alle drei Behandlungsgruppen Verbesserungen klinscher und videofluoroskopischer Parameter gegenüber dem Ausgangszustand, allerdings fielen diese in der Gruppe, die die Kombinationstherapie erhielt, signifikant größer aus als in den beiden Monotherapiegruppen (Ib).

## III Gaumenbogenstimulation

- Bereits vor über 20 Jahren untersuchten Rosenbek und Mitarbeiter (1991) die thermal-taktile Stimulation an einem kleinen Kollektiv (n = 7) von Schlaganfallpatienten. In dieser ersten Studie hatte eine zweiwöchige Therapiephase keinen eindeutigen Effekt auf verschiedene videofluoroskopische Parameter (IIb).
- In einer zweiten Studie der gleichen Arbeitsgruppe wurden 22 Schlaganfallpatienten in einem Cross-over-Design mit einer thermal-taktilen Stimulation behandelt bzw. nicht behandelt (Rosenbek et al. 1996 b). Hier zeigte sich nach der Stimulation eine Verkürzung sowohl der Übergangszeit zwischen oraler und pharyngealer Phase als auch der gesamten Schluckdauer (IIa).
- In einer dritten Studie untersuchten Rosenbek und Mitarbeiter (1998) in einem randomisierten Design (n = 45) unterschiedliche Intensitäten der thermal-taktilen Stimulation. So erhielten die Patienten in einer zweiwöchigen Therapiephase 150, 300, 450 oder 600 Stimulationen pro Woche. Es fanden sich keine signifikanten Unterschiede zwischen den Gruppen bezüglich verschiedener videofluoroskopischer Parameter (Ib).
- Eine aktuelle Studie führte in einem randomisierten Design eine vierwöchige Therapie mit thermal-taktiler Stimulation

und externer neuromuskulärer elektrischer Stimulation durch und verglich diese Kombinationsbehandlung mit einer alleinigen thermal-taktilen Stimulation (Lim et al. 2009). Patienten der Interventionsgruppe (n = 16) zeigten gegenüber den Kontrollprobanden (n = 12) eine signifikante Verbesserung verschiedener videofluoroskopischer Parameter wie der pharyngealen Transitzeit und dem Penetrations-Aspirations-Score (Ib).
- Power und Mitarbeiter (2006) führten eine kleine randomisierte Studie zur elektrischen Gaumenbogenstimulation an 16 Schlaganfallpatienten durch. Gegenüber der Sham-Stimulation blieben in dieser Untersuchung verschiedene videofluoroskopische Parameter wie die orale und pharyngeale Transitzeit sowie die Öffnungsdauer des oberen Ösophagussphinkters unbeeinflusst (Ib).

## IV EMG-Biofeedback

- Crary und Mitarbeiter (2004) untersuchten in einer Beobachtungsstudie den Effekt eines systematischen Dysphagie-Therapieprogramms, dessen eine Komponente ein EMG-Biofeedback war (Crary et al. 2004). 25 Schlaganfallpatienten erhielten durchschnittlich zwölf 50-minütige Therapiesitzungen. Am Ende dieses Trainingsprogramms hatte sich der klinisch bestimmte Dysphagieschweregrad bei 92 % der Patienten verbessert (III).
- Bogaardt und Mitarbeiter (2009) verwandten ebenfalls ein EMG-Biofeedback als Unterstützung beim Erlernen des Mendelsohn-Manövers im Rahmen einer Beobachtungsstudie. Elf Patienten mit chronischer Dysphagie nach Schlaganfall erhielten über einen Zeitraum von durchschnittlich 70 Tagen ca. sieben Therapiesitzungen und waren zudem angehalten, die Behandlung zuhause selbständig

mehrmals täglich durchzuführen. Alle Patienten erfuhren im Studienverlauf eine klinisch relevante Besserung der Dysphagie (III).

## V Umfassende Therapieprogramme

- In einer randomisierten Studie untersuchten Lin und Mitarbeiter (2003) die Auswirkung eines systematischen Trainingsprogramms gegenüber keiner Behandlung bei 49 Schlaganfallpatienten. Die Dysphagietherapie umfasste adaptive Maßnahmen, Stimulationstechniken und kompensatorische Strategien und wurde über acht Wochen angewandt. Im Anschluss zeigte die Therapie- gegenüber der Kontrollgruppe signifikante Verbesserungen verschiedener klinischer Schluckvariablen und zudem eine signifikante Gewichtszunahme (Ib).
- In einer Beobachtungsstudie von Elmstahl und Mitarbeitern (1999) wurde die Auswirkung einer Dysphagietherapie auf den Ernährungszustand der Patienten untersucht. 38 Schlaganfallpatienten erhielten über ca. zwei Monate eine umfassende Dysphagietherapie, die u. a. kostadaptive Maßnahmen, Korrektur der Körperposition, thermal-taktile Stimulation und Schluckmanöver umfasste. 61 % der Patienten zeigten eine Verbesserung verschiedener videofluoroskopischer Parameter. In dieser Gruppe fand sich auch eine signifikante Verbesserung ernährungsphysiologischer Laborgrößen, während sich diese in der Gruppe der Patienten, die nicht von der Therapie profitierten, verschlechterten und auch eine Gewichtsabnahme zu verzeichnen war (III).
- Takahata und Mitarbeiter (2011) evaluierten die Effektivität einer systematischen Mundpflege und Dysphagietherapie bei 129 Patienten mit hämorrhagischem Schlaganfall in einer retrospektiven Ko-

hortenstudie. Primärer Endpunkt der Studie war die Zeit bis zur Etablierung einer vollständig oralen Ernährung. Als Kontrollgruppe wurde ein vor Einführung des neuen Therapieregimes in der gleichen Institution behandeltes, historisches Patientenkollektiv gewählt (n = 90). Der Anteil oral ernährter Patienten drei Monate nach dem Schlaganfall war unter dem neuen Regime signifikant höher als in der historischen Kontrollgruppe (86,8 % vs. 67,8 %), die Rate an Pneumonien signifikant niedriger (20,9 % vs. 35,6 %; IIb).

- Die bisher größte Studie zur logopädischen Behandlung von Schlaganfallpatienten wurde von Carnaby und Mitarbeitern (2006) durchgeführt. Die Autoren randomisierten 306 Patienten mit akutem dysphagischem Schlaganfall in eine Kontrollgruppe, die eine den lokalen Gegebenheiten entsprechende logopädische Versorgung bekam, oder in zwei Therapiegruppen, die entweder eine standardisierte, niedrigfrequente oder eine standardisierte hochfrequente Dysphagietherapie erhielten. Die normale Versorgung bestand, sofern sie von dem zuständigen Arzt angeordnet wurde, in einer logopädischen Beaufsichtigung des Essens sowie in Vorkehrungen, die ein sicheres Schlucken erleichtern (Patientenpositionierung, Anleitung zum langsamen Essen etc.). Die niedrigfrequente Dysphagietherapie erfolgte dreimal pro Woche für bis zu einem Monat und beinhaltete die Vermittlung kompensatorischer Strategien und kostadaptiver Maßnahmen. Die hochfrequente Dysphagietherapie wurde fünfmal pro Woche für bis zu einem Monat durchgeführt. Als primärer Endpunkt der Studie war der Anteil an Patienten definiert, der sechs Monate nach Schlaganfall mit normaler Kost ernährt werden konnte. Auch wenn der primäre Endpunkt der Studie verfehlt wurde (56 % der Kontrollgruppe und

67 % der beiden Therapiegruppen erreichten den primären Endpunkt), zeigte die standardisierte Dysphagietherapie einen Trend zur Reduktion der Sterblichkeit, der Notwendigkeit zur späteren Unterbringung der Patienten in einem Pflegeheim, eine signifikante Verminderung dysphagiebezogener Komplikationen und Bronchopneumonien sowie einen signifikanten Anstieg des Anteils an Patienten, die ein funktionell relevantes Schluckvermögen wiedererlangten (Ib).

Auch wenn sich über die letzten 20 Jahre eine Vielzahl von Studien einem außerordentlich breiten Spektrum an logopädischen Therapieansätzen gewidmet hat, ist die Mehrzahl der Untersuchungen in ihrer Aussagekraft durch eine zu geringe Fallzahl, ein retrospektives Design, fehlende Vergleichsarme oder die Wahl wenig aussagekräftiger Endpunkte limitiert. Einzig die Meilensteinarbeit von Carnaby und Mitarbeitern (2006) zeichnet sich durch eine hohe Studienqualität aus. Auch wenn diese Studie den primären Endpunkt verfehlte, sind die gezeigten Effekte auf verschiedene, klinisch bedeutsame sekundäre Endpunkte bemerkenswert und stärken die Empfehlung einer konsequenten logopädischen Therapie bereits wenige Tage nach Schlaganfall (A). Darüber hinaus liefert die Datenlage Hinweise für eine mögliche Wirksamkeit spezfischer Therapieansätze, wie insbesondere der thermal-taktilen Gaumenbogen-Stimulation und der Nutzung des EMG-Biofeedbacks. Vor einer abschließenden Beurteilung und Empfehlung sind allerdings weitere, idealerweise multizentrische Studien mit größerer Fallzahl und randomisiertem Design erforderlich.

## 6.3.2 Demenzen

### Logopädische Schlucktherapie

Aussagekräftige Studien, die die Wirksamkeit bestimmter schlucktherapeutischer Verfahren spezifisch für die verschiedenen Demenzformen untersucht haben, liegen nicht vor. In zwei große multizentrische Studien wurden jedoch gemischte Population von Demenzpatienten (= Demenz vom Alzheimertyp, vaskuläre Demenz und ungeklärte Demenzformen, Alter: 50–95 Jahre) eingeschlossen:

- Robbins und Mitarbeiter (2008) fanden in einer randomisierten kontrollierten Studie an 260 dysphagischen Demenzpatienten, die in der VFSS Flüssigkeit aspirierten, für das Chin-tuck-Manöver, nektarartige und honigartige Flüssigkeit

keine signifikanten Unterschiede hinsichtlich der Pneumonierate nach drei Monaten. Die kumulative Pneumonie-Inzidenz nach war mit 11 % geringer als vor Studienbeginn angenommen (Ib).

- Logemann und Mitarbeiter (2008) konnten in einer kontrollierten nichtrandomisierten Studie an einer Population von 351 dysphagischen Demenzpatienten, die in der VFSS Flüssigkeit aspirierten, nachweisen, dass nektar- und honigartige Flüssigkeiten im Vergleich zum Chintuck-Manöver (mit Flüssigkeit) signifikant seltener zu Aspirationen führten. Die Patienten mit der schwersten Demenz profitierten am wenigsten von den Interventionen. Insgesamt war die prozentuale Reduktion von Aspirationen in der Gruppe der Demenzpatienten signifikant geringer im Vergleich zu einer ebenfalls untersuchten Gruppe von Parkinson-Patienten (IIa).

Um bei demenzbedingten neurogenen Dysphagien mit Flüssigkeitsaspiration als Hauptsymptom ein aspirationsfreies Schlucken zu ermöglichen, können angedickte Flüssigkeiten eingesetzt werden. Der Effekt ist bei Patienten mit schwerer Demenz am geringsten (B).

### 6.3.3 Morbus Parkinson (idiopathisches Parkinson-Syndrom)

**Medikamentöse Therapie**

Verschiedene Studien haben den Einfluss einer dopaminergen Medikation auf die Schluckfunktion von IPS-Patienten untersucht und dabei uneinheitliche Ergebnisse gefunden. Pfeiffer (2003) kommt in einer Übersichtsarbeit zu dem Ergebnis, dass in diesen Studien 33–50 % der eingeschlossenen schluckgestörten IPS-Patienten auf die Gabe von Levodopa oder Apomorphin mit einer im Ausmaß variierenden Verbesserung der neurogenen Dysphagie reagieren. Folgende Studien liegen im Einzelnen vor:

- Bushmann und Mitarbeiter (1989) untersuchten das Ansprechen der Schluckfunktion auf die Gabe von *Levodopa* bei 20 IPS-Patienten (mittleres Alter 65,7 Jahre, Krankheitsdauer zwischen einem und 17 Jahren, mittleres Hoehn-und-Yahr-Stadium 2,25). Über Nacht wurde die dopaminerge Medikation für mindestens acht Stunden abgesetzt. Im Off-Zustand erhielten die Patienten dann ihre reguläre Levodopa-Dosis (100–500 mg). Sowohl im Off- als auch im On-Zustand wurde eine VFSS durchgeführt, fünf von 15 dysphagischen Patienten zeigten dabei eine Verbesserung der Schluckfunktion. Folgende Parameter sprachen besonders gut

auf die Levodopa-Gabe an: Residuen in den Valleculae, Residuen an den Pharynxwänden, Transitzeit für feste Nahrungsboli (IIb).

- Tison und Mitarbeiter (1996) führten eine VFSS-Studie an acht IPS-Patienten (mittleres Alter 66,75 Jahre; Krankheitsdauer zwischen zwei und 22 Jahren; mittleres Hoehn-und-Yahr-Stadium 3,1; motorische Wirkfluktuationen bei sechs Patienten) mit Schluckstörungen (subjektiv und/oder Nachweis von Aspiration) durch. Die Patienten erhielten nach einem 12-stündigen Absetzen der dopaminergen Medikation über Nacht am darauffolgenden Morgen im Off-Zustand eine *subkutane Apomorphin-Injektion* (0,05 mg/kg). Die Schluckfunktion wurde mittels subjektiver Selbsteinschätzung, klinischer Untersuchung der bukko-linguo-fazialen Motorik und VFSS im Off- und On-Zustand evaluiert. Folgende Parameter wurden durch die Apomorphin-Injektionen bei einem Teil der Patienten gebessert: bukko-linguo-fazialer Motor-Score, Residuen in den Valleculae, laryngeale Penetration, pharyngeale Transitzeit. Bei drei Patienten fand sich kein Ansprechen der Schluckparameter auf die Apomorphin-Injektion (IIb).

- Robertson und Hammerstad (1996) untersuchten die Funktion der Kaumuskulatur bei acht IPS-Patienten (mittleres Alter 53,7 Jahre) im Off- und im On-Zustand und verglichen die Ergebnisse mit einer Gruppe von elf Kontrollprobanden. Die dopaminerge Medikation wurde zur ersten Untersuchung im Off-Zustand für 10–12 Stunden abgesetzt, anschließend erhielten die IPS-Patienten ihre reguläre Morgendosis *Levodopa* und nach einer Stunde erfolgte die zweite Untersuchung im On-Zustand. Die Kaubewegungen wurden mittels Magnetometer und EMG der Kaumuskulatur gemessen. Im Off-Zustand zeigte sich eine Verschlechterung fast aller gemessenen Parameter, vor allem aber eine geringere Amplitude und Verlangsamung der Kaubewegungen. Im On-Zustand besserten sich nur einzelne Parameter der Kaubewegungen, insbesondere die vertikale Amplitude sowie die Verschlussdauer während rhythmischer Kaubewegungen (IIa).

- Hunter und Mitarbeiter (1997) führten eine Studie an 15 dysphagischen IPS-Patienten (mittlers Alter 71 Jahre; Krankheitsdauer zwischen sieben und 15 Jahren; motorische Wirkfluktuationen bei allen Patienten) durch. Über Nacht wurde die dopaminerge Medikation für mindestens acht Stunden abgesetzt. Im Off-Zustand erhielten die Patienten nach einer vierstündigen Nüchternphase an einem ersten Untersuchungstermin 250 mg *Levodopa* und an einem zweiten Untersuchungstermin eine Woche später eine subkutane *Apomorphin-Injektion* (individuelle Ansprechdosis von 1,5–6 mg Apomorphin). VFSS-Untersuchungen erfolgten jeweils im Off- und On-Zustand, wobei die Patienten flüssige, halbfeste und feste Nahrungsboli erhielten. Folgende Parameter wurden signifikant durch Levodopa beeinflusst: weniger Schluckakte bis zur kompletten Boluspassage (feste Konsistenz), kürzere Dauer der oralen Vorbereitungsphase (flüssige und halbfeste Konsistenzen) und längere Dauer der oralen Phase (feste Konsistenz). Folgende Parameter wurden signifikant durch Apomorphin beeinflusst: Abnahme der Residuen in den Valleculae (feste Konsistenz) und kürzere Dauer der schnellen pharyngealen Transitzeit (halbfeste Konsistenz; IIb).
- Monte und Mitarbeiter (2005) verglichen die Schluckfunktion von 15 IPS-Patienten mit Dyskinesien (mind. 25 % des Tages) mit der von zwölf IPS-Patienten ohne Dyskinesien (mittleres Alter aller Patienten 61,9 Jahre, mittlere Krankheitsdauer 7,7 Jahre, mittleres Hoehn-und-Yahr-Stadium 2,3). Die dyskinetischen IPS-

Patienten erhielten eine signifikant höhere durchschnittliche *Levodopa-Dosis* (977,2 mg/Tag vs. 513,8 mg/Tag). VFSS-Untersuchungen wurden in beiden Patientengruppen im On-Zustand durchgeführt. Die Gruppe der nichtdyskinetischen Patienten zeigte signifikant mehr pharyngeale Retentionen und wies eine geringere Schluckeffizienz auf. Bei den Patienten mit einer höheren L-Dopa-Dosis ließ sich demgegenüber eine Tendenz zu einer verkürzten oralen Transitzeit erkennen. Zusammenfassend wurden die Ergebnisse als Hinweis für eine Verbesserung der Schluckfunktion durch Dyskinesien und/oder höhere Levodopa-Dosierungen interpretiert (IIa).

- In einer nicht kontrollierten, nicht randomisierten Beobachtungsstudie gaben 45 von 75 (= 60 %) IPS-Patienten im fortgeschrittenen Krankheitsstadium, die auf eine intestinale L-Dopa-Infusionstherapie (Duodopa®-Pumpe) eingestellt worden waren, subjektiv eine Besserung der Dysphagie an. Da jedoch keine apparative Dysphagiediagnostik erfolgte, ist die Aussagekraft dieser Studie hinsichtlich der Duodopa®-Wirkung auf die Schluckfunktion nur sehr begrenzt (III; Devos 2009).
- In einer eigenen Pilotstudie haben die Autoren das Ansprechen der neurogenen Dysphagie auf Levodopa bei fünf IPS-Patienten im fortgeschrittenen Stadium untersucht (Alter 66–86 Jahre, mittlere Krankheitsdauer 16,6 Jahre, motorische Wirkfluktuationen bei allen Patienten). Dazu wurde der FEES-Levodopa-Test (▶ **Kap. 3.1.4**) eingesetzt (Levodopa-Dosis 200–400 mg). Bei zwei der fünf IPS-Patienten konnte eine Verbesserung aller endoskopischen Parameter der Schluckfunktion (insbesondere aber von Residuen und Penetrationen) nachgewiesen werden (IIb; Warnecke et al. 2010d, Suttrup et al. 2011).

Fasst man die Ergebnisse dieser Studien zusammen, so scheinen einige endoskopische und videofluoroskopische Parameter der oropharyngealen Schluckfunktion – zumindest bei einem Teil der IPS-Patienten – gut auf die dopaminerge Medikation anzusprechen, wohingegen andere Parameter durch die dopaminerge Medikation nur schlecht oder gar nicht zu beeinflussen sind. Oropharyngeale Schluckparameter, die nach der aktuellen Datenlage eine gute Dopa-Responsivität besitzen, sind: (1) pharyngeale Residuen (insbesondere in den Valleculae), (2) Penetrationen sowie (3) die oralen und pharyngealen Transitzeiten. Möglicherweise lassen sich zudem auch parkinsonbedingte ösophageale Motilitätsstörungen positiv durch eine dopaminerge Medikation beeinflussen (Kempster et al. 1989). Insgesamt sollte nach den Ergebnissen dieser Studien zur Verbesserung der IPS-bedingten Dysphagie im individuellen Fall immer auch eine Dosiserhöhung bzw. Optimierung der dopaminergen Medikation in Betracht gezogen werden (Monte et al. 2005). Die Therapiekontrolle sollte in jedem Fall mittels apparativer Dysphagiediagnostik (VFSS und/oder FEES) erfolgen. Ein potenzielles Ansprechen der Dysphagie kann zuvor ggf. mithilfe des FEES-Levodopa-Tests geprüft werden (Warnecke et al. 2010c). In einem Fallbericht von Fonda und Mitarbeitern (1995) konnte mittels VFSS außerdem eindrucksvoll gezeigt werden, dass bei dysphagischen IPS-Patienten alleine die Umstellung der Einnahmezeitpunkte von Levodopa auf genau eine Stunde vor den Mahlzeiten zu einer anhaltenden subjektiven, aber auch objektiven Verbesserung der Schluckfunktion führen kann. Im Allgemeinen wird empfohlen, L-Dopa entweder eine halbe Stunde vor oder eine Stunde nach der Nahrungsaufnahme einzunehmen. Patienten können die Levodopa-Tablette ggf. zusammen mit einem Stück Zwieback schlucken.

> Bei der IPS-bedingten Dysphagie sollte im Einzelfall geprüft werden, ob durch eine Dosiserhöhung bzw. Optimierung der dopaminergen Medikation eine Verbesserung der Schluckfunktion erzielt werden kann (B).

## Tiefe Hirnstimulation

Allgemein wird davon ausgegangen, dass die tiefe Hirnstimulation bei der IPS-bedingten Dysphagie unwirksam ist (Prosiegel 2008). Allerdings sind in letzter Zeit Publikationen erschienen, in denen zumindest ein partieller Effekt auf die Schluckfunktion nachweisbar war.

- Ciucci und Mitarbeiter (2008) untersuchten den Einfluss der tiefen Hirnstimulation im Nucl. subthalamicus auf den Schluckakt von 14 IPS-Patienten (Alter von 48 – 77 Jahre). Alle Patienten wurden mittels VFSS bei ausgeschaltetem Hirnstimulator und im Abstand von einer Stunde bei eingeschaltetem Hirnstimulator untersucht. Bei eingeschaltetem Hirnstimulator verbesserten sich folgende VFSS-Parameter signifikant: pharyngeale Transitzeit und Schweregrad der Störungen in der pharyngealen Phase des Schluckaktes (Gesamt-Score für verschiedene pharyngeale Parameter), insbesondere Residuen in den Valleculae und Sinus piriformes sowie laryngeale Penetration. Dagegen fanden sich keine Veränderungen der Zungenbein-Exkursion sowie der Parameter der oralen Phase des Schluckaktes. Insgesamt wurden die Ergebnisse als Hinweis dafür gewertet, dass bradykinetische Störungen der pharyngealen Phase des Schluckaktes durch die tiefe Hirnstimulation gebessert werden können (IIb).

187

- Allert und Mitarbeiter (2011) berichteten zudem über eine 57-jährige IPS-Patientin, die mittels tiefer Hirnstimulation im Nucl. subthalamicus behandelt wurde und an einer Dysphagie infolge einer komorbiden okulopharyngealen Muskeldystrophie litt. Postoperativ kam es zeitgleich mit der Reduktion von Off-Phasen und Levodopa-induzierten Dyskinesien zu einer subjektiven Verbesserung der Schluckstörung (III).

Anders als bei der IPS-bedingten Dysarthrie liegen bislang keine Publikationen vor, die nach tiefer Hirnstimulation eine relevante Verschlechterung der IPS-bedingten Dysphagie beschreiben (Allert et al. 2011). Weitere Studien mit apparativer Dysphagiediagnostik und größerer Fallzahl sind erforderlich, um die Auswirkungen der tiefen Hirnstimulation auf den Schluckakt von IPS-Patienten besser zu verstehen. Eine IPS-bedingte Dysphagie stellt jedoch keine Kontraindikation für eine tiefe Hirnstimulation dar.

### Exkurs: Modell zur Neuropathophysiologie der IPS-bedingten oropharyngealen Dysphagie

Im Folgenden wird ein aus den Ergebnissen der bisherigen Studien abgeleitetes pathophysiologisches Modell der IPS-bedingten oropharyngealen Dysphagie vorgestellt, das erklären kann, weshalb die Schluckstörung bei einem Teil der IPS-Patienten eine zumindest partielle L-Dopa-Responsivität aufweist und bei einem anderen Teil der IPS-Patienten nicht. Wahrscheinlich kommt bei der Entwicklung einer IPS-bedingten oropharyngealen Dysphagie mindestens drei unterschiedlichen Pathomechanismen eine wichtige Rolle zu:

1. Als charakteristisches mikroskopisches neuropathologisches Merkmal finden sich beim idiopathischen Parkinson-Syndrom die von Fritz Jacob Heinrich Lewy Anfang des 20. Jahrhunderts erstmals beschriebenen und nach ihm benannten *Lewy-Körperchen* (Lewy 1912). Hierbei handelt es sich um intraneuronale eosinophile Einschlusskörperchen, die alpha-Synuklein und andere nicht adäquat abgebaute Proteine enthalten. Ausgehend von der anatomischen Lokalisation der Lewy-Körperchen während des Krankheitsverlaufs entwickelten Braak und Mitarbeiter (2003) die Stadien-Hypothese der Parkinson-Krankheit (insgesamt sechs Stadien). Demnach beginnt die Parkinson-Erkrankung im dorsolateralen Glossopharyngeus- und Vagus-Areal in der Medulla oblongata sowie im Bulbus olfactoris. Von dort breitet sich der pathologische Prozess über den Hirnstamm in das Mittelhirn mit der Substantia nigra und dann weiter bis in kortikale Hirnareale aus. Im Verlauf sind verschiedene nichtdopaminerge schluckrelevante Areale in Hirnstamm und Kortex in den pathologischen Prozess miteinbezogen (▶ Kap. 1.3). Wenn solche Areale, insbesondere die medullären Schluckzentren, bei IPS-Patienten in relevantem Ausmaß vom neuropathologischen Prozess betroffen sind, können dopaminerg nicht beinflussbare Dysphagiesymptome resultieren (Hunter et al. 1997).

2. Neurogene Dysphagiesymptome können beim IPS zudem durch einen *Dopaminmangel* im Striatum hervorgerufen werden. Die Bedeutung der Basalganglien für ein normales Schlucken konnte von Suzuki und Mitarbeitern (2003) in einer fMRT-Studie an gesunden Probanden gezeigt werden. Während des Schluckens der Studienteilnehmer wurde eine bilaterale Aktivierung von Putamen und Globus pallidus nachgewiesen. Außerdem zeigten sich bei Schlaganfallpatienten positive Effekte von Levodopa, Cabergolin und Amantadin auf die Schluckfunktion (insbesondere schnelle Triggerung des Schluckreflexes, ▶ Kap. 6.3.1). Dysphagiesymptome, die durch ein dopaminerges Defizit bedingt sind, können auf eine dopa-

minerge Medikation ansprechen, wodurch sich die in den oben genannten Studien nachgewiesenen, partiell positiven Effekte von L-Dopa und Apomorphin auf die Schluckfunktion von IPS-Patienten erklären lassen.

3. Als dritter Pathomechanismus spielt möglicherweise die *Abnahme der Konzentration von Substanz P* im Verlauf des IPS eine wesentliche Rolle. Da Substanz P bei Gesunden den Husten- und Schluckreflex stimuliert, könnte die bei IPS-Patienten im Sputum nachgewiesene verringerte Konzentration in fortgeschrittenen Krankheitsstadien vor allem für die Entstehung sensibler Dysphagiesymptome, wie insbesondere stille Aspirationen, verantwortlich sein (Ebihara et al. 2003).

▶ **Tabelle 6.2** gibt einen Überblick über verschiedene oropharyngeale Dysphagiesymptome des IPS und ihre möglichen Pathomechanismen. Ob die IPS-bedingte Dysphagie auf die dopaminerge Medikation anspricht, hängt nach diesem multifaktoriellen neuropathophysiologischen Modell im Einzelfall entscheidend davon ab, welchen Anteil Ablagerungen von Lewy-Körperchen in nichtdopaminergen schluckrelevanten ZNS-Arealen sowie eine verminderte Substanz-P-Konzentration an der Entstehung der jeweiligen Schluckstörung haben. Je höher dieser Anteil, desto geringer die Wahrscheinlichkeit, dass sich die oropharyngeale Dysphagie durch eine dopaminerge Behandlung entscheidend bessern lässt.

**Tab. 6.2:** IPS-bedingte oropharyngeale Dysphagiesymptome und postulierte Pathomechanismen.

| Symptom | Pathomechanismen |
| --- | --- |
| verlängerte orale Transitzeit | dopaminerg + nichtdopaminerg (insbesondere Lewy-Körperchen im Schluckkortex?) |
| Leaking | dopaminerg + nichtdopaminerg (Lewy-Körper im Schluckkortex?) |
| verzögerter Schluckreflex | dopaminerg + verringerte Substanz-P-Konzentration |
| verlängerte pharyngeale Transitzeit | dopaminerg + nichtdopaminerg (Lewy-Körper im Hirnstamm?) |
| Penetration | dopaminerg + nichtdopaminerg |
| Aspiration | dopaminerg + nichtdopaminerg |
| Residuen in Valleculae | vorwiegend dopaminerg |
| Residuen in Sinus piriformes | dopaminerg + nichtdopaminerg |
| Dysfunktion des oberen Ösophagussphinkters | vorwiegend nichtdopaminerg (Lewy-Körper in Schluckzentren der Medulla oblongata?) |
| insuffizienter Hustenreflex | verringerte Substanz-P-Konzentration |

## Logopädische Schlucktherapie

Im folgenden Abschnitt werden Ergebnisse von methodisch guten Studien zur Effektivität einzelner schlucktherapeutischer Verfahren beim idiopathischen Parkinson-Syndrom (IPS) vorgestellt:

• Robbins und Mitarbeiter (2008) fanden in einer randomisierten kontrollierten Studie an 154 dysphagischen IPS-Patienten, bei denen mittels VFSS Flüssigkeitsaspirationen nachweisbar waren, für das *Chin-tuck-Manöver, nektar- und honigartige Flüssigkeit* keine signifikanten Unterschiede in der Pneumonie-Häufigkeit nach drei Monaten (Ib).

- Allerdings konnten Logemann und Mitarbeiter (2008) in einer kontrollierten nichtrandomisierten Studie an einer Population von 228 dysphagischen IPS-Patienten, die in der VFSS Flüssigkeit aspirierten, nachweisen, *dass nektar- und honigartige Flüssigkeiten* im Vergleich zum Chin-tuck-Manöver (mit Flüssigkeit) signifikant seltener zu Aspirationen führten. Allerdings gaben die Patienten selbst eine Präferenz für das Chin-tuck-Manöver und eine Abneigung gegenüber angedickten Flüssigkeiten an (IIa).
- In einer kontrollierten Studie ohne Randomisierung erhielten zehn IPS-Patienten einmalig ein Schlucktraining, das Zungenbeweglichkeits- und -widerstandsübungen, Übungen zur Verbesserung der Adduktion der Stimmlippen, Mendelsohn-Manöver und Übungen zur Kopf-, Hals- und Rumpfbeweglichkeit umfasste. Mittels einer vor und im Anschluss an das Training durchgeführten Elektromyografie der submentalen Muskulatur wurde als Therapieeffekt eine signifikante Reduktion der prämotorischen Zeit vor Beginn des eigentlichen Schluckens nachgewiesen (IIa; Nagaya et al. 2000).
- El Sharkawi und Mitarbeiter (2002) untersuchten in einer nichtrandomisierten, nichtkontrollierten Studie den Effekt des Lee-Silverman–Voice-Treatments (LSVT®), das zur logopädischen Behandlung der parkinsonbedingten Dysarthrie entwickelt wurde, auf die Schluckfunktion von acht Patienten mit IPS (Alter von 48 bis 77 Jahre, Hoehn-und-Yahr-Stadium 2–4). VFSS-Untersuchungen wurden vor und nach Abschluss des LSVT® durchgeführt. Nach der LSVT®-Behandlung war eine Gesamtverminderung aller zuvor bestehenden Störungen der oralen und pharyngealen Phase des Schluckaktes um 51 % nachweisbar. Bei allen getesteten Konsistenzen und Volumina waren orale Transitzeit und orale Residuen sowie die oropharyngeale Schluckeffektivität vermindert (IIb).
- Pitts und Mitarbeiter (2009) untersuchten in einer nichtrandomisierten, nichtkontrollierten Studie die Effektivität eines *vierwöchigen Krafttrainings der exspiratorischen Muskulatur* (Ausatmungstraining mit speziellem Gerät: $EMST_{150}$, Aspire Products) auf die Schluckfunktion von zehn dysphagischen IPS-Patienten (Alter zwischen 62 und 80 Jahre, Hoehn-und-Yahr-Stadium 2 oder 3), die in der VFSS Penetrationen und/oder Aspirationen beim Schlucken eines dünnflüssigen Bolus (30 ml) aufwiesen. Nach Abschluss des Trainings war bei acht IPS-Patienten mittels VFSS eine Verbesserung auf der Penetrations- Aspirations-Skala (PAS) nachweisbar (IIb).
- Troche und Mitarbeiter (2010) führten mit demselben vierwöchigen *Ausatmungstraining* eine randomisierte kontrollierte und geblindete Studie an 60 dysphagischen IPS-Patienten (mittleres Alter ~68 Jahre, Hoehn-und-Yahr-Stadium 2–4) durch. Der Dysphagieschweregrad wurde als leicht- bis mittelgradig eingestuft. VFSS-Untersuchungen erfolgten vor und im Anschluss an das Training im On-Zustand. Im Unterschied zu einer Scheinübung führte das Ausatmungstraining zu einer signifikanten Verringerung des durchschnittlichen Schweregrades von Penetrationen und Aspirationen (gemessen mit der Penetrations-Aspirations-Skala als primärem Outcome-Parameter). Darüber hinaus wurde eine verbesserte Larynxelevation (sekundärer Outcome-Parameter) nachgewiesen (Ib).

Insgesamt besteht bei allen Studien zur logopädischen Schlucktherapie IPS-bedingter Dysphagien die Schwierigkeit, dass die Ergebnisse nicht miteinander verglichen werden können, da verschiedenartige Patientenpopulationen eingeschlossen, sehr heterogene Therapiemethoden getestet und ganz unterschiedliche Outcome-Parameter verwendet wurden. In einer aktuellen Übersichtsarbeit wird deshalb geschlussfolgert, dass zur Untersuchung der Effektivität verschiedener therapeutischer Strategien zur logopädischen Behandlung der IPS-bedingten Dysphagie große randomisierte und kontrollierte Studien mit multidimensionalen Outcome-Evaluationen (Lebensqualität, ernährungsmedizinische Untersuchung, klinische Testung der oralen motorischen Funktionen sowie FEES und/oder VFSS) durchgeführt werden sollten (Baijens et al. 2009). Aus den bislang publizierten Studien lassen sich folgende Empfehlungen ableiten:

- Bei der IPS-bedingten Dysphagie sind angedickte Flüssigkeiten effektiver als das Chin-tuck-Manöver bei der Vermeidung von Flüssigkeitsaspirationen und sollten deshalb bevorzugt verwendet werden. Wenn Patienten allerdings aufgrund einer Abneigung gegenüber angedickten Flüssigkeiten das Chin-tuck-Manöver präferieren, kann auch hiermit im Einzelfall eine Reduktion von Flüssigkeitsaspirationen erzielt werden. In jedem Fall sollte die Effektivität der gewählten Maßnahme mittels FEES oder VFSS kontrolliert werden (B).
- Das Lee-Silverman-Voice-Treatment (LSVT®) kann allgemein zur Behandlung der IPS-bedingten Dysphagie empfohlen werden (B).
- Ein vierwöchiges Krafttraining der exspiratorischen Muskulatur (Ausatmungstraining mit speziellem Gerät) kann bei leicht- bis mittelgradigen IPS-bedingten Dysphagien zur Verringerung von Penetrationen und Aspirationen führen. Für hochgradige IPS-bedingte Dysphagien gibt es bisher keinen Wirksamkeitsnachweis (A).
- Aufgrund der unzureichenden Datenlage können Botulinumtoxin-Injektionen in die krikopharyngeale Muskulatur bei IPS-bedingten Dysphagien mit einer Hyperaktivität des oberen Osöphagusphinkters derzeit nicht empfohlen werden (C).

Restivo und Mitarbeiter (2002) berichteten in einer Fallserie über vier IPS-Patienten, die an einer Dysphagie mit Hyperaktivität der krikopharyngealen Muskulatur litten. Alle vier Patienten erhielten unter EMG-Kontrolle *Botulinumtoxin A-Injektionen* (Dysport, 30 Einheiten) in die krikopharyngeale Muskulatur beidseits. Nach 48 Stunden besserte sich bei allen Patienten die Schluckfunktion signifikant. Es erfolgten regelmäßige Verlaufskontrollen mittels EMG und VFSS. Der positive Therapieeffekt mit einer Normalisierung des Schluckaktes hielt für mindestens 20 Wochen an. In dieser Zeit nahmen die Patienten 5–8 kg Gewicht zu (III). Diese Ergebnisse sind bislang allerdings nicht an einem größeren Patientenkollektiv reproduziert worden, was bei einer Therapie, die als potenzielle Nebenwirkung auch zu einer Verschlechterung der Schluckfunktion führen kann, aus Sicht der Autoren vor einem klinischen Einsatz von Botulinumtoxin-Injektionen bei IPS-Patienten erforderlich ist.

Eine sehr gute Datenlage existiert dagegen für die Behandlung der *parkinsonassoziierten Sialorrhoe* mit Botulinumtoxin-Injektionen:

- Mancini und Mitarbeiter (2003) führten eine doppelblinde randomisierte, placebokontrollierte Studie an 14 IPS- und sechs MSA-Patienten durch. Botulinumtoxin A (Dysport, 225 Einheiten pro ml) wurde ultraschallgesteuert in die Glandula parotis bds. (je 0,65 ml) und in die Glandula submandibularis bds. (je 0,35 ml) injiziert. Dadurch konnte nach einer

Woche im Vergleich zur Placebogruppe eine signifikante Reduktion des Speichelflusses erzielt werden (Ib).

- Ondo und Mitarbeiter (2004) führten eine doppelblinde randomisierte, placebokontrollierte Studie an 16 IPS-Patienten durch, in der Botulinumtoxin B-Injektionen eingesetzt wurden (Myobloc, je 1000 Einheiten in die Glandula parotis bds. sowie je 250 Einheiten in die Glandula submandibularis bds.). Nach einem Monat bemerkten die mit Verum behandelten Patienten im Vergleich zur Placebogruppe eine signifikante Reduktion des Speichelflusses (Ib).
- Lagalla und Mitarbeiter (2006) schlossen in eine doppelblinde randomisierte, placebokontrollierte Studie 32 IPS-Patienten ein. Die Verumgruppe erhielt Botulinumtoxin A-Injektionen (Botox, je 50 Einheiten in die Glandula parotis bds.) und zeigte im Vergleich zur Placebogruppe nach einem Monat eine signifikante Speichelreduktion (Ib).
- Lagalla und Mitarbeiter (2009) führten eine doppelblinde placebokontrollierte randomisierte Studie an 36 IPS-Patienten im fortgeschrittenen Krankheitsstadium durch. Die Verumgruppe erhielt Botulinumtoxin B-Injektionen (Neurobloc, je 4000 Einheiten in die Glandula parotis bds.), unter denen der Speichelfluss nach einem Monat im Vergleich zur Placebogruppe signifikant vermindert war (Ib).
- Nóbrega und Mitarbeiter (2009) untersuchten die Auswirkung von ultraschallgesteuerten Botulinumtoxin A-Injektionen (Dysport, je 250 Einheiten in die Glandula parotis bds.) auf die Schluckfunktion von 16 IPS-Patienten mit Sialorrhoe. VFSS-Unterschungen erfolgten vor und einen Monat nach den Injektionen. Eine Verschlechterung der oropharyngealen Schluckfunktion konnte dabei nicht nachgewiesen werden (IIb).

> Die parkinsonassoziierte Sialorrhoe kann effektiv mit Botulinumtoxin-A- oder -B-Injektionen in die Glandula parotis und Glandula submandibularis behandelt werden (A).

Eine weitere zukünftige Therapieoption der parkinsonassoziierten Sialorrhoe stellt das *Anticholinergikum Glycopyrrolat* dar, das im Unterschied zu anderen Anticholinergika nicht die Blut-Hirn-Schranke passiert und deshalb keine zentralen Nebenwirkungen, wie insbesondere Störungen der kognitiven Funktion, mit sich bringt:

Arbouw und Mitarbeiter (2010) führten eine vierwöchige, doppelblinde randomisierte Studie im Cross-over-Design durch, in die 23 IPS-Patienten eingeschlossen wurden. Als Verum wurde 1 mg Glycopyrrolat, 3 x täglich oral verabreicht. Während unter dieser Dosierung keine relevanten Nebenwirkungen auftraten, kam es während einer einwöchigen Einnahme im Vergleich zu Placebo signifikant häufiger zu einer klinisch relevanten Reduktion des Speichelflusses. Langzeitdaten liegen bislang allerdings nicht vor (Ib).

Darüber hinaus kann auch Kaugummi kauen möglicherweise zu einer Verminderung der parkinsonassoziierten Sialorrhoe führen:

South und Mitarbeiter (2010) untersuchten den Einfluss von fünfminütigem Kaugummikauen auf die Schlucklatenz und -frequenz von 20 IPS-Patienten (Alter von 58–75 Jahre, Hoehn-und-Yahr-Stadium 2 bis 4) ohne klinisch relevante Dysphagie. Unmittelbar während des Kaugummikauens war die durchschnittliche Schluckfrequenz erhöht (von 3,1 pro 5 Minuten auf 14,95 pro 5 Minuten) sowie die durchschnittliche Schlucklatenz zwischen zwei Schluckakten verringert (von 131,8 Sekunden auf 24,1 Sekunden). Auch unmittelbar nach Beendigung des Kaugummikauens waren noch eine erhöhte Schluckfrequenz (7 pro 5 Minuten) sowie eine verminderte Schlucklatenz (60,74 Sekunden) nachweisbar. Ob dadurch tatsächlich auch der Speichelfluss reduziert werden konnte, wurde in dieser Studie nicht explizit untersucht (III).

## 6.3.4 Progressive supranukleäre Paralyse

### Medikamentöse Therapie

Bei der Mehrzahl der PSP-Patienten sprechen die Parkinson-Symptome nicht auf eine dopaminerge Medikation an. Nach einer aktuellen Übersichtsarbeit wird jedoch in etwa einem Drittel der Fälle ein mäßiggradiger und oft transienter, aber positiver Levodopa-Effekt auf die motorischen Symptome beobachtet (Constantinescu et al. 2007).

In einer rezenten Studie untersuchten Warnecke und Mitarbeiter (2010) erstmals die Levodopa-Responsivität der neurogenen Dysphagie von sieben PSP-Patienten. Dazu wurde der FEES-Levodopa-Test verwendet (► Kap. 3.1.4). Es wurden Levodopa-Testdosen zwischen 200 und 400 mg verabreicht. Bei zwei PSP-Patienten konnte eine Levodopa-sensitive Dysphagie nachgewiesen werden. Es zeigten sich Verbesserungen in allen wesentlichen Parametern der Schluckfunktion. Nach Erhöhung der täglichen eingenommen Levodopa-Dosis konnte bei beiden Patienten eine Verbesserung des oralen Ernährungsstatus erzielt werden (III). Die PSP-Patienten mit einem positiven FEES-Levodopa-Test wiesen eine kürzere Krankheitsdauer (2,0 Jahre vs. 5,4 Jahre) und einen niedrigeren UPDRS III (26,5 vs. 52 Punkte) auf.

Gerade in frühen Krankheitsstadien erscheint bei dysphagischen PSP-Patienten nach den Ergebnissen dieser Pilot-Studie auch ein Therapieversuch mit Levodopa zur Verbesserung der Schluckfunktion ge-

rechtfertigt, möglicherweise ist eine Kombination mit Amantadin besonders günstig. Die Therapiekontrolle sollte immer mittels FEES oder VFSS erfolgen.

> Die PSP-bedingte Dysphagie kann bei einem Teil der Patienten im Frühstadium auf eine Therapie mit Levodopa ansprechen (C).

### Logopädische Schlucktherapie

Methodisch gute Studien zur Effektivität der verschiedenen logopädischen Therapieverfahren zur Behandlung der PSP-bedingten Dysphagie existieren bislang nicht. Allerdings wurde in den in ► Kapitel 4.3.1 vorgestellten FEES- und VFSS-Studien an einzelnen PSP-Patienten auch die Wirksamkeit bestimmter Verfahren überprüft. Die effektivsten Strategien zur Verbesserung der Schluckfunktion waren dabei je nach vorherrschendem Störungsmuster die (1) Kopfanteflexion (Chin-tuck-Manöver) bei Leaking, (2) kräftiges Schlucken bei Residuen sowie (3) Kostanpassungen (insbesondere weiche oder passierte Kost) bei Penetrationen/Aspirationen. Die aus den Studien abgeleitete Indikation für eine PEG-Anlage besteht bei PSP-Patienten beim endoskopischen Nachweis der Aspiration aller Nahrungskonsistenzen ohne positive Beeinflussung durch L-Dopa-Gabe und/oder nichtpharmakologische Interventionen (Litvan et al. 1997, Warnecke et al. 2010 c).

> Das Chin-tuck-Manöver, kräftiges Schlucken und weiche sowie passierte Kost sind bei der PSP-bedingten Dysphagie abhängig vom Störungsmuster möglicherweise besonders geeignete logopädische Therapiebausteine (C).

## 6.3.5 Dystonien

**Tiefe Hirnstimulation**

Nach einer aktuellen Übersichtsarbeit sprechen dystoniebedingte Dysarthrien und Dysphagien (gemessen mit den entsprechenden Items der Burke-Fahn-Marsden Dystonie Rating Skala) etwas schlechter auf eine tiefe Hirnstimulation im Globus pallidus internus an als andere Dystonie-Symptome (Tagliati et al. 2011). Allerdings existieren bislang keine Studien, in denen der Effekt der tiefen Hirnstimulation auf die Schluckfunktion von Dystonie-Patienten mittels FEES oder VFSS untersucht wurde.

## 6.3.6 Chorea Huntington

**Logopädische Schlucktherapie**

In einer nichtrandomisierten, nichtkontrollierten Beobachtungsstudie, in die zwölf dysphagische Patienten mit Chorea Huntington eingeschlossen wurden, gelang mittels logopädischer Schlucktherapie in etwa drei Viertel der Fälle eine Umstellung von einer adaptierten auf Normalkost. Diese Verbesserung der Schluckfunktion hielt für bis zu drei Jahren an (III; Leopold et al. 1985). Bislang existieren jedoch keine randomisierten kontrollierten Studien zum Effekt der Schlucktherapie auf die huntingtonbedingte Dysphagie. Die Autoren einer aktuellen Übersichtsarbeit kommen dementsprechend zu dem Ergebnis, dass zum gegenwärtigen Zeitpunkt keine evidenzbasierten Empfehlungen zur Therapie der huntingtonbedingten Dysphagie gegeben werden können (Heemskerk et al. 2011).

> Zum gegenwärtigen Zeitpunkt gibt es keine evidenzbasierten Empfehlungen zur speziellen logopädischen Schlucktherapie der huntingtonbedingten Dysphagie.

Allgemein gilt, dass in frühen Krankheitsstadien restituierende Verfahren eingesetzt werden können, um die motorischen Funktionen möglichst lange zu erhalten. Tonussenkende Stimuli können die oralen Hyperkinesen reduzieren. In weiter fortgeschrittenen Krankheitsstadien bilden kompensatorische und adaptive Verfahren den Schwerpunkt der Dysphagietherapie. Geeignete Ess- und Trinkhilfen, wie z. B. rutschfeste Unterlagen oder Tassen mit beidseitigen Griffen, sollen die Selbstständigkeit beim Essen möglichst lange erhalten. Wenn eine selbstständige Nahrungsaufnahme nicht mehr möglich ist, wird eine Essensbegleitung mit Steuerung der Kompensation durch verbale Aufforderung der Begleitperson empfohlen. Hierbei muss insbesondere auf ein angemessenes Essverhalten geachtet werden, weil bei Huntington-Patienten infolge eines schnellen Esstempos sowie dem Schlucken zu großer Boli eine erhöhte Aspirationsgefahr besteht (Bartolome et al. 2010). Eine PEG-Anlage sollte erfolgen, wenn der erhöhte Kalorienbedarf durch die orale Nahrungsaufnahme nicht mehr gedeckt werden kann und/oder eine neurogene Dysphagie mit vermehrter Aspirationsgefahr vorliegt.

## 6.3.7 Multiple Sklerose (MS)

**Logopädische Schlucktherapie**

Eine spezifische logopädische Schlucktherapie für MS-Patienten existiert nicht, je nach den individuell sehr unterschiedlichen Störungsmustern der neurogenen Dysphagie können sämtliche Methoden der logopädischen Schlucktherapie eingesetzt werden (Prosiegel et al. 2004). Neben der Dysphagie kann bei MS-Patienten auch ein ausgeprägter zerebellärer Tremor die Nahrungsaufnahme erheblich beeinträchtigen. Hier wird empfohlen, in Absprache mit der Ergotherapie Hilfsmittel einzusetzen, die ein selbständiges Essen ermöglichen (Bartolome et al. 2010).

### Medikamentöse Therapie

Restivo und Mitarbeiter (2011) behandelten in einer offenen Beobachtungsstudie 14 MS-Patienten mit schwerer oropharyngealer Dysphagie mittels *Botulinumtoxin-A-Injektionen*. Alle Patienten wiesen eine Hyperaktivität des oberen Ösophagussphinkters auf. Botulinumtoxin A (Allergan, 10 Einheiten pro Seite) wurde transdermal unter EMG-Kontrolle in die krikopharyngeale Muskulatur injiziert. Verlaufsuntersuchungen der Schluckfunktion erfolgten mittels EMG und VFSS. Bei allen MS-Patienten besserte sich die Schluckfunktion signifikant (mittlerer Wert auf der Penetrations-Aspirations-Skala initial 6,8, nach einer Woche 1,4). Durchschnittlich hielt der positive Effekt für 14,6 Wochen an. Diese Ergebnisse sind bislang nicht an einem größeren Patientenkollektiv mit Kontrollgruppe reproduziert worden, was bei einer Therapie, die als potenzielle Nebenwirkung auch zu einer Verschlechterung der Schluckfunktion führen kann, aus Sicht der Autoren vor einem klinischen Einsatz erforderlich ist.

> Aktuell existieren für die MS-bedingten Dysphagien keine spezifischen logopädischen oder medikamentösen Schlucktherapien.

## 6.3.8 Tetanus

### Medikamentöse Therapie

In einer Fallbeschreibung wurden zwei dysphagische Tetanus-Patientinnen, die an einer krikopharyngealen Dysfunktion litten, im Akutstadium mit *Botulinumtoxin-A-Injektionen* behandelt (Dysport, 30 Einheiten je Muskel), das transdermal unter EMG-Kontrolle in die M. cricopharyngeus injiziert wurde. 48 Stunden nach Injektion besserte sich die Schluckfunktion, sodass die nasogastralen Sonden entfernt werden konnten. Verlaufsuntersuchungen der Schluckfunktion mittels VFSS und EMG erfolgten nach einer, zwei und vier Wochen, auch nach der letzten Untersuchung war die Schluckfunktion weiterhin normal, die tonische Hyperaktivität im M. cricopharyngeus war reduziert. Die Patientinnen hatten 3–6 kg Körpergewicht zugenommen. Erneute Botulinumtoxin A-Injektionen waren nicht erforderlich (Restivo et al. 2006).

## 6.3.9 Hirntumoren

### Logopädische Schlucktherapie

In einer retrospektiven Studie wurde der Effekt einer logopädischen Schlucktherapie während einer stationären Rehabilitation bei 24 Patienten mit Hirntumor und Dysphagie untersucht und mit einem altersgematchen Kollektiv dysphagischer Schlaganfallpatienten verglichen. Dabei zeigte sich, dass in der Hirntumor-Gruppe eine vergleichbare Verbesserung der Schluckfunktion wie in der Gruppe der Schlaganfallpatienten erzielt werden konnte (III). Aus diesen Resultaten wurde von den Autoren die Forderung abgeleitet, dass bei dysphagischen Hirntumor-Patienten kein »therapeutischer Nihilismus« herrschen, sondern in der Rehabilitation eine Schlucktherapie

genannt (Ludolph 2008). Die Entscheidung zur Anlage einer PEG sollte bei ALS-Patienten nicht alleine von der Schluckfunktion abhängig gemacht werden, weil bei einer eingeschränkten respiratorischen Funktion mit einer Vitalkapazität < 50 % die Komplikationsrate des Eingriffs steigt. Es wird dann empfohlen, die PEG-Anlage unter Maskenbeatmung durchzuführen. Bei einer ALS-bedingten Dysphagie sollte deshalb immer auch die Vitalkapazität geprüft werden, um den optimalen Zeitpunkt zur PEG-Anlage nicht zu verpassen (Ludolph 2008).

**Chirurgische Therapie**

- In einer Fallserie wurde bei 13 dysphagischen ALS-Patienten eine *krikopharyngeale Myotomie* durchgeführt. Ein Patient entwickelte als Komplikation eine pharyngokutane Fistel. Ein anderer Patient verstarb 48 Stunden nach der Operation infolge eines Herz-Kreislauf-Stillstands. Follow-Up-Daten konnten bei elf der zwölf übrigen Patienten erhoben werden. Drei dieser Patienten hatten nach sechs Monaten subjektiv eine sehr gute und sechs weitere Patienten eine gute Schluckfunktion. Zwei Patienten wiesen keine Verbesserung der Schluckfunktion auf (III; Leighton et al. 1994).
- In einem Fallbericht wurde außerdem mittels Manometrie gezeigt, dass bei einem dysphagischen ALS-Patienten die krikopharyngeale Myotomie drei Monate nach der Operation im oberen Ösophagussphinkter zu einer signifikanten Reduktion des Ruhedrucks sowie des Drucks während trockener Schlucke führte (III; Takasaki et al. 2010).

Insgesamt wird die Indikation zur krikopharyngealen Myotomie bei ALS-Patienten mit einer Öffnungsstörung des oberen Ösophagussphinkters jedoch kontrovers diskutiert (Kuhnlein et al. 2008). Aufgrund der unzureichenden Datenlage sowie der nicht

unerheblichen Operationsrisiken sollte die krikopharyngeale Myotomie bei dysphagischen ALS-Patienten nach Ansicht der Autoren derzeit nur in seltenen Einzelfällen erwogen werden.

### 6.3.11 Myasthenia gravis

**Medikamentöse Therapie**

Im Unterschied zu den meisten anderen Formen neurogener Dysphagien steht die orale medikamentöse Therapie im Zentrum der Behandlung der myasthenen Dysphagie. Systematische klinische Studien zum Ansprechen der myasthenen Dysphagie auf die orale medikamentöse Behandlung mit Acetylcholinesterase-Inhibitoren und Immunsuppressiva (sowie auf die intravenösen Immunglobulingabe oder Plasmapherese in der myasthenen Krise) existieren nicht. Allgemein wird angenommen, dass die Wirkung der oralen medikamentösen Therapie auf die Dysphagie etwas schlechter ist als auf andere motorische Myasthenie-Symptome (Prosiegel et al. 2010), Daten aus klinischen Studien, die eine solche Vermutung unterstützen, liegen allerdings nicht vor. Dagegen konnte in einer Fallserie endoskopisch demonstriert werden, dass sowohl bei leichten wie auch schweren Myasthenie-Verläufen eine signifikante Besserung der Dysphagie durch den Beginn oder die Optimierung einer Therapie mit Pyridostigmin (Mestinon®) erzielt werden kann (Warnecke et al. 2008 b). Andererseits kann es bei einer Überdosierung mit Acetylcholinesterase-Inhibitoren als Nebenwirkung zu einer cholinergen Krise und dadurch auch zu einer Verschlechterung der Schluckfunktion kommen. Ob die schweren Dysphagien bei Anti-MuSK-AK-positiven Myasthenien schlechter auf die medikamentöse Therapie ansprechen als die Schluckstörungen bei Anti-AchR-AK-positiven Myasthenien, ist bislang nicht systematisch untersucht. Allerdings fand sich in zwei aktuellen Studien kein signifikanter Unterschied im allgemeinen Outcome von medikamentös behandelten Patienten beider Gruppen (Deymeer et al. 2007, Guptill et al. 2011). Die Anti-MuSK-positiven Myasthenie-Patienten erhielten jedoch insgesamt eine höhere Kortikosteroiddosis, was ein Hinweis auf eine etwas geringere Wirksamkeit der medikamentösen Therapie in dieser Patientengruppe sein könnte (Deymeer et al. 2007). Insbesondere in fortgeschrittenen Krankheitsstadien kann es auch zu einer therapiererefraktären Myasthenie mit einer chronischen myasthenen Dysphagie kommen. In solchen Fällen sollte ggf. die Anlage einer perkutanen endoskopischen Gastrostomie (PEG) zur Ergänzung der oralen Ernährung erfolgen (Cereda et al. 2009, Bartolome et al. 2010).

> Die medikamentöse Therapie ist das wesentliche Element in der Behandlung myasthener Dysphagien. Dabei erfolgt die auf die myasthene Dysphagie abzielende Pharmakotherapie analog zur allgemeinen medikamentösen Myasthenie-Behandlung (A).

### Chirurgische Therapie

Zur chirurgischen Therapie der Myasthenie (und damit auch der myasthenen Dysphagie) steht die Thymektomie zur Verfügung. Eine Thymektomie ist nach den Leitlinien der Deutschen Gesellschaft für Neurologie insbesondere indiziert bei Nachweis eines Thymoms (= paraneoplastische Myasthenia gravis), unabhängig von der Form der Myasthenie (okulär oder generalisiert), und bei Patienten im Alter von 15 bis 50–60 Jahren mit generalisierter Myaasthenie und kurzer Krankheitsdauer (< 2 Jahre; Toyka 2008). Myasthenie-Patienten mit Anti-MuSK-AK

scheinen nicht von der Thymektomie zu profitieren und sollten deshalb nicht operiert werden (Sanders et al. 2003). Eine krikopharyngeale Myotomie ist bei der myasthenen Dysphagie nicht indiziert.

### Logopädische Therapie

Eine logopädische Schlucktherapie kann bei der myasthenen Dysphagie in Ergänzung zur medikamentösen Therapie durchgeführt werden. Weil sich mit zunehmender Belastung der Schluckmuskulatur die myasthene Dysphagie verschlechtert, sind restituierende Verfahren nicht indiziert. Abhängig vom individuellen Störungsmuster können kompensatorische und adaptive Maßnahmen angewendet werden, um die Ermüdung der Schluckmuskulatur zu reduzieren, z. B. eine Kostanpassung auf weiche und leicht zu kauende Nahrung oder die Anleitung zum regelmäßigen Nachtrinken (Bartolome et al. 2010). Hierzu gehört auch die Medikationseinnahme in einem optimalen zeitlichen Abstand zur Nahrungsaufnahme, um während der Mahlzeit eine möglichst gute Wirkung zu erzielen (Pyridostigmin: Wirkbeginn 15–45 Minuten nach Einnahme, Wirkmaximum 2–4 Stunden nach Einnahme). Randomisierte kontrollierte Studien zur logopädischen Schlucktherapie liegen allerdings nicht vor.

## 6.3.12 Myopathien

### Logopädische Schlucktherapie

In einem Cochrane-Review aus dem Jahr 2004 konnten keine Studien identifiziert werden, die zu diesem Zeitpunkt auf adäquate Weise (= randomisierte oder quasi-randomisierte kontrollierte Studien) logopädische Therapieverfahren zur Dysphagiebehandlung chronischer Muskelerkrankungen (Myopathien) evaluiert hatten. Es konnten

zur herkömmlichen logopädischen Schluckt-therapie angewendet werden. Entscheidend für den Einsatz in der klinischen Praxis wird eine Verbesserung von Effektstärke und Wirkdauer durch Optimierung der Stimulationsprotokolle in weiteren Studien an größeren Patientenkollektiven sein.

## Exkurs: Zelluläre Mechanismen stimulationsinduzierter neuronaler Plastizität

Die Fähigkeit zur dynamischen Anpassung der Eigenschaften neuronaler Netzwerke hängt von zwei Formen der zellulären Plastizität ab: Veränderungen membrangebundener neuronaler Erregbarkeit (intrinsische Plastizität) und Veränderungen der synaptischen Interaktion zwischen den Nervenzellen (synaptische Plastizität). Erstere wird überwiegend durch die Eigenschaften spannungsabhängiger Ionenkanäle in der Nervenzellmembran bestimmt. Die Mechanismen synaptischer Plastizität sind sowohl funktioneller Art (Rekrutierung inaktiver Synapsen, Veränderung synaptischer Übertragungseffizienz) als auch struktureller Natur (Aussprossung von Axonen und Bildung neuer Synapsen; Siebner et al. 2007). Die so entstehende anhaltende Bahnung (Langzeitpotenzierung, LTP) oder Hemmung (Langzeitdepression, LTD) der neuronalen Interaktion gilt als Grundlage für Lern-, Gedächtnis- und Rehabilitationsprozesse. Sie lässt sich in verschiedenen Kortexregionen mit den jeweils geeigneten Stimulationsverfahren und -protokollen gezielt induzieren (Webster et al. 2006, Reis et al. 2008, Ziemann et al. 2008). Da die Fokalität der Technik aus physikalischen Gründen begrenzt ist, moduliert jede transkranielle Stimulation zwangsläufig die neuronale Aktivität in einem größerflächigen Kortexareal. Durch transsynaptische Fortleitung der neuronalen Exzitation, z.B. über transkallosale oder kortikosubkortikale Fasern, werden auch funktionell verbundene, entfernter liegende Hirnregionen beeinflusst (Lang et al. 2005).

## 6.4.1 Transkranielle Magnetstimulation

Die transkranielle Magnetstimulation (TMS) basiert auf dem physikalischen Prinzip der elektromagnetischen Induktion. Eine stromdurchflossene Spule erzeugt immer ein orthogonal orientiertes Magnetfeld. Wird eine TMS-Spule über dem zu reizenden Zielareal auf der Kopfoberfläche platziert und ein elektrischer Stimulationspuls appliziert, hörbar als ein charakteristisches Knackgeräusch, wird durch Änderung des entsprechenden magnetischen Feldes in den nahe der Spule lokalisierten kortikalen Neuronen ein Ionenfluss induziert. Dieser löst wiederum ein Aktionspotenzial aus, das über efferente Bahnen weitergeleitet wird. Die Reizantwort lässt sich als motorisch evoziertes Potenzial (MEP) über der zugehörigen peripheren Muskulatur elektromyografisch ableiten.

Das Verfahren findet in Studien sowohl diagnostisch als auch therapeutisch Anwendung. So lässt sich der Effekt einer experimentellen Intervention (z.B. der EPS, s.u.) anhand eines Vorher-Nachher-Vergleichs der mittels TMS auslösbaren MEP-Amplituden kontrollieren. Eine Zunahme spricht für eine Fazilitation kortikofugaler Bahnen, eine Amplitudenreduktion für eine Inhibition. Durch systematische Applikation von TMS-Reizen an verschiedenen Punkten über der Schädelkalotte lassen sich zudem kortikale Repräsentationsareale definierter Muskel(-gruppen) erfassen: Kann am Zielmuskel ein MEP abgeleitet werden, ist dieser im stimulierten Hirnareal repräsentiert. Mit dieser Methodik konnten Hamdy und Mitarbeiter (1996) nachweisen, dass der Schluckakt im sensomotorischen Kortex bilateral asymmetrisch repräsentiert ist, und postulierten daher eine individuelle

»schluckdominante« Hemisphäre unabhängig von der Händigkeit. Zudem stellten sie eine somatotope Anordnung der am Schluckakt beteiligten Muskulatur fest. Die oralen Muskeln scheinen anterolateral der pharyngelen Muskulatur repräsentiert zu sein, die wiederum anterolateral der Ösophagusmuskulatur liegt.

Mit der repetitiven TMS (rTMS) lässt sich eine Funktionsänderung bewirken, die über die Dauer eines Einzelreizes hinausgeht und in der Größenordnung von Minuten bis Stunden liegt. Bei dieser Methode wird eine Reizserie mit konstanter Wiederholungsrate auf den Zielort im Gehirn appliziert. Grob unterschieden werden eine niederfrequente rTMS $\leq$ 1 Hertz von der hochfrequenten rTMS mit Frequenzen um 5–50 Hz. 1 Hz-rTMS führt zu einer Abnahme kortikospinaler Erregbarkeit und ermöglicht in Studien an gesunden Probanden das Setzen zeitlich und örtlich begrenzter, funktioneller »virtueller« Läsionen. Ziel eines solchen Experimentes ist es, die Rolle des entsprechenden Kortexareals bei einer definierten Hirnfunktion, z. B. dem Schlucken, zu charakterisieren. Mistry und Mitarbeiter (2007) erbrachten so einen neuen Hinweis auf das Vorliegen einer Hemisphärendominanz beim Schluckakt. Sie setzten mit 1 Hz-rTMS eine unilaterale virtuelle Läsion in das kortikale Schluckareal gesunder Probanden, die mit einer nachweisbaren Verschlechterung der Testergebnisse in einer Schluckreaktionszeit-Aufgabe einherging. Dies war jedoch nur dann der Fall, wenn die Läsion in der zuvor ermittelten »schluckdominanten« Hemisphäre erzeugt wurde. Hochfrequente rTMS $\geq$ 5 Hz führt hingegen zu einer Fazilitation und ist somit potenziell therapeutisch einsetzbar. Bezogen auf den Schluckakt scheint der optimale Effekt bei einer Stimulationsfrequenz von 5 Hz zu liegen. So lässt sich eine längerfristig erhöhte Erregbarkeit des pharyngealen Motorkortex mit einem Maximum eine Stunde post interventionem nach 100 rTMS-Pulsen bei 5 Hz, nicht aber nach 1 oder 10 Hz nachweisen (Gow et al. 2004). In einer Nachfolgestudie gelang es derselben Arbeitsgruppe, eine virtuelle Läsion im Schluckkortex, die mit einer entsprechenden funktionellen Verschlechterung einherging, durch nachfolgende kontraläsionell angewendete 5-Hz-rTMS, nicht aber durch Schein-rTMS zu »therapieren« (Jefferson et al. 2009).

Da die initiale klinische Besserung einer schlaganfallbedingten Dysphagie wahrscheinlich von einer Reorganisation der intakten Hemisphäre ausgeht (Hamdy et al. 1998), erscheint in diesem Fall eine bevorzugte Stimulation der kontraläsionellen Seite sinnvoll. Zudem ist in der betroffenen Gehirnhälfte weniger intaktes Hirngewebe verblieben, das therapeutisch beeinflussbar ist. In einer placebokontrollierten, randomisierten Pilotstudie an 26 dysphagischen Schlaganfallpatienten konnte jedoch auch nach Stimulation der betroffenen Hemisphäre ein positiver Effekt nachgewiesen werden. Nach einer fünftägigen Phase mit täglicher Applikation von jeweils 300 3-Hz-rTMS-Pulsen auf das ösophageale Kortexareal zeigte die tatsächlich stimulierte Gruppe signifikant bessere Ergebnisse auf der »Dysphagia Outcome and Severity Scale« (O'Neil et al. 1999). Dieser Effekt war in einer Follow up-Untersuchung nach zwei Monaten weiterhin sichtbar (Khedr et al. 2009). Bei ähnlichem Studiendesign, jedoch bihemisphärischer rTMS zeigten Patienten mit Hirnstamminfarkt entsprechende Ergebnisse (Khedr et al. 2010).

gruppe (Verbesserung um 2,60 vs 1,25 Punkte, p < 0,019; Kumar et al. 2011).

Die transkranielle Gleichstromstimulation (tDCS) kann bei Patienten mit neurogenen Dysphagien über eine Exzitation des Schluckkortex potenziell zu einer klinischen Verbesserung der Schluckfunktion führen. In einer Pilotstudie zur schlaganfallbedingten Dysphagie zeigten sich positive Effekte bei Patienten mit Hemisphäreninfarkten.

## 6.4.3 Elektrische Pharynxstimulation

Die sensorische Stimulation des Mund- und Rachenraums durch taktile, thermale, aber auch gustatorische oder olfaktorische Reize wird seit längerem in der funktionellen Dysphagietherapie angewendet. Auch eine elektrische Reizung rezeptiver oropharynealer Areale kann zu einer Erhöhung der kortikalen Erregbarkeit führen, also neuromodulatorisch auf das Schlucknetzwerk einwirken. In einem ersten Therapieversuch behandelten Park und Mitarbeiter (1997) vier Patienten mit einer chronischen Dysphagie nach Schlaganfall. Sie stimulierten den weichen Gaumen mit Elektroden, die auf einer speziell angepassten Prothese befestigt waren. Bei zwei Patienten trat eine Besserung der Schluckfunktion ein.

Bei dem von Hamdy und Mitarbeitern (1998) entwickelten Verfahren der elektrischen Pharynxstimulation (EPS) werden Zungengrund und Pharynxhinterwand über einen transnasal oder oral eingeführten dünnen Katheter, der mit einem Paar bipo-

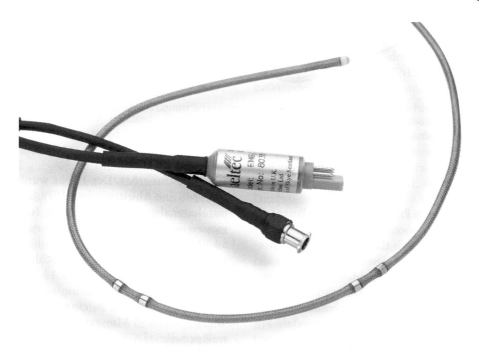

**Abb. 6.2:** Katheter mit bipolaren Ringelektroden für die elektrische Pharynxstimulation. Abdruck mit freundlicher Genehmigung der Firma Gaeltec Ltd.

larer Ringelektroden bestückt ist, sensibel elektrisch gereizt (► **Abb. 6.2**). Dieses Instrument ist ebenfalls zur Ableitung des intrapharyngealen EMG nutzbar (so geschehen in den oben erwähnten TMS-Studien). Die korrekte Elektrodenlage ca. 14–16 cm aboral (15–17 cm bei transnasaler Positionierung) kann manometrisch oder elektromyografisch kontrolliert werden.

Die optimale Stimulationsintensität (mA) wird aus der individuell bestimmten Wahrnehmungs- (WS) und Toleranzgrenze (TG) nach der Formel WS+0,75(TG-WS) errechnet.

In einer ersten Studie an Normalprobanden ließen sich Exzitabilität und Repräsentationsareal des pharyngealen Motorkortex mit diesem Verfahren für mindestens 30 Minuten steigern (Hamdy et al. 1998). In der Folgestudie an Gesunden und Schlaganfallpatienten mit Dysphagie zeigte sich ein zeit- und frequenzabhängiger Wirkeffekt: Die größten Veränderungen der MEP-Amplituden und der Hirnaktivierung im funktionellen MRT erzielte eine zehnminütige Stimulation bei 5 Hz (280 V, Pulsdauer 0,2 ms). Eine Frequenz von 1 Hz sowie Behandlungszeiten von 5 oder 20 Minuten führten zu weniger guten Resultaten. Frequenzen von 10, 20 oder 40 Hz hatten sogar einen gegenteiligen Effekt. Bei den zehn untersuchten Patienten fanden sich eine Stunde nach Stimulationsende signifikante Verbesserungen bei der Schluckreflextriggerung und der pharyngealen Transitzeit sowie eine Abnahme der Aspirationshäufigkeit (Fraser et al. 2002).

Bemerkenswerterweise zeigt ähnlich der TMS auch hier eine Frequenz von 5 Hz den größten Effekt, was zumindest vermuten lässt, dass die verantwortlichen kortikalen Mechanismen ähnlich sind (Barritt et al. 2009). Die Folgen einer virtuellen rTMS-induzierten Läsion im pharyngealen Motorkortex konnten in einer weiteren Studie sowohl bezogen auf das Abschneiden in einem Schlucktest als auch auf die gemessene kortikale Erregbarkeit durch einmalige EPS behoben werden. Im nächsten Schritt erhielten 50 dysphagische Schlaganfallpatienten einmal täglich für einen Zeitraum von drei Tagen eine EPS. Verglichen mit der Kontrollgruppe sank die Aspirationshäufigkeit signifikant, die Kostform konnte schneller normalisiert werden und auch die Krankenhausverweildauer war kürzer (Jayasekeran et al. 2010). Infolge dieser vielversprechenden Ergebnisse ist eine große multizentrische Studie zur Anwendung eines pharyngealen Elektrostimulationsgeräts (STEPS-Studie, Firma Phagenesis) bei der schlaganfallbedingten Dysphagie in Planung.

Eine sensible elektrische Stimulation der leichter zu erreichenden vorderen Gaumenbögen entsprechend Parks initialem Vorschlag scheint weniger effektiv. Zwar wurde an Gesunden eine gesteigerte kortikobulbäre Exzitabilität bewirkt, die nach einer Stunde ihr Maximum erreichte (Power et al. 2004). Aber weder bei diesen Probanden noch bei einem Kollektiv von Schlaganfallpatienten konnte eine Verbesserung der Schluckfunktion erzielt werden (Power et al. 2004, 2006).

---

Die elektrische Pharynxstimulation (EPS) führt zu einer gesteigerten Exzitabilität des Schluckkortex und dadurch potenziell zu einer klinischen Verbesserung der Schluckfunktion von Patienten mit neurogener Dysphagie. In einer Pilotstudie an 50 Patienten mit schlaganfallbedingter Dysphagie konnten mittels EPS im Vergleich zu einer Scheinstimulation die Aspirationshäufigkeit gesenkt, die Kostform schneller normalisiert und die Krankenhausverweildauer verkürzt werden. Die sensible elektrische Gaumenbogenstimulation führte bei dysphagischen Schlaganfallpatienten nicht zu einer klinischen Verbesserung der Schluckfunktion.

## 6.4.4 Neuromuskuläre Elektrostimulation

Von der elektrischen Stimulation mit dem Ziel der Neuromodulation ist die funktionelle neuromuskuläre Elektrostimulation (NMES) abzugrenzen. Bei diesem Verfahren werden motorische Nervenfasern mit dem Ziel gereizt, eine direkte Kontraktion des dazugehörigen Muskels hervorzurufen. In der Dysphagietherapie soll auf diese Weise vor allem eine Verbesserung der Larynxelevation bzw. des Glottisschlusses erreicht werden. Verschiedene transkutane (Ludlow 2010), intramuskuläre und sogar implantierte »Neuroprothesen« (Tyler 2007) mit unterschiedlichen Zielmuskeln und variierenden Stimulationsparametern wurden bisher vorgeschlagen, die Resultate sind jedoch derzeit noch nicht überzeugend. Eine deutschsprachige Übersicht findet sich bei Seidl et al. (2009). Die Schwierigkeit besteht darin, einen Stimulationsort zu wählen, dessen gezielte Reizung eine spezifische, annähernd physiologische Muskelkontraktion hervorruft und so den natürlichen Bewegungsablauf unterstützt. Die funktionelle Elektrostimulation bewirkt eine synchrone Muskel(-faser-)aktivierung und wird somit der Komplexität des Schuckvorgangs, der aus einer fein abgestimmten Bewegungskette asynchroner Muskel(-faser-)kontraktionen besteht, noch nicht gerecht (Steele et al. 2007).

Für besonders viel Diskussionsstoff sorgte die von Freed und Mitarbeitern (2001) erstmalig vorgeschlagene Variante der transkutanen Elektrostimulation, die nun unter dem Produktnamen VitalStim© vermarktet wird. Hierbei werden zwei Elektrodenpaare bilateral auf Höhe des Zungenbeins bzw. am Zungenbein und in der Mittellinie darunter über dem Kehlkopf angebracht. In dieser Position soll das Gerät den vorderen Bauch des M. digastricus und den M. thyrohyoideus stimulieren. Voreingestellt sind eine Frequenz von 80 Hz und eine Impulsdauer von 300 µs, eine tägliche Anwendung für eine Stunde wird angeraten. Die Stromstärke lässt sich zwischen 2,5 und 25 mA je nach Akzeptanz des Patienten variieren, sollte laut Herstellerempfehlung jedoch so hoch wie möglich gewählt werden. In der Pilotstudie wurde dieses Verfahren mit der taktilen Kältestimulation der Gaumenbögen durch einen eisgekühlten Spiegel verglichen und zeigte den deutlich größeren Effekt, da bei 98 % der Patienten eine klinische Besserung eintrat. Die Ergebnisse sind jedoch wegen erheblicher methodischer Mängel (keine Patientenrandomisierung, Schluckstörungen verschiedener Genese, unterschiedliche Therapiedauer, Verwendung eines ebenfalls nicht evidenzbasierten Therapieverfahrens zum Vergleich, nicht validierter Outcome-Score) mehrfach scharf kritisiert worden (Logemann 2007). Es wurde eine weitere prospektive Studie an Patienten mit mittel- bis schwergradiger Dysphagie infolge verminderter Larynxelevation durchgeführt (Leelamanit et al. 2002). Unter der Behandlung, einer schlucksynchronisierten elektrischen Stimulation des M. thyrohyoideus, verbesserte sich in 20 von 23 Fällen die Dysphagie. Bei dieser methodisch ebenfalls in verschiedener Hinsicht zu kritisierenden Untersuchung fehlte jedoch eine Kontrollgruppe. Die Ergebnisse von Freed und Mitarbeitern wurden inzwischen durch eine andere Arbeitsgruppe repliziert (Lim et al. 2009). Diese Autoren verglichen zwei Kollektive von Schlaganfallpatienten, die entweder nur mit der taktil-thermalen Stimulation oder zusätzlich mit transkutaner Elektrostimulation behandelt wurden. In beiden Gruppen zeigte sich eine Besserung der Dysphagie, die bei den Patienten mit zusätzlicher Elektrostimulation jedoch signifikant stärker ausfiel. Auf eine Kontrollgruppe ohne Intervention zur Beurteilung des Spontanverlaufes wurde abermals verzichtet. Weitere Untersuchungen kamen zu sehr unterschiedlichen Ergebnissen, eine

Übersicht hierzu findet sich bei Ludlow (2010). Insgesamt konnte ein Nutzen der transkutanen Elektrostimulation nicht eindeutig belegt werden. An gesunden Probanden ließ sich z.B. auch nach zweiwöchiger NMES-Behandlung keine Beeinflussung der submentalen EMG-Aktivität feststellen (Suiter et al. 2006). Der traditionellen Dysphagietherapie war die transkutane Elektrostimulation in zwei weiteren Untersuchungen nicht überlegen (Kiger et al. 2006, Bulow et al. 2008). Humpert und Mitarbeiter (2006) stellten bei verschiedenen Elektrodenmontagen sogar eine Abnahme der videofluoroskopisch anhand der »National Institutes of Health-Swallowing Safety Scale« eingeschätzten »Sicherheit des Schluckens« fest, da die Stimulation die Kehlkopfhebung entgegen der Intention verringerte. Seidl und Mitarbeiter (2009, S. 772) kommen angesichts dieser Studienergebnisse zu dem Fazit: »Das grundsätzliche Problem bei dem Verfahren der transkutanen Elektrostimulation ist, dass das zugrunde liegende Therapieprinzip, also ob eine funktionelle Stimulation oder eine Neuromodulation vorliegt, nicht bekannt ist«. Die neuromuskuläre Elektrostimulation kann deshalb derzeit nicht als Standardverfahren zur Dysphagietherapie empfohlen werden (Clark et al. 2009).

Die neuromuskuläre Elektrostimulation (NEMS) soll über eine Reizung motorischer Nervenfasern eine direkte Kontraktion von Schluckmuskeln bewirken und dadurch zu einer Verbesserung von Larynxelevation bzw. Glottisschluss führen. Aufgrund der unzureichenden Studienlage mit sehr widersprüchlichen Ergebnissen kann die NEMS derzeit nicht als Verfahren zur Behandlung neurogener Dysphagien empfohlen werden.

# 7 Ernährungsmedizinische Aspekte neurogener Dysphagien

## 7.1 Einführung

Die wichtigste und gravierendste Komplikation der neurogenen Dysphagie ist zweifelsohne die Aspirationspneumonie, die möglichst vermieden werden sollte. Die bei akuter neurogener Dysphagie häufigste adaptive Therapiemaßnahme ist in diesem Zusammenhang die Einschränkung der oralen Nahrungs- und Flüssigkeitszufuhr, die bei subakuter und chronischer neurogener Dysphagie auch von den Betroffenen selbst oft mehr oder weniger unbewusst durchgeführt wird (Foley et al. 2009). Allerdings kann diese Einschränkung der oralen Nahrungs- und Flüssigkeitsaufnahme zu einer unzureichenden Nährstoffaufnahme führen, die je nach Ausprägung und Ernährungsstatus bereits nach kurzer Zeit eine klinische Verschlechterung und Verringerung der funktionellen Reserven des Patienten bewirkt. Insbesondere eine unzureichende Flüssigkeitsaufnahme kann innerhalb weniger Tage den Zustand eines Patienten dramatisch verschlechtern. Aber auch eine zu geringe Energie- und Proteinaufnahme kann bereits kurz- und mittelfristig weitreichende Konsequenzen für den Patienten und dessen Rehabilitationsfähigkeit mit sich bringen (Finestone et al. 1996). Für zahlreiche physiologische Funktionen und Parameter, von der Wundheilung über die Immunabwehr bis hin zu Stimmung und Vigilanz, sind die ungünstigen Auswirkungen einer unzureichenden Nährstoffversorgung dokumentiert. Bei Patienten mit chronisch-progredienten neurologischen Erkrankungen und Schlaganfallpatienten tritt hier insbesondere die Beeinträchtigung der Muskelfunktion in den Vordergrund. So tragen nicht nur Lähmungen und allgemeine Immobilität, sondern auch eine unzureichende Energie- und Proteinaufnahme wesentlich zum Verlust von Muskelmasse und -kraft bei und können damit die Funktionalität und Rehabilitationskapazität der Patienten stark beeinträchtigen (Biolo et al. 2007).

## 7.2 Pathophysiologie der Mangelernährung

In zahlreichen epidemiologischen Studien ließ sich für ältere Menschen und chronisch Kranke ein enger Zusammenhang zwischen Mortalität und Gewichtsverlust bzw. einem niedrigen Body-Mass-Index (BMI) nachweisen (Newman et al. 2001, de Groot et al. 2009). Regelhaft hatten in solchen Studien Personen ohne Gewichtsverlust und solche mit höherem Ausgangsgewicht die bessere Überlebensprognose, was inzwischen als sogenanntes *Adipositas-Paradox* allgemeine Akzeptanz gefunden hat (Fonarow et al. 2007). Dabei bleibt jedoch festzustellen, dass der Dynamik des Gewichtsverlaufs eine viel größere Bedeutung zukommt als der statischen Höhe des Gewichts. Die Definition der Deutschen Gesellschaft für Ernährungsmedizin (DGEM) spricht in diesem Zusammenhang von krankheitsassoziiertem Gewichtsverlust, wobei die Übergänge zur Kachexie fließend sind. Welche Mechanismen bei einer unzureichenden Nährstoffaufnahme mit konsekutivem Gewichtsverlust zu solch gravierenden Folgen wie einer erhöhten Mortalität führen, wird zurzeit noch erforscht. Es wird aber angenommen, dass die Abnahme der Muskelmasse und die hieraus resultierenden funktionellen Einschränkungen eine wesentliche Rolle spielen. So führt eine verringerte Muskelkraft beispielsweise zu Gangunsicherheit und einer Zunahme von Sturzereignissen (Panula

et al. 2011). In tierexperimentellen wie auch humanen Studien konnte eine enge Korrelation der Muskelmasse mit der quantitativen und qualitativen Proteinaufnahme gezeigt werden (Aubertin-Leheudre et al. 2009). Insbesondere der funktionell ungünstige Effekt von Bettruhe auf die Muskelmasse ließ sich in experimentellen Arbeiten durch eine ausreichende Proteinaufnahme reduzieren (Ferrando et al. 2010). Bei Schlaganfallpatienten konnte gezeigt werden, dass nicht nur eine unzureichende Nahrungsaufnahme den Krankheitsverlauf verschlechtert, sondern auch eine vorbestehende Malnutrition ein unabhängiger Risikofaktor für ein schlechtes Behandlungsergebnis ist (Yoo et al. 2008). Ziel des Ernährungsmanagements bei neurogenen Dysphagien ist daher eine auf alle Nährstoffe bezogen bedarfsdeckende Ernährung, die, sofern sie peroral nicht möglich ist, über andere Wege sichergestellt werden sollte.

## 7.3    Diagnostik der Ernährungssituation

Die Diagnostik der Ernährungssituation von Patienten mit neurogener Dysphagie sollte zwei Kernfragen berücksichtigen:

> 1. Wie ist der aktuelle Ernährungszustand des Patienten?
> 2. Wie groß ist das Flüssigkeits-, Energie- und Proteindefizit angesichts der aktuellen Nahrungszufuhr und des aktuellen Nährstoffbedarfs?

Zur Klärung der ersten Frage wird in der Medizin gewöhnlich der BMI herangezogen, der jedoch bei chronisch Kranken und älteren Patienten kaum mit der Patientenprognose assoziiert und zur Beurteilung des Er-

nährungsstatus wenig geeignet ist. Auch übergewichtige, also vermeintlich überernährte Patienten befinden sich im Krankheitsfall häufig in einem schlechten Ernährungszustand, der nicht durch den BMI, wohl aber durch einen dokumentierten Gewichtsverlust widergespiegelt wird. In diesem Zusammenhang empfiehlt die Europäische Gesellschaft für Klinische Ernährung und Stoffwechsel (ESPEN) in ihren Leitlinien mehrere Screening-Instrumente, die jeweils für unterschiedliche Populationen validiert sind (Kondrup et al. 2003): der MUST (Malnutrition Universal Screening Tool) -Score vorwiegend für den ambulanten Bereich, der NRS 2002 (Nutritional Risk Screening) für den akutmedizinischen klinischen Bereich und der MNA (Mini Nutritional

Assessment) in seiner Lang- und Kurzform für ältere Patienten. Für den klinischen Alltag empfehlen die Autoren neben einer Gewichtsmessung insbesondere die Implementierung des NRS 2002, da dieser bei Kenntnis der Patientensituation ohne großen Aufwand in wenigen Sekunden durchführbar ist (Kondrup et al. 2003).

Zur Beantwortung der zweiten Frage können Ernährungsprotokolle basierend auf Tellerdiagrammen herangezogen werden, die einen semiquantitativen Eindruck vermitteln. Genauer ist die detaillierte Protokollierung der Nahrungsaufnahme des individuellen Patienten über möglichst mehrere Tage mit Berechnung der Energie und Proteinzufuhr durch eine Ernährungsfachkraft. Die Flüssigkeitszufuhr wird ohnehin fast regelhaft von den Pflegefachkräften protokolliert und bilanziert. Für die anschließende Therapieplanung zu verwerten sind die Ergebnisse solcher Ernährungsprotokolle allerdings nur, wenn der tatsächlichen Nährstoffzufuhr auch der tatsächliche Bedarf gegenübergestellt wird. Zur Errechnung des täglichen Energiedefizits kann der Nährstoffbedarf nach der allgemein anerkannten Harris-Benedict-Formel errechnet werden,

in die Körpermasse, Größe und Alter des Patienten als wesentliche Einflussfaktoren des Grundumsatzes eingehen. Für den klinischen Alltag ermöglicht jedoch auch die Faustregel von 30 ml Flüssigkeitsbedarf pro Kilogramm Körpergewicht und Tag sowie 30 kcal Energiebedarf pro kg Körpergewicht und Tag eine für die Einleitung einer entsprechenden Therapie ausreichende Einschätzung des Nährstoffbedarfs. Diese groben Schätzwerte müssen allerdings individuell der körperlichen Aktivität des Patienten und der metabolischen Krankheitsaktivität angepasst werden und einen bereits erfolgten Gewichtsverlust berücksichtigen, wobei Werte zwischen 24 kcal und 36 kcal/kg KG/d für die meisten Patienten eine realistische Spanne darstellen.

> Faustregel für den Energie- und Flüssigkeitsbedarf:
> 30 kcal/kg KG/d und 30 ml/kg KG/d Die Werte beziehen sich auf das Zielgewicht und müssen unter Berücksichtigung von körperlicher Aktivität und metabolischer Krankheitsaktivität individuell angepasst werden.

## 7.4  Therapie der Mangelernährung

Die Therapie bzw. Kompensation einer Ernährungsstörung sollte grundsätzlich dem Nährstoffbedarf, der Patientenprognose und der Art der Dysphagie angepasst sein. Für die grundsätzliche Planung der Ernährungstherapie stellen sich fünf Kernfragen:

1. Wird sich die Dysphagie und damit die Nahrungszufuhr voraussichtlich kurzfristig verbessern?
2. Welche Konsistenzen können ohne relevantes Aspirationsrisiko sicher geschluckt werden?
3. Wie groß ist das tägliche Energie-, Protein- und Flüssigkeitsdefizit?
4. Wie ist die grundsätzliche Prognose des Patienten?

Für den Fall, dass eine künstliche Ernährung medizinisch indiziert ist, bestimmt eine weitere wichtige Frage das therapeutische Handeln:

5. Wie lautet der (mutmaßliche) Patientenwille bzgl. einer indizierten künstlichen Ernährung in dieser konkreten Situation?

Die Antworten auf diese fünf Fragen sollten die Wahl der Art, Intensität und gegebenenfalls auch Invasivität der kompensatorischen Ernährungstherapie leiten. Ein *tägliches Energiedefizit von mehr als 800 kcal/d* lässt sich durch Maßnahmen wie Anreicherung der Nahrung und Supplementierung mittels hochkalorischer Trinknahrung in der Regel nicht längerfristig decken, sodass in diesen Fällen grundsätzlich die Frage nach einer künstlichen, vorzugsweise enteralen Ernährung besteht. Eine solche invasive Therapie ist natürlich nur sinnvoll, wenn die Dysphagie längerfristig bestehen wird und die Prognose des Patienten den Einsatz einer künstlichen Ernährung rechtfertigt. Dass hier, wie bei allen invasiven therapeutischen Maßnahmen, eine Zustimmungspflicht durch den Patienten oder seinen gesetzlichen Vertreter besteht und ein gegebenenfalls vorausverfügter Patientenwille bzgl. einer künstlichen Ernährung berücksichtigt werden muss, ergibt sich von selbst.

Die verschiedenen therapeutischen Möglichkeiten und die entsprechende Indikation werden im Folgenden dargestellt.

## 7.4.1 Orale Ernährungstherapie

Die orale Ernährungstherapie bei Patienten mit neurogener Dysphagie hängt im Wesentlichen von Art und Ausmaß der Schluckstörung und der neurologischen Grunderkrankung ab. Der Grad der neurogenen Dysphagie sollte durch eine logopädische Schluckuntersuchung und apparative Verfahren (insbesondere FEES und/oder VFSS) beurteilt werden. Bei einer schweren neuro-

genen Dysphagie, bei der keine Nahrungskonsistenz sicher geschluckt werden kann, muss künstlich ernährt werden (▶ Kap. 7.4.2).

**Vorbereitende Maßnahmen**

Einige Grundvoraussetzungen sollen beachtet werden, um den Schluckakt zu erleichtern. Eine gewisse Körperspannung ist für den optimalen Schluckakt notwendig. Dabei ist eine aufrechte Körperhaltung mit einem möglichst senkrechten Oberkörper von Vorteil. Der Patient sollte nach Möglichkeit auf einem stabilen Stuhl sitzen und beide Füße fest auf den Boden stellen oder sich im Bett aufrichten und wenn möglich mit den Füßen abstützen. Der Kopf soll gerade gehalten oder leicht nach vorne gebeugt werden (Kinn gerade oder gegen die Brust, langer Nacken). Eine entspannte, ruhige Atmosphäre ist wichtig, um ein Verschlucken durch Ablenkung zu vermeiden (Fernseher oder Radio ausschalten, ablenkende Gespräche vermeiden). Der Patient soll genügend Zeit zum Essen haben. Neben einer gut sitzenden Prothese ist auch auf eine gute Mundhygiene zu achten, damit z. B. Entzündungen und Schmerzen in der Mundhöhle den Schluckvorgang nicht zusätzlich erschweren.

Kleine Bissen und Schlucke können meist besser gehandhabt werden. Gekaut werden sollte so lange, bis die Speise eine breiige Konsistenz hat. Dadurch wird das Abschlucken erleichtert und die Aspiration von großen Nahrungsstücken verhindert. Der Patient soll erst alle Nahrungsreste abschlucken, bevor ein neuer Bissen oder Schluck genommen wird. Um dies zu überprüfen, kann entweder eine visuelle Inspektion erfolgen oder der Patient wird aufgefordert, direkt nach dem Schlucken zu phonieren (z. B. »ah«). Wenn die Stimme gurgelnd klingt, sollte der Patient husten und nachschlucken, um Nahrungsreste zu entfernten.

Ein schön angerichtetes Essen und ansprechender Geruch können helfen, den Appetit anzuregen. Dies ist bei der konsistenzadaptierten Kost besonders zu beachten. Breiige oder passierte Kost kann ansprechend auf dem Teller angerichtet, durch Förmchen oder mit dem Eisportionierer geformt werden. Beim Gedeck ist darauf zu achten, dass bei Bedarf Hilfsmittel zur Verfügung stehen und dass die Speisen bei Gesichtsfeldeinschränkungen so platziert werden, dass der Patient sie sehen kann. Nach dem Essen sollte der Patient 10–20 Minuten aufrecht sitzen bleiben, um das Risiko einer Regurgitation und nachfolgender Aspiration zu minimieren.

### Ess- und Trinkhilfen

Ess- und Trinkhilfen können dem Patienten die selbständige Flüssigkeits- und Nahrungsaufnahme erleichtern. Die Öffnung der Trinkgefäße sollte so geformt sein, dass der Kopf beim Trinken nicht nach hinten überstreckt werden muss. Auch Trinkbecher mit einer ausgestanzten Kerbe für die Nase können in diesem Zusammenhang sinnvoll sein. Für Patienten, die sich bei großen Volumina verschlucken, gibt es sog. *Dosierbecher*, bei denen ein eingebauter Einsatz die Schlucke vorportioniert. Weitere Trinkhilfen sind z. B. *Rillenbecher*, die griffiger sind und nicht so leicht aus der Hand rutschen, Becher mit *Trinkröhrchenaufsatz* oder *Trinkhalmhalter*. Esshilfen unterstützen vor allem Patienten mit eingeschränkter Hand- und Armfunktion. Nützlich sind z. B. *Teller mit Randerhöhung* oder *Brettchen mit Haltevorrichtung*, wenn nur ein Arm funktionstüchtig ist, *Antirutschunterlagen* für Patienten mit eingeschränkter Arm-/Handfunktion oder Koordinationsstörungen, *Warmhalte-*

*teller* für Patienten, die lange Zeit für dier Nahrungsaufnahme benötigen, oder *Bestecke mit Griffverdickung* zur leichteren Handhabung bei schwacher oder eingeschränkter Greiffunktion.

### Kostform und Lebensmittel

Bei der Wahl der richtigen Kostform und Lebensmittel müssen folgende Punkte beachtet werden:

- Elimination risikoreicher Lebensmittel
- richtige Konsistenz der Lebensmittel und Getränke
- Deckung des Energiebedarfs.

Folgende Lebensmittel und Getränke sind bei einer neurogenen Dysphagie aufgrund der Gefahr einer Aspiration ungeeignet (modifiziert nach Köhler et al. 2008):

*Gerichte mit gemischten Konsistenzen*, d. h. Mischung aus flüssiger oder breiiger und fester Phase wie z. B. Suppen oder Eintöpfe mit verschiedenen Einlagen, Joghurt mit Stücken, sehr saftiges frisches Obst (Fruchtsaft, weiches Fruchtfleisch, zähe/harte Schale). Auch auf *Lebensmittel mit stückigen Zusätzen* ist besser zu verzichten, wie z. B. Brot mit Körnern und Samen, Kuchen mit ganzen oder gehackten Nüssen oder Trockenfrüchten, Fleisch- und Wurstwaren mit groben Zusätzen, Saucen mit groben Zusätzen wie z. B. Gewürzkörner, Gemüsestückchen. Generell sollte bei der Auswahl der Lebensmittel darauf geachtet werden, dass sie sich gut zu einem Bolus formen lassen. *Schwer formbare Lebensmittel*, auf die verzichtet werden sollte sind z. B. Rohkostsalat, Reis, Pilze, roher Schinken; auch faserige Lebensmittel wie Spargel, Rhabarber und faseriges Fleisch zählen dazu. *Krümelige oder klebrige Lebensmittel* wie z. B. trockenes Gebäck, Kekse, Knäckebrot, Gebäck oder Süßigkeiten mit Zuckerkruste können einerseits schwer zu einem Nahrungsbolus geformt und weitertransportiert werden und andererseites ein Verschlucken fördern. Zwar können *Lebensmittel mit einem hohen Säureanteil* die Speichelproduktion anregen (gerade bei Patienten mit Xerostomie z. B. aufgrund von Bestrahlung oder Gabe von anticholinerg wirkenden Medikamenten), was für einen leichteren Weitertransport des Nahrungsbolus förderlich ist, jedoch ist ein Aspirieren von säurereichen Substanzen (säurereiches Obst und Gemüse, Säfte) für die Atemwege schädlich. Auch auf *stark gewürzte und scharfe Speisen* sollte verzichtet werden. *Schleimbildende Lebensmittel*, wie z. B. milchhaltige Produkte, Haferflockensuppe etc., können das Abschlucken erschweren. *Fetthaltige Nahrung und fette Flüssigkeiten*, z. B. auch Milchprodukte, können bei Aspiration problematisch sein, da die Alveolen geschädigt werden.

Andererseits ist ein Verzicht auf Milchprodukte gerade hinsichtlich der Sicherstellung einer ausreichenden Energie- und Proteinversorgung kritisch. *Kohlensäurehaltige Getränke* sollen vermieden werden, um ein Aufstoßen mit der Gefahr einer Regurgitation zu vermeiden.

Wenn aufgrund der Ergebnisse von klinischer Schluckuntersuchung sowie apparativer Dysphagiediagnostik klar ist, welche Konsistenzen sicher verzehrt werden können, sollten die Mahlzeiten dahingehend angepasst werden. Die Vorgehensweise mithilfe eines Stufenplans, anhand dessen die jeweiligen Schluckkoststufen ausgesucht werden, hat sich bewährt. Wichtig ist eine in regelmäßigen Abständen erfolgende Kontrolle, um bei Besserung der Schluckfunktion die nächste Stufe anzubieten und die Gefahr einer Mangelernährung zu minimieren.

**Beispiel eines Schluckkostplans (modifiziert nach Köhler et al. 2008)**

Stufe 1: Breiig, glatt und säurefrei
Geeignet sind Lebensmittel und Speisen, die sich fein passieren lassen und eine breiige Konsistenz besitzen. Frucht-, Gemüse-, Kartoffel- und Fleischpüree und Suppen ohne Milchanteil sind erlaubt. Die Suppen dürfen nicht dünner als die verordnete Getränkekonsistenz sein.
Im weiteren Verlauf können cremige, breiige milchhaltige Speisen oder Zutaten eingeführt werden, z. B. Grießbrei, Pudding, Joghurt ohne Stückchen, glatt gerührter Quark, eingeweichtes Brot ohne Rinde mit glattem Aufstrich.
Gerade auf der ersten Stufe ist eine Energie- und Nährstoffbedarfsdeckung oft sehr schwierig, weswegen der Ernährungszustand der Patienten genau überwacht werden muss.

Stufe 2: Weich, püriert
Zusätzlich zu den Speisen der ersten Stufe sind folgende Speisen erlaubt: Apfelmus, weiches Brot ohne Rinde, glatte Streichwurst oder -käse, Gelee, weiche Stärkeklöße, sehr weiche Kartoffeln und anderes Gemüse, gebundene glatte Suppen und Saucen, glatter, feuchter Kuchen ohne Stücke oder Nüsse.

Stufe 3:Übergangskost
Weiche Speisen, Weiß- und Mischbrot mit weicher Rinde, Streichbelag ohne Stücke, Körner oder Kräuter, Gelee, Marmelade, Honig, weicher Schnittkäse und Wurstaufschnitt, weiches Ei, Rührei, Kompott (Früchte ohne Haut), frisches Obst (weiche Banane, geschälte entkernte Birne, Pfirsich), sämige Suppen mit weichen Stücken, breite oder große, weich-

215

gekochte Nudeln, weichgekochtes Fleisch (nicht zu trocken, kein Wild), Würstchen ohne Haut, Fisch ohne Gräten, nicht paniert, weiches Gemüse.

Stufe 4: angepasste Normalkost
Kost, die auf Lebensmittel und Speisen, die für die 1. Stufe genannt werden, verzichtet.

## Andickung von Flüssigkeiten

Häufig können flüssige Speisen und Getränke nicht sicher geschluckt werden und müssen daher angedickt werden. Zu diesem Zweck gibt es Spezialprodukte, sogenannte *Andickungsmittel mit Bindemitteln* wie z. B. modifizierter Maisstärke, Guarkernmehl, Xanthan etc., mit denen die gewünschte sichere Konsistenz erreicht werden kann. Durch diese Zusätze verringert sich die Fließgeschwindigkeit und das sichere Abschlucken wird erleichtert. Es handelt sich dabei meist um *amylaseresistente Produkte*, damit sich Getränke, an denen länger getrunken wird, durch Speichelkontakt nicht wieder verflüssigen. Je nach gewünschter Konsistenz (nektar-, sirup-, puddingartig) wird Pulver zugegeben, umgerührt und ein paar Minuten gewartet, bis die gewünschte Konsistenz erreicht ist. Die Produkte sollen sparsam angewandt werden, da das Pulver oft nachdickt. Mittlerweile sind auch Zusätze erhältlich, mit denen milchhaltige Flüssigkeiten angedickt werden können. Die Aufnahme von angedickten Getränken, die oft nicht wie gewohnt schmecken, führt häufig zu einer reduzierten Flüssigkeitszufuhr, auf die besonders geachtet werden muss, weil die Gefahr einer Exsikkose besteht. Studien zeigen, dass Patienten, die angedickte Flüssigkeiten bekommen, ihren Flüssigkeitsbedarf häufig nicht decken (Whelan 2001, Vivanti et al. 2009).

## Ernährungstherapie bei Mangelernährung

Patienten mit neurogenen Dysphagien haben erwiesenermaßen ein höheres Risiko, eine Mangelernährung zu entwickeln (Foley et al. 2009). Die Gründe dafür sind z. B. Appetitlosigkeit, rasche Ermüdung beim Essen, schnell einsetzendes Sättigungsgefühl, verminderte Vigilanz und Vermeidung der oft mit Hustenattacken verbundenen Nahrungs- und Flüssigkeitsaufnahme. Die Energie- und Proteinaufnahme von Patienten, die konsistenzmodifizierte Kost erhalten, liegt oft bis zu 40 % unter dem Bedarf (Wright et al. 2005). Deshalb sollten frühzeitig Maßnahmen ergriffen werden, um den Patienten vor einer Mangelernährung zu schützen, da sich eine Mangelernährung negativ auf Lebensqualität, Funktionalität und Prognose auswirkt (Norman et al. 2008). Wenn möglich sollte bei jedem Patienten mit neurogener Dysphagie, der modifizierte Kost erhält, eine Ernährungsfachkraft zu Rate gezogen werden. Im Folgenden werden verschiedene Möglichkeiten aufgezeigt, um die Kalorien- und Nährstoffaufnahme von Patienten mit Ernährungsrisiko zu erhöhen.

## Lebensmittelauswahl und Nahrungsanreicherung

Bei der Lebensmittelauswahl und Kostzusammenstellung soll darauf geachtet werden, energie- und proteinreiche Mahlzeiten und Zwischenmahlzeiten anzubieten. Pflanzliche Öle, Sahne, Butter, Milchprodukte und Käse mit hohem Fettgehalt können die Energiezufuhr verbessern. Hochwertiges tierisches Eiweiß in Form von Fleisch, Fisch, Milchprodukten und Käse oder eine Kombination von tierischem und pflanzlichem Eiweiß (Milchprodukte und Getreide, Ei und Getreide etc.) sind für eine ausreichende Proteinzufuhr notwendig. Wenn dies allein nicht ausreicht, kann die Energie- und Nährstoffzufuhr mit speziellen Nährstoffsubstraten verbessert werden. Vor allem bei der Schluckkoststufe 1, die nur eine sehr eingeschränkte Kostauswahl zulässt und teilweise ohne Milchprodukte auskommen muss, ist dies relevant. Getränke sowie Suppen, Saucen, Breie und Cremes können mit Kohlenhydratpulver (z. B. Maltodextrin) angereichert werden. Das Pulver ist weitgehend geschmacksneutral, lässt sich gut einrühren und liefert ca. 38 kcal/10 g. Eine weitere Möglichkeit, die Energiezufuhr zu steigern, ist ein Fortifikation mit fettreichen Substraten. Dabei können kostengünstig Sahne, Butter, Creme fraiche und Pflanzenöle (Bsp: Sahne 30 kcal/10 g, Rapsöl 90 kcal/10 g) verwendet werden. Die Industrie bietet auch Fettemulsionen an (z. B. Calogen 45 kcal/10 ml). Zur Verbesserung der Eiweißzufuhr sind zahlreiche Proteinpräparate auf dem Markt erhältlich (z. B. Protein 88, 9 g Eiweiß/10 g Pulver, 37 kcal), die Suppen, Soßen und Kaltspeisen zugegeben werden können. Limitationen ergeben sich hinsichtlich der Menge, die in das Lebensmittel eingearbeitet werden kann und geschmacklich akzeptiert wird (z. B. Krümel, pelziger Geschmack).

Die Versorgung mit ausreichend Eiweiß ist wichtig, da der Körper ständig körpereigene Proteine abbaut und resynthetisiert. Bei einer Unterversorgung mit Protein greift er auf die körpereigenen Reserven zurück und hier v. a. auf die Muskelmasse, die den größten Aminosäuren-Pool des Körpers darstellt. Daraus resultiert eine Abnahme der Muskelmasse, in deren Folge Muskelkraft und Mobilität vermindert sind, sowie eine erhöhte Morbidität und Mortalität (Norman et al. 2008). Ältere Menschen sind davon in besonderem Maße betroffen.

## Trinknahrung

Wenn eine Anreicherung alleine nicht ausreicht, um den Energie- und Nährstoffbedarf zu decken, oder wenn ein globaler Nährstoffmangel vorliegt, kann eine vollbilanzierte Trinknahrung angeboten werden. Verschiedene Sorten sind erhältlich, wobei isokalorische Standardnahrungen mit Ballaststoffen sowie hochkalorische oder eiweißreiche Trinknahrungen am häufigsten angebracht sind. Mit 100 ml Trinknahrung können zwischen 100 und 240 kcal und 6–10 g Eiweiß sowie Vitamine und Mineralstoffe zugeführt werden. Speziell für Patienten mit Dysphagie wurden in den letzten Jahren neue Produkte mit breiigen und puddingartigen Konsistenzen entwickelt.

Die wissenschaftliche Evidenz hinsichtlich des Nutzens von Trinknahrung demonstriert der Cochrane-Review von Milne und Mitarbeitern, der den Effekt von Energie- und Proteinsupplementation bei älteren Menschen mit Ernährungsrisiko untersucht hat (Milne et al. 2009). Eingeschlossen wurden mehr als 10 000 Studienteilnehmer aus 62 Studien. Die Meta-Analyse zeigt, dass die Häufigkeit von Komplikationen bei hospitalisierten älteren Patienten durch den Einsatz von Trinknahrung reduziert werden konnte und auch das Mortalitätsrisiko bei mangelernährten älteren Patienten sank. Es ist anzunehmen, dass der in der Milne-Analyse gezeigte Nutzen auch bei älteren schluckgestörten Patienten mit Ernährungsrisiko erwartet werden kann. Während es keine Studien gibt, die den Nutzen von Trinknahrung direkt bei Patienten mit Schluckstörung untersuchen, liegen Studien an Patientengruppen vor, bei denen eine Schluckstörung häufig vorkommt. Die sog. FOOD-Studie, die an Schlaganfallpatienten (n = 4023) durchgeführt wurde, fand allerdings keinen Nutzen hinsichtlich der Selbstpflegefähigkeit oder der Mortalität im Gesamtkollektiv (Dennis et al. 2005). Jedoch muss kritisch angemerkt werden, dass in diese Studie nur Patienten eingeschlossen wurden, bei denen sich der jeweilige behandelnde Arzt im Vorfeld nicht über die adäquate Ernährungstherapie und insbesondere den Nutzen von Trinknahrung im Klaren war. Eine von Rabadi und Mitarbeitern (2008) publizierte Studie zeigte bei Schlaganfallpatienten in der Rehabilitation einen positiven Effekt einer hochkalorischen proteinreichen Trinknahrung auf den funktionellen Status im Vergleich zu einer isokalorischen Trinknahrung, nicht jedoch auf Gewicht und kognitiven Status.

## 7.4.2 Künstliche Ernährung

In Situationen, in denen eine ausreichende Ernährung per oral nicht möglich ist, wie z. B. im Falle einer schweren neurogenen Dysphagie, ist eine künstliche Ernährung indiziert, um einerseits das Risiko einer Aspirationspneumonie zu reduzieren und andererseits einer Dehydratation oder Mangelernährung vorzubeugen. Die Art der künstlichen Ernährung hängt davon ab, wie lange ernährt werden soll und ob der Gastrointestinaltrakt funktionstüchtig ist.

### Enterale Ernährung

Der Sondentyp für eine enterale Ernährung wird abhängig von der Art der Erkrankung und der erwarteten Dauer der Ernährung ausgewählt. Am häufigsten werden nasogastrale Sonden und die *perkutane endoskopische Gastrostomie (PEG)* angewandt. In speziellen Fällen kann auch eine jejunale oder duodenale Ernährung sinnvoll sein. *Nasogastrale Sonden* sind für den kurzzeitigen Einsatz bestimmt (bis 3 – 4 Wochen), da es bei einem längeren Einsatz zu Haut- oder Schleimhautläsionen kommen kann. Nach Anlage einer nasogastralen Sonde muss die korrekte Lage überprüft werden, entweder durch eine Röntgenkontrolle oder Aspiration des Mageninhalts mit Überprüfung des pH-Werts. Eine alleinige Überprüfung mittels Auskultation reicht nicht aus. Am besten sollte die Sondenlage zudem vor jedem Gebrauch überprüft werden, um eine Dislokation auszuschließen (verursacht durch den Patienten selbst, bei der Pflege, bei Husten oder Erbrechen). Bei Patienten mit gastralem Reflux, hoher Aspirationsgefahr, Dysfunktion oder Obstruktion des oberen Verdauungstrakts kann die Anlage einer *nasoduodenalen oder -jejunalen Sonde* erwogen werden. Bei einer Sondenernährung direkt in den Dünndarm sollte zu Beginn eine niedrige Zufuhrgeschwindigkeit gewählt werden, die im weiteren Verlauf gesteigert wird.

Bei akuten Schlaganfallpatienten mit schwerer neurogener Dysphagie ist beispielsweise eine nasogastrale Sonde indiziert (▶ Kap. 5.1), die bei einer Normalisierung des Schluckvorgangs rasch entfernt werden kann. Demgegenüber ist es bei Patienten mit einer neurogenen Dysphagie infolge chronisch progredienter neurologischer Erkrankungen, wie z. B. amyotrophe Lateralsklerose oder Morbus Parkinson, die eine weitere Verschlechterung der Schluckfunktion und des Allgemeinzustandes erwarten lassen, sinnvoller, eine langfristige Lösung mittels *PEG* zu wählen. Bei Schluckstörungen, die im Rahmen einer Demenz auftreten, muss individuell entschieden werden. Es gibt seltene Formen der Demenz, bei denen eine Schluckstörung relativ früh auftritt, bei der Alzheimer-Demenz tritt sie hingegen meist erst in den letzten Lebensjahren auf (▶ Kap. 6.3.2). Bei Patienten mit schwerer Demenz wird eine künstliche Ernährung nicht grundsätzlich empfohlen, da der klinische Nutzen nicht nachgewiesen ist, wobei dazu aus ethischen Gründen keine randomisierten kontrollierten Studien existieren. Bei der Anlage einer nasogastralen Sonde sind dünnlumige Sonden zu bevorzugen, solche mit einem Führungsdraht lassen sich leichter legen. Häufig müssen über die Sonde auch Medikamente gegeben werden, die ein Verstopfen begünstigen. Daher ist sorgfältiges Spülen vor und nach Medikamenten- und Sondenkostgabe außerordentlich wichtig. Eine PEG sollte nur gelegt werden, wenn eine künstliche Ernährung über einen Zeitraum von mehr als 3–4 Wochen notwendig ist oder eine nasogastrale Sonde nicht toleriert wird.

Die PEG wird endoskopisch gelegt und bereits drei Stunden nach der Anlage kann der Patient Flüssigkeit und Nahrung über die Sonde erhalten. Bei Patienten, die bis kurz vor dem Ereignis noch normal gegessen haben und die keine Mangelernährung aufweisen, kann zügig mit dem Kostaufbau begonnen werden (z. B. Schlaganfallpatienten). Bei Patienten hingegen, die über Wochen oder Monate nicht bedarfsdeckend gegessen haben und magelernährt sind, sollte ein langsamer Kostaufbau erfolgen. Dies reduziert die Gefahr eines sog. *Refeeding-Syndroms*, bei dem eine normale Nahrungszufuhr nach langen Phasen hypokalorischer Ernährung zu Stoffwechselentgleisungen führen kann, die potenziell lebensbedrohlich sind (Boateng et al. 2010).

Für die meisten Patienten ist eine isokalorische Standardnahrung mit Ballaststoffen (1 kcal/ml) ausreichend, in Fällen mit einem erhöhten Nährstoffbedarf, einer Flüssigkeitsrestriktion oder einem erhöhten Eiweißbedarf können hochkalorische oder eiweißreiche Sondennahrungen gewählt werden. Gerade Patienten mit neurogenen Dysphagien sollten über Tag ernährt werden und nicht in der Nacht. Zudem soll die Nahrung gleichmäßig über eine Pumpe zugeführt werden, um große Magenvolumina zu verhindern, die zu einer Regurgitation führen können.

Die *Blutzuckereinstellung* bei sondenernährten Diabetikern nach einem Schlaganfall gestaltet sich oft schwierig, da meist eine unphysiologische kontinuierliche Ernährung erfolgt. Hier sollte entweder eine

diskontinuierliche, bolusartige Sondenernährung mit einer hieran adaptierten Insulintherapie erfolgen, oder bei einer kontinuierlichen Ernährung überwiegend Verzögerungsinsulin, in der Akutphase auch ein Insulinperfusor, mit entsprechend engmaschigen Blutzuckerkontrollen eingesetzt werden.

Für weitere Informationen hinsichtlich der enteralen Ernährung wird auf die Leitlinien der Deutschen Gesellschaft für Ernährungsmedizin verwiesen (www.dge.de).

**Parenterale Ernährung**

Wenn Kontraindikationen für eine enterale Ernährung bestehen, wie eine schwer gestörte Verdauungsfunktion (z. B. Ileus, intestinale Ischämie) oder eine schwere Stoffwechsel- und Kreislaufstörung (z. B. diabetisches Koma, hepatisches Koma), sollte auf eine parenterale Ernährung zurückgegriffen werden (Löser 2011). Auch eine Kombination von parenteraler und enteraler Ernährung ist möglich, wenn Patienten ihren Energie- und Nährstoffbedarf allein mit enteraler Ernährung nicht decken können. Der enteralen Ernährung sollte jedoch der Vorzug gegeben werden, da sie die physiologischere Form der Nahrungszufuhr ist. Dadurch bleibt die Integrität der Darmmukosa erhalten, das Infektionsrisiko ist geringer und zudem ist sie kostengünstiger. Für eine kurzfristige parenterale Ernährung kann ein peripherer venöser Zugang gewählt werden, über den eine niederosmolare Nährlösung verabreicht wird. Bei einer längerfristigen parenteralen Ernährung sollte ein zentralvenöser Katheter verwendet werden.

Auch an dieser Stelle wird für weitere Information auf die Leitlinien für parenterale Ernährung der Deutschen Gesellschaft für Ernährungsmedizin verwiesen (www.dge.de).

# Literatur

(Auswahl aus den für dieses Buch herangezogenen Publikationen, vollständiges Literaturverzeichnis in ContentPLUS)

Aviv J, Murry T (2005) FEESST. Flexible Endoscopic Evaluation of Swallowing with Sensory Testing. San Diego, London: Plural Publishing Inc.

Aviv JE, Martin JH, Keen MS et al. (1993) Air pulse quantification of supraglottic and pharyngeal sensation: a new technique. Ann Otol Rhinol Laryngol 102: 777–780.

Aviv JE, Kim T, Sacco RL et al. (1998) FEESST: a new bedside endoscopic test of the motor and sensory components of swallowing. Ann Otol Rhinol Laryngol 107: 378–387.

Aviv JE (2000) Prospective, randomized outcome study of endoscopy versus modified barium swallow in patients with dysphagia. Laryngoscope 110: 563–574.

Aviv JE, Murry T, Zschommler A et al. (2005) Flexible endoscopic evaluation of swallowing with sensory testing: patient characteristics and analysis of safety in 1,340 consecutive examinations. Ann Otol Rhinol Laryngol 114: 173–176.

Awounou A, Stanschus S (2009) Untersuchung des Schluckaktes mittels Videofluoroskopie (VFS). In: Seidel S, Stanschus S (Hrsg.) Dysphagie-Diagnostik und -Therapie. Reihe DysphagieForum. Idstein: Schulz-Kirchner. S. 65–110.

Baijens LW, Speyer R (2009) Effects of therapy for dysphagia in Parkinson's disease: systematic review. Dysphagia 24: 91–102.

Bartolome G, Schröter-Morasch H (2010) Schluckstörungen. Diagnostik und Rehabilitation. 4. Aufl. München: Elsevier, Urban & Fischer.

Bastian RW (1993) The videoendoscopic swallowing study: An alternative and partner to the videofluoroscopic swallowing study. Dysphagia 8: 359–367.

Bogaardt H (2009) Einsatz von Oberflächen-EMG als Biofeedback in der Behandlung pharyngealer Schluckstörungen. In: Seidel S, Stanschus S (Hrsg.) Dysphagie – Diagnostik und Therapie. Reihe DysphagieForum. Idstein: Schulz-Kirchner; S. 199–215.

Bours GJ, Speyer R, Lemmens J et al. (2009) Bedside screening tests vs. videofluoroscopy or fibreoptic endoscopic evaluation of swallowing to detect dysphagia in patients with neurological disorders: systematic review. J Adv Nurs 65: 477–493.

Buchholz DW (1994) Neurogenic dysphagia: what is the cause when the cause is not obvious? Dysphagia 9: 245–255.

Carnaby-Mann G, Lenius K (2008) The bedside examination in dysphagia. Phys Med Rehabil Clin N Am 19: 747–768, viii.

Carnaby G, Hankey GJ, Pizzi J (2006) Behavioural intervention for dysphagia in acute stroke: a randomised controlled trial. Lancet Neurol 5: 31–37.

Castell JA, Castell DO (1993) Modern solid state computerized manometry of the pharyngoesophageal segment. Dysphagia 8: 270–275.

Colodny N (2002) Interjudge and intrajudge reliability in fiberoptic endoscopic evaluation of swallowing (FEES) using the penetration-aspiration scale: a replication study. Dysphagia 17: 308–315.

Daniels SK, McAdam CP, Brailey K et al. (1997) Clinical assessment of swallowing and prediction of dysphagia severity. Am J Speech Lang Pathol 6: 17–24.

Denk DM, Kaider A (1997) Videoendoscopic biofeedback: a simple method to improve the efficacy of swallowing rehabilitation of patients after head and neck surgery. ORL J Otorhinolaryngol Relat Spec 59: 100–105.

Dennis MS, Lewis SC, Warlow C (2005) Routine oral nutritional supplementation for stroke patients in hospital (FOOD): a multicentre randomised controlled trial. Lancet 365: 755–763.

Dodds WJ (1989) Physiology of swallowing. Dysphagia 3: 171–178.

Dodds WJ, Stewart ET, Logemann JA (1990) Physiology and radiology of the normal oral and pharyngeal phases of swallowing. AJR Am J Roentgenol 154: 953–963.

Dziewas R, Lüdemann P, Konrad C et al. (2001) Simple method for placing nasogastric tubes in patients with dysphagia. Lancet 358: 725–726.

Dziewas R, Soros P, Ishii R et al. (2003) Neuroimaging evidence for cortical involvement in the preparation and in the act of swallowing. Neuroimage 20: 135–144.

Dziewas R, Ritter M, Schilling M et al. (2004) Pneumonia in acute stroke patients fed by nasogastric tubes. J Neurol Neurosurg Psychiatry 75: 852–856.

Dziewas R, Warnecke T, Ritter M et al. (2006) Fatigable swallowing in myasthenia gravis – proposal of a standardized test and report of a case. J Clin Neuromusc Dis 8: 12–15.

Dziewas R, Warnecke T, Hamacher C et al. (2008 a) Do nasogastric tubes worsen dysphagia in patients with acute stroke? BMC Neurol. 8: 28.

Dziewas R, Warnecke T, Olenberg S et al. (2008 b) Towards a Basic Endoscopic Assessment of Swallowing in Acute Stroke – Development and Evaluation of a Simple Dysphagia Score. Cerebrovasc Dis 26: 41–47.

Dziewas R, Teismann IK, Suntrup S et al. (2009) Cortical compensation associated with dysphagia caused by selective degeneration of bulbar motor neurons. Hum Brain Mapp 30: 1352–1360.

Ertekin C, Pehlivan M, Aydogdu I et al. (1995) An electrophysiological investigation of deglutition in man. Muscle Nerve 18: 1177–1186.

Ertekin C, Aydogdu I, Yüceyar N (1996) Piecemeal deglutition and dysphagia limit in normal subjects and in patients with swallowing disorders. J Neurol Neurosurg Psychiatry 61: 491–496.

Ertekin C, Aydogdu I, Yuceyar N et al. (1998) Electrodiagnostic methods for neurogenic dysphagia. Electroencephalogr Clin Neurophysiol 109: 331–340.

Furlong PL, Hobson AR, Aziz Q et al. (2004) Dissociating the spatio-temporal characteristics of cortical neuronal activity associated with human volitional swallowing in the healthy adult brain. Neuroimage 22: 1447–1455.

Hales PA, Drinnan MJ, Wilson JA (2008) The added value of fibreoptic endoscopic evaluation of swallowing in tracheostomy weaning. Clin Otolaryngol 33: 319–324.

Hamdy S, Aziz Q, Rothwell JC et al. (1996) The cortical topography of human swallowing musculature in health and disease. Nat Med 2: 1217–1224.

Hamdy S, Aziz Q, Rothwell JC et al. (1997) Explaining oropharyngeal dysphagia after unilateral hemispheric stroke. Lancet 350: 686–692.

Hamdy S, Aziz Q, Rothwell JC et al. (1998) Recovery of swallowing after dysphagic stroke relates to functional reorganization in the intact motor cortex. Gastroenterology 115: 1104–1112.

Hamdy S, Rothwell JC, Aziz Q et al. (1998) Long-term reorganization of human motor cortex driven by short-term sensory stimulation. Nat Neurosci 1: 64–68.

Hamdy S, Rothwell JC, Brooks DJ et al. (1999) Identification of the cerebral loci processing human swallowing with H2(15)O PET activation. J Neurophysiol 81: 1917–1926.

Hamdy S, Jilani S, Price V et al. (2003) Modulation of human swallowing behaviour by thermal and chemical stimulation in health and after brain injury. Neurogastroenterol Motil 15: 69–77.

Heemskerk AW, Roos RA (2011) Dysphagia in Huntington's Disease: A Review. Dysphagia 26: 62–66.

Hill M, Hughes T, Milford C (2004) Treatment for swallowing difficulties (dysphagia) in chronic muscle disease. Cochrane Database Syst Rev CD004 303.

Hinchey JA, Shephard T, Furie K et al. (2005) Formal dysphagia screening protocols prevent pneumonia. Stroke 36: 1972–1976.

Jean A (2001) Brain stem control of swallowing: neuronal network and cellular mechanisms. Physiol Rev 81: 929–969.

Jefferson S, Mistry S, Michou E et al. (2009) Reversal of a virtual lesion in human pharyngeal motor cortex by high frequency contralesional brain stimulation. Gastroenterology 137: 841–849, 849 e841.

Kelly AM, Leslie P, Beale T et al. (2006) Fibreoptic endoscopic evaluation of swallowing and videofluoroscopy: does examination type influence perception of pharyngeal residue severity? Clin Otolaryngol 31: 425–432.

Kelly AM, Drinnan MJ, Leslie P (2007) Assessing penetration and aspiration: how do videofluoroscopy and fiberoptic endoscopic evaluation of swallowing compare? Laryngoscope 117: 1723–1727.

Kelly JH (2000) Management of upper esophageal sphincter disorders: indications and complications of myotomy. Am J Med 108 Suppl 4a: 43S–46S.

Knuijt S, Cup EH, Pieterse AJ et al. (2011) Speech pathology interventions in patients with neuromuscular diseases: a systematic review. Folia Phoniatr Logop 63: 15–20.

Kobayashi H, Nakagawa T, Sekizawa K et al. (1996) Levodopa and swallowing reflex. Lancet 348: 1320–1321.

Kondrup J, Allison SP, Elia M et al. (2003) ESPEN guidelines for nutrition screening 2002. Clin Nutr 22: 415–421.

Kondrup J, Rasmussen HH, Hamberg O et al. (2003) Nutritional risk screening (NRS 2002): a new method based on an analysis of controlled clinical trials. Clin Nutr 22: 321–336.

Kumar S, Wagner CW, Frayne C et al. (2011) Noninvasive brain stimulation may improve stroke-related dysphagia: a pilot study. Stroke 42: 1035–1040.

Lakshminarayan K, Tsai AW, Tong X et al. (2010) Utility of dysphagia screening results in predicting poststroke pneumonia. Stroke 41: 2849–2854.

Langmore SE, Schatz K, Olsen N (1988) Fiberoptic endoscopic examination of swallowing safety: a new procedure. Dysphagia 2: 216–219.

Langmore SE (1996) Dysphagia in neurologic patients in the intensive care unit. Semin Neurol 16: 329–340.

Langmore SE, Terpenning MS, Schork A et al. (1998) Predictors of aspiration pneumonia: how important is dysphagia? Dysphagia 13: 69–81.

Langmore SE (2001) Endoscopic evaluation and treatment of swallowing disorders. New York, Stuttgart: Thieme.

Langmore SE (2003) Evaluation of oropharyngeal dysphagia: which diagnostic tool is superior? Curr Opin Otolaryngol Head Neck Surg 11: 485–489.

Langmore SE, Olney RK, Lornen-Hoerth C et al. (2007) Dysphagia in patients with frontotemporal lobar dementia. Arch Neurol 64: 58–62.

Leder SB (1998) Serial fiberoptic endoscopic swallowing evaluations in the management of patients with dysphagia. Arch Phys Med Rehabil 79: 1264–1269.

Leder SB, Sasaki CT, Burrell MI (1998) Fiberoptic endoscopic evaluation of dysphagia to identify silent aspiration. Dysphagia 13: 19–21.

Logemann JA (1998) Evaluation and treatment of swallowing disorders. 2nd Edition. Austin: Pro-Ed.

Logemann JA, Veis S, Colangelo L (1999) A screening procedure for oropharyngeal dysphagia. Dysphagia 14: 44–51.

Logemann JA (2007) The effects of VitalStim on clinical and research thinking in dysphagia. Dysphagia 22: 11–12.

Logemann JA, Gensler G, Robbins J et al. (2008) A randomized study of three interventions for aspiration of thin liquids in patients with dementia or Parkinson's disease. J Speech Lang Hear Res 51: 173–183.

Martin R, Barr A, MacIntosh B et al. (2007) Cerebral cortical processing of swallowing in older adults. Exp Brain Res 176: 12–22.

Martin RE, Goodyear BG, Gati JS et al. (2001) Cerebral cortical representation of automatic and volitional swallowing in humans. J Neurophysiol 85: 938–950.

Martin RE, MacIntosh BJ, Smith RC et al. (2004) Cerebral areas processing swallowing and tongue movement are overlapping but distinct: a functional magnetic resonance imaging study. J Neurophysiol 92: 2428–2443.

Martino R, Foley N, Bhogal S et al. (2005) Dysphagia after stroke: incidence, diagnosis, and pulmonary complications. Stroke 36: 2756–2763.

Middleton S, McElduff P, Ward J et al. (2011) Implementation of evidence-based treatment protocols to manage fever, hyperglycaemia, and swallowing dysfunction in acute stroke (QASC): a cluster randomised controlled trial. Lancet 378: 1699–1706.

Milne AC, Potter J, Vivanti A et al. (2009) Protein and energy supplementation in elderly people at risk from malnutrition. Cochrane Database Syst Rev CD003 288.

Mosier KM, Liu WC, Maldjian JA et al. (1999) Lateralization of cortical function in swallowing: a functional MR imaging study. AJNR Am J Neuroradiol 20: 1520–1526.

Murray J, Langmore SE, Ginsberg S et al. (1996) The significance of accumulated oropharyngeal secretions and swallowing frequency in predicting aspiration. Dysphagia 11: 99–103.

Ney DM, Weiss JM, Kind AJ et al. (2009) Senescent swallowing: impact, strategies, and interventions. Nutr Clin Pract 24: 395–413.

Nusser-Müller-Busch R (2010) Die Therapie des facio-oralen Trakts. 3. Aufl. Berlin: Springer.

Pfeiffer RF (2003) Gastrointestinal dysfunction in Parkinson's disease. Lancet Neurol 2: 107–116.

Power M, Fraser C, Hobson A et al. (2004) Changes in pharyngeal corticobulbar excitability and swallowing behavior after oral stimulation. Am J Physiol Gastrointest Liver Physiol 286: G45–50.

Prosiegel M (2008) Neurogene Dysphagien. In: Diener HC, Putzki N (Hrsg.) Leitlinien für die Diagnostik und Therapie in der Neurologie. Stuttgart: Thieme; S. 908–919.

Ramsey DJC, Smithard DG, Kalra L (2003) Early assessments of dysphagia and aspiration risk in acute stroke patients. Stroke 34: 1252–1257.

Robbins J, Gensler G, Hind J et al. (2008) Comparison of 2 interventions for liquid aspiration on pneumonia incidence: a randomized trial. Ann Intern Med 148: 509–518.

Rosenbek JC, Robbins J, Roecker EB et al. (1996 a) A penetration-aspiration scale. Dysphagia 11: 93–98.

Scottish Intercollegiate Guidelines Network (2010) Management of patients with stroke. SIGN Guidline 119; www.sign.ac.uk/pdf/sign119.pdf.

Singh S, Hamdy S (2005) The upper oesophageal sphincter. Neurogastroenterol Motil 17 Suppl 1: 3–12.

Speyer R, Baijens L, Heijnen M et al. (2010) Effects of therapy in oropharyngeal dysphagia by speech and language therapists: a systematic review. Dysphagia 25: 40–65.

Teismann IK, Steinstraeter O, Stoeckigt K et al. (2007) Functional oropharyngeal sensory disruption interferes with the cortical control of swallowing. BMC Neurosci 8: 62.

Teismann IK, Dziewas R, Steinstraeter O et al. (2009 a) Time-dependent hemispheric shift of the cortical control of volitional swallowing. Hum Brain Mapp 30: 92–100.

Teismann IK, Steinstrater O, Warnecke T et al. (2009 b) Tactile thermal oral stimulation increases the cortical representation of swallowing. BMC Neurosci 10: 71.

Teismann IK, Steinstraeter O, Schwindt W et al. (2010) Age-related changes in cortical swallowing processing. Neurobiol Aging 31: 1044–1050.

Teismann IK, Warnecke T, Suntrup S et al. (2011 b) Cortical processing of swallowing in ALS patients with progressive dysphagia–a magnetoencephalographic study. PLoS One 6: e19 987.

Teramoto S, Matsuse T, Fukuchi Y (1999) Simple two-step swallowing provocation test for elderly patients with aspiration pneumonia. Lancet 353: 1243.

Trapl M, Enderle P, Nowotny M et al. (2007) Dysphagia bedside screening for acute-stroke patients: the Gugging Swallowing Screen. Stroke 38: 2948–2952.

Warnecke T, Teismann I, Meimann W et al. (2008 a) Assessment of aspiration risk in acute ischaemic stroke – evaluation of the simple swallowing provocation test. J Neurol Neurosurg Psychiatry 79: 312–314.

Warnecke T, Teismann I, Zimmermann J et al. (2008 b) Fiberoptic endoscopic evaluation of swallowing with simultaneous tensilon application in diagnosis and therapy of myasthenia gravis. J Neurol 255: 224–230.

Warnecke T, Ringelstein EB, Dziewas R (2009 b) Neurologische endoskopische Dysphagiediagnostik – Untersuchungstechnik, Einsatzmöglichkeiten und typische Befunde. Klin Neurophysiol 40: 194–203.

Warnecke T, Ritter MA, Kroger B et al. (2009 c) Fiberoptic endoscopic Dysphagia severity scale predicts outcome after acute stroke. Cerebrovasc Dis 28: 283–289.

Warnecke T, Teismann I, Oelenberg S et al. (2009 d) The safety of fiberoptic endoscopic evaluation of swallowing in acute stroke patients. Stroke 40: 482–486.

Warnecke T, Oelenberg S, Teismann I et al. (2010 c) Endoscopic characteristics and levodopa responsiveness of swallowing function in progressive supranuclear palsy. Mov Disord 25: 1239–1245.

Yoo SH, Kim JS, Kwon SU et al. (2008) Undernutrition as a predictor of poor clinical outcomes in acute ischemic stroke patients. Arch Neurol 65: 39–43.

Young CA, Ellis C, Johnson J et al. (2011) Treatment for sialorrhea (excessive saliva) in people with motor neuron disease/amyotrophic lateral sclerosis. Cochrane Database Syst Rev CD006 981.

# Abkürzungen

| | | | | |
|---|---|---|---|---|
| AD | Demenz vom Alzheimertyp | | FDT | funktionelle Dysphagietherapie |
| ALS | amyotrophe Lateralsklerose | | FEDSS | Fiberoptic Endoscopic Dysphagia Severity Scale for Acute Stroke Patients, auch: Münsteraner Dysphagie-Score |
| AWMF | Arbeitsgemeinschaft der Wissenschaftlichen Medizinischen Fachgesellschaften e. V. | | | |
| ÄZQ | Ärztliche Zentralstelle für Qualitätssicherung | | FEES | fiberoptische endoskopische Evaluation des Schluckaktes |
| BMI | Body-Mass-Index | | fMRT | funktionelle Magnetresonanztomografie |
| BODS | Bogenhausener Dysphagie-Score | | F. O. T. T.® | Fazio-Orale-Trakt-Therapie |
| CBD | kortikobasale Degeneration | | FSHD | fazioscapulohumerale Muskeldystrophie |
| CEA | Karotisendarteriektomie | | | |
| CIM | Critical-Illness-Myopathie | | FTLD | frontotemporale Lobärdegeneration |
| CIP | Critical-Illness-Polyneuropathie | | FTD | frontotemporale Demenz |
| CPEO | chronisch-progressive externe Opthalmoplegie | | GBS | Guillain-Barré-Syndrom |
| | | | GUSS | Gugging Swallowing Screen |
| CPG | Central Pattern Generator | | HNO | Hals-Nasen-Ohren-Heilkunde |
| DGEM | Deutsche Gesellschaft für Ernährungsmedizin | | HSP | hereditäre spastische Spinalparalyse |
| DGN | Deutsche Gesellschaft für Neurologie | | IBM | Inclusion body myositis, Einschlusskörperchenmyositis |
| DISH | diffuse idiopathische Skelethyperostose | | IPS | idiopathisches Parkinson-Syndrom |
| DM | Dermatomyositis | | KKS | Kearns-Sayre-Syndrom |
| DSG | Dorsal Swallowing Group | | KS | Kennedy-Syndrom |
| DTI | Diffusions-Tensor-Bildgebung | | LBD | Lewy-Körperchen-Demenz |
| EbM | evidence based medicine, evidenzbasierte Medizin | | LEMS | Lambert-Eaton-Myasthenie-Syndrom |
| EDSS | Expanded Disability Status Scale | | LTD | Langzeitdepression |
| | | | LTP | Langzeitpotenzierung |
| EEG | Elektroenzephalografie | | MEG | Magnetenzephalografie |
| EMG | Elektromyografie | | MEP | motorisch evoziertes Potenzial |
| EPI | Echo-Planar Imaging | | MG | Myasthenia gravis |
| EPS | elektrische Pharynxstimulation | | MNA | Mini Nutritional Assessment |
| ESPEN | Europäische Gesellschaft für Klinische Ernährung und Stoffwechsel | | MS | Multiple Sklerose |
| | | | MSA | Multisystematrophie |
| | | | mSv | Milli-Sievert |

| | | | |
|---|---|---|---|
| MT | Mendelsohn-Technik | rTMS | repetitive transkranielle Magnetstimulation |
| MUST | Malnutrition Universal Screening Tool | SCA | spinozerebelläre Ataxie |
| nA | Nucleus ambiguus | SCLC | kleinzelliges Bronchialkarzinom |
| NMES | neuromuskuläre Elektrostimulation | SD | semantische Demenz |
| NPC | Morbus Niemann-Pick Typ C | SGS | supraglottisches Schlucken |
| NRS | Nutritional Risk Screening | SHT | Schädelhirntrauma |
| NTS | Nucleus tractus solitarius | SPT | Schluckprovokationstest |
| OFC | orbitofrontaler Kortex | SSGS | supersupraglottisches Schlucken |
| OÖS | oberer Ösophagussphinkter | | |
| OPDM | okulopharyngodistale Myopathie | tDCS | transkranielle Gleichstromstimulation |
| OPMD | okulopharyngeale Muskeldystrophie | TMS | transkranielle Magnetstimulation |
| PA | primär progressive Aphasie | UPDRS | Unified Parkinson's Disease Rating Scale |
| PAS | Penetrations-Aspirations-Skala | VD | vaskuläre Demenz |
| PEG | perkutane endoskopische Gastrostomie | VFSS | Videofluoroscopic Swallowing Study, auch: Videofluoroskopie |
| PET | Positronenemissionstomografie | VLM | ventrolaterale Medulla oblongata |
| PM | Polymyositis | VSG | Ventral Swallowing Group |
| PNS | peripheres Nervensystem | ZNS | Zentralnervensystem |
| PSP | progressive supranukleäre Paralyse | | |

# Stichwortverzeichnis

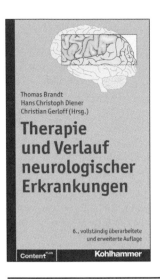
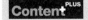

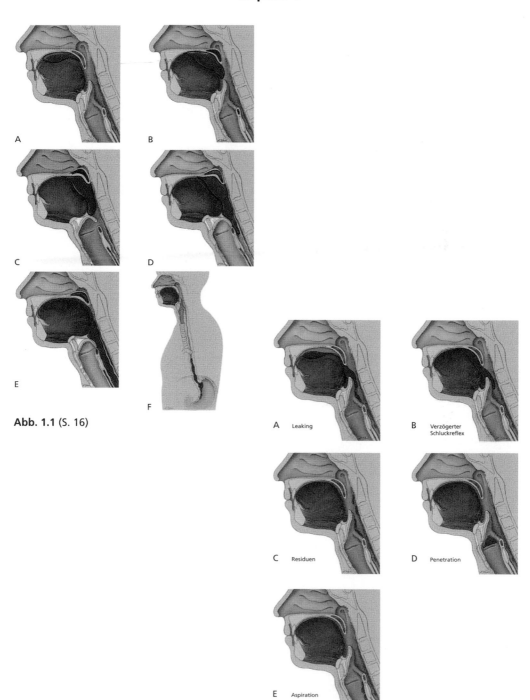

**Abb. 1.1** (S. 16)

A Leaking

B Verzögerter Schluckreflex

C Residuen

D Penetration

E Aspiration

**Abb. 1.2** (S. 19)

I

**Schluckzentrum des Hirnstamms**

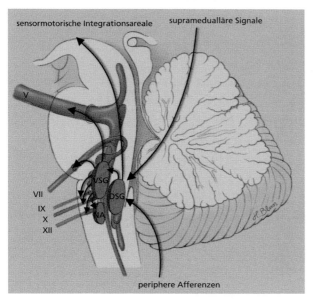

VSG - Ventral Swallowing Group
DSG - Dorsal Swallowing Group
NA - Nucleus Ambiguus

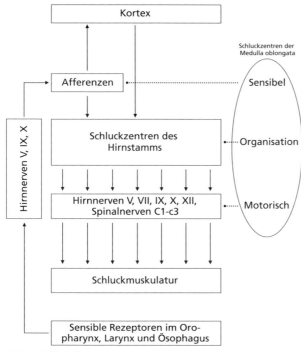

**Abb. 1.3** (S. 21)

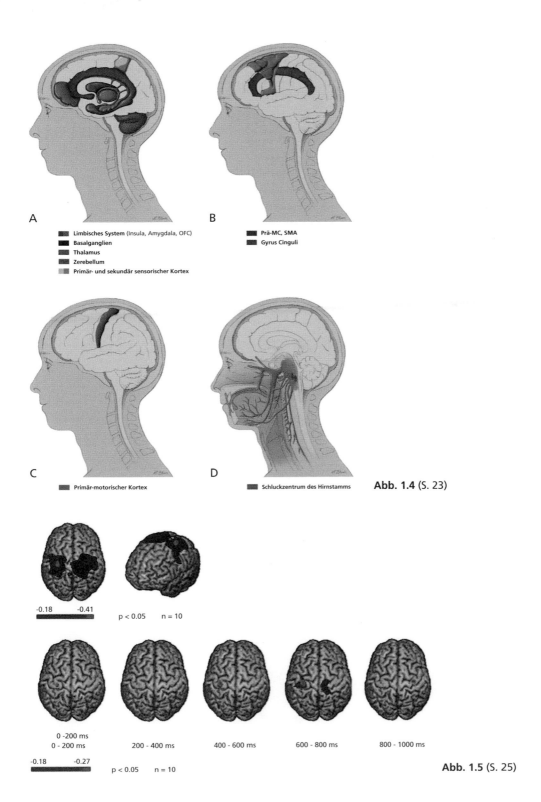

A

■ Limbisches System (Insula, Amygdala, OFC)
■ Basalganglien
■ Thalamus
■ Zerebellum
■ Primär- und sekundär sensorischer Kortex

B

■ Prä-MC, SMA
■ Gyrus Cinguli

C

■ Primär-motorischer Kortex

D

■ Schluckzentrum des Hirnstamms

**Abb. 1.4** (S. 23)

-0.18    -0.41

p < 0.05    n = 10

0 -200 ms
0 - 200 ms

200 - 400 ms    400 - 600 ms    600 - 800 ms    800 - 1000 ms

-0.18    -0.27

p < 0.05    n = 10

**Abb. 1.5** (S. 25)

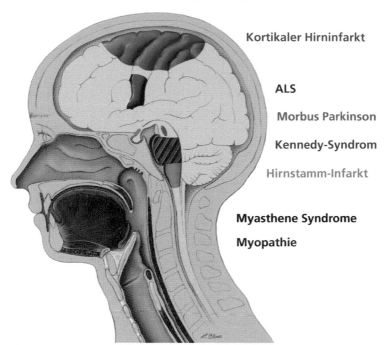

Krankenheitsbedingte Reorganisation

Kortikaler Hirninfarkt

ALS

Morbus Parkinson

Kennedy-Syndrom

Hirnstamm-Infarkt

Myasthene Syndrome

Myopathie

**Abb. 1.6** (S. 26)

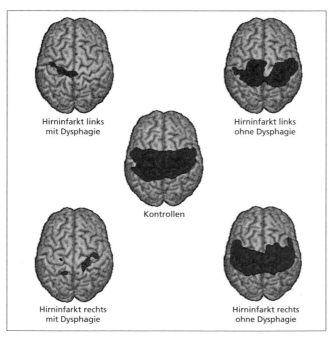

Hirninfarkt links
mit Dysphagie

Hirninfarkt links
ohne Dysphagie

Kontrollen

Hirninfarkt rechts
mit Dysphagie

Hirninfarkt rechts
ohne Dysphagie

**Abb. 1.7** (S. 27)

IV

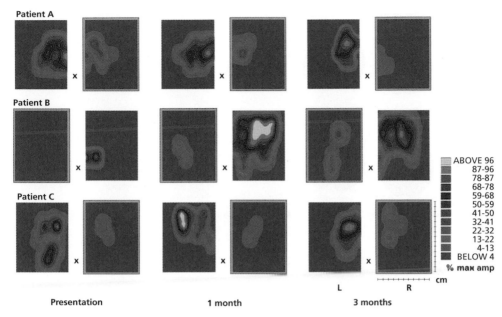

**Patient A**

**Patient B**

ABOVE 96
87-96
78-87
68-78
59-68
50-59
41-50
32-41
22-32
13-22
4-13
BELOW 4
% max amp

**Patient C**

L    R    cm

Presentation    1 month    3 months

**Abb. 1.8 A** (S. 28)

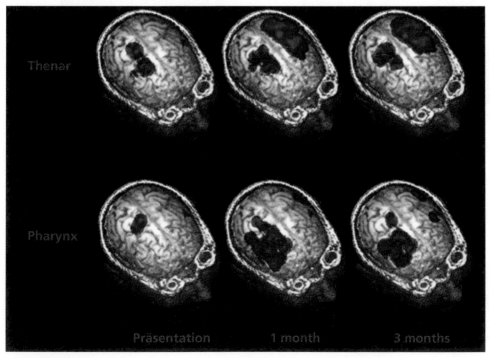

Thenar

Pharynx

Präsentation    1 month    3 months

**Abb. 1.8 B** (S. 28)

V

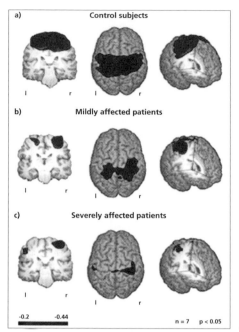

a) Control subjects

l   r   l   r

b) Mildly affected patients

l   r   l   r

c) Severely affected patients

l   r   l   r

-0.2   -0.44     n = 7   p < 0.05   **Abb. 1.9 A** (S. 30)

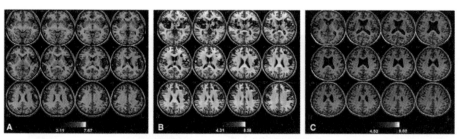

A   3.11   7.67     B   4.31   8.58     C   4.52   8.62

**Abb. 1.9 B**

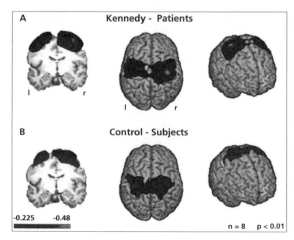

A   Kennedy - Patients

l   r   l   r

B   Control - Subjects

l   r

-0.225   -0.48     n = 8   p < 0.01   **Abb. 1.10** (S. 31)

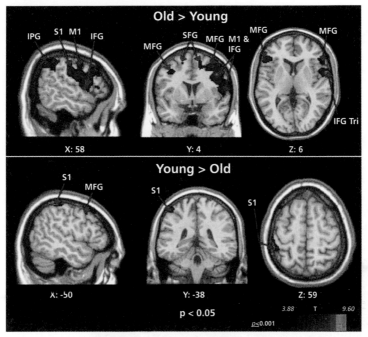

**Abb. 1.11** (S. 32)

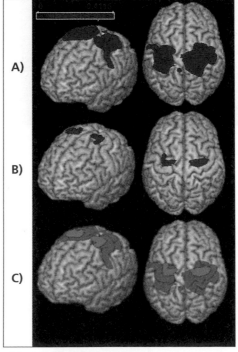

**Abb. 1.12** (S. 33)

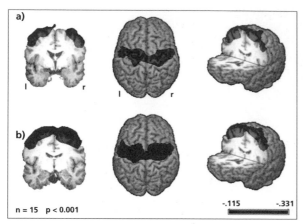

**Abb. 1.13** (S. 34)

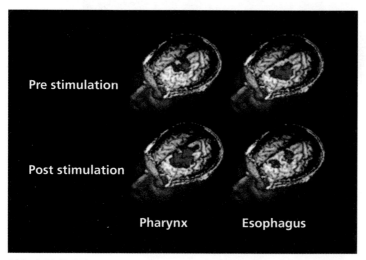

**Abb. 1.14** (S. 35)

# Kapitel 2

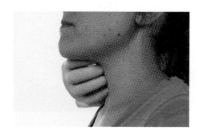

**Abb. 2.1** (S. 43)

# Kapitel 3

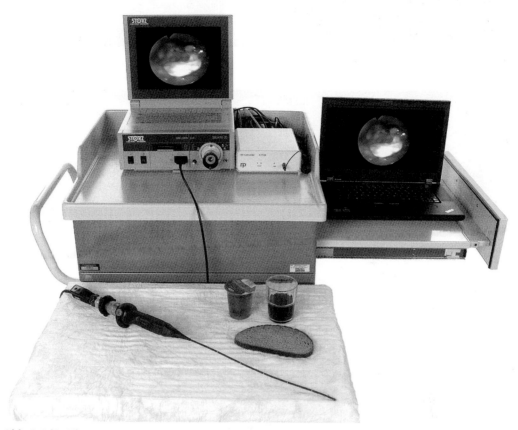

**Abb. 3.1** (S. 46)

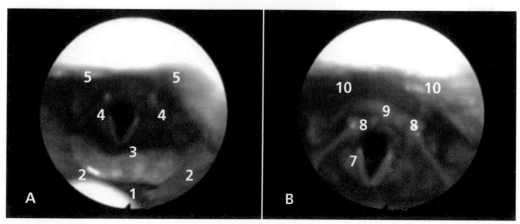

**Abb. 3.2** (S. 48)

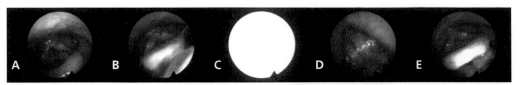

Abb. 3.3 (S. 50)

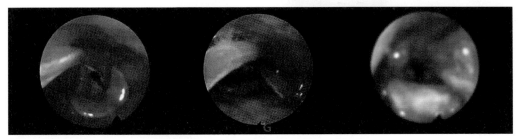

Abb. 3.5 (S. 54)

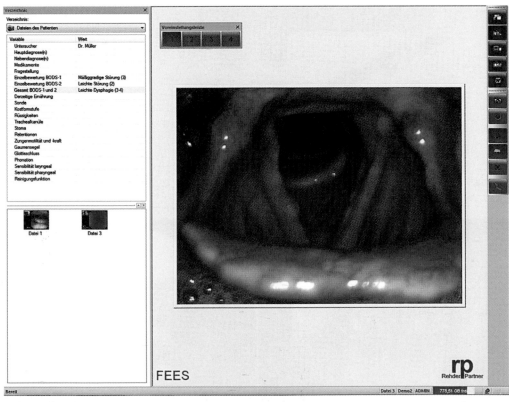

Abb. 3.6 (S. 59)

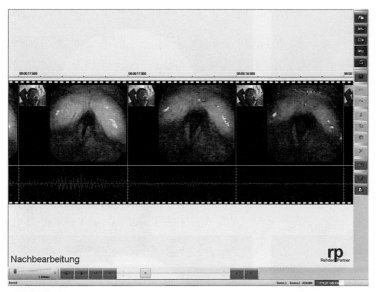

**Abb. 3.7** (S. 60)

# Kapitel 4

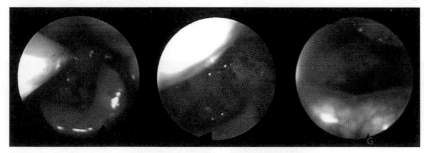

**Abb. 4.1** (S. 81)

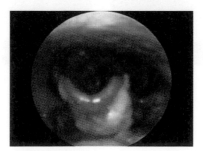

**Abb. 4.3** (S. 90)

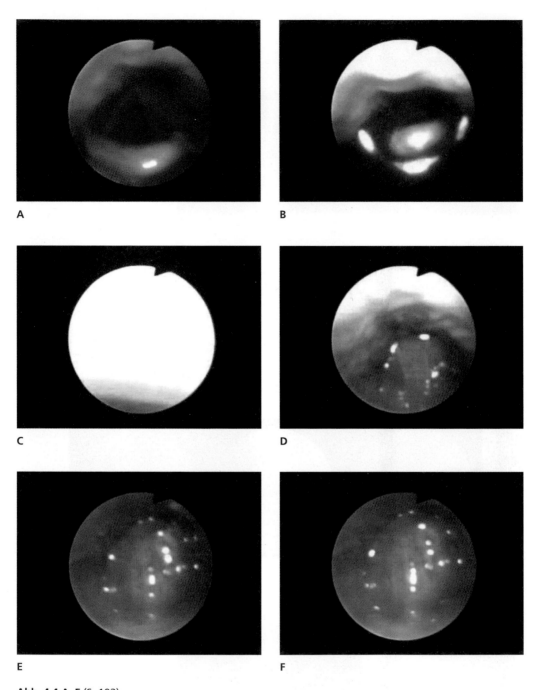

A

B

C

D

E

F

**Abb. 4.4 A–F** (S. 102)

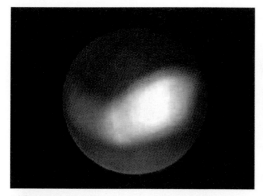

**Abb. 4.4 G** (S. 103)

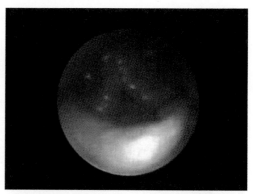

**Abb. 4.4 H** (S. 103)

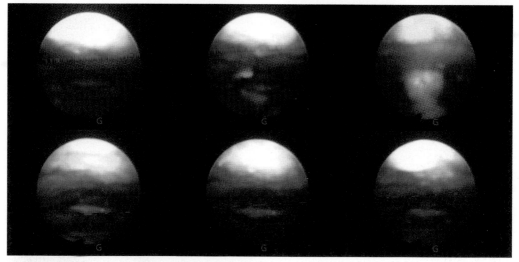

**Abb. 4.6** (S. 121)

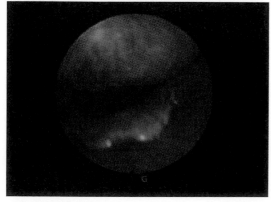

**Abb. 4.8** (S. 140)

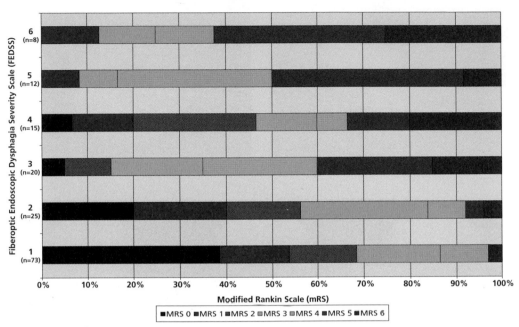

# Kapitel 5

**Abb. 5.5** (S. 156)

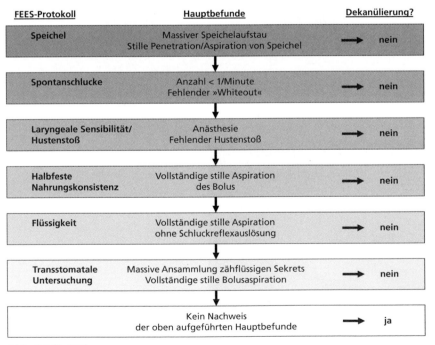

**Abb. 5.6** (S. 160)

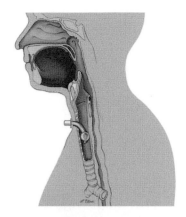

Trachealkanüle

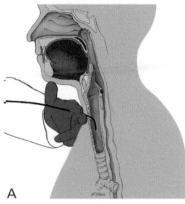

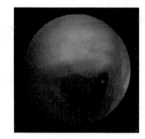

A

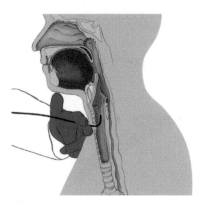

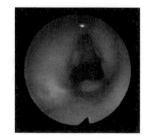

**Abb. 5.7** (S. 162)

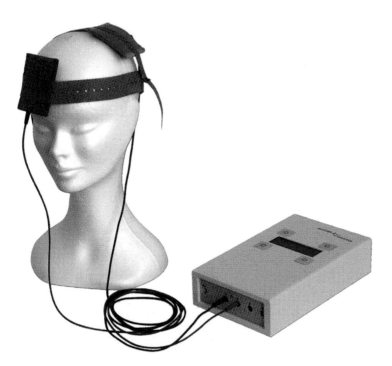

**Abb. 6.1** (S. 205)

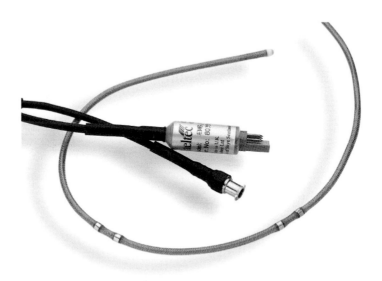

**Abb. 6.2** (S. 206)